T0222317

Schutzkonzepte gegen sexualisierte Gewalt in medizinischen Einrichtungen für Kinder und Jugendliche

Marc Allroggen · Jörg M. Fegert ·
Elisa König · Miriam Rassenhofer ·
Ulrike Hoffmann

(Hrsg.)

Schutzkonzepte gegen sexualisierte Gewalt in medizinischen Einrichtungen für Kinder und Jugendliche

Unter Mitarbeit von Oriana Clasen,
Barbara Frey, Maik Herberhold,
Katja Kauczor-Rieck, Michael Kölch,
Stephanie Lehmann-Kannt,
Eva Möhler und Sabine Müller

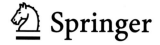

Hrsg.

Marc Allroggen
Klinik für Kinder- und
Jugendpsychiatrie/Psychotherapie
Universitätsklinikum Ulm
Ulm, Deutschland

Elisa König
Klinik für Kinder- und
Jugendpsychiatric/Psychotherapie
Universitätsklinikum Ulm
Ulm, Deutschland

Jörg M. Fegert
Klinik für Kinder- und
Jugendpsychiatrie/Psychotherapie
Universitätsklinikum Ulm
Ulm, Deutschland

Miriam Rassenhofer
Klinik für Kinder- und
Jugendpsychiatrie/Psychotherapie
Universitätsklinikum Ulm
Ulm, Deutschland

Ulrike Hoffmann
Klinik für Kinder- und
Jugendpsychiatrie/Psychotherapie
Universitätsklinikum Ulm
Ulm, Deutschland

ISBN 978-3-662-64460-7   ISBN 978-3-662-64461-4   (eBook)
https://doi.org/10.1007/978-3-662-64461-4

Die Deutsche Nationalbibliothek verzeichnet diese Publikation in der Deutschen National-
bibliografie; detaillierte bibliografische Daten sind im Internet über http://dnb.d-nb.de abrufbar.

Planung/Lektorat: Katrin Lenhart
Springer ist ein Imprint der eingetragenen Gesellschaft Springer-Verlag GmbH, DE und ist ein
Teil von Springer Nature.
Die Anschrift der Gesellschaft ist: Heidelberger Platz 3, 14197 Berlin, Germany

Geleitwort

Sehr geehrte Damen und Herren,
ich freue mich sehr, dass die Herausgeber und das Autorenteam mit diesem Fachbuch dazu beitragen, das Wissen um die hohe Relevanz von Schutzkonzepten gegen sexuelle Gewalt in Krankenhäusern und Praxen zu verbreiten. Eine Umfrage des Deutschen Jugendinstituts e. V. (DJI) in unserem Auftrag hat bereits 2018 ergeben, dass nur 20 % von den befragten 165 Kliniken umfassende Schutzkonzepte überhaupt umgesetzt haben. Dies ist aus mehreren Gründen sehr bedauerlich: Zum einen können Ärztinnen/Ärzte oder Psychotherapeutinnen/-therapeuten als kompetente Ansprechpersonen für Kinder, Jugendliche und Familien im Kontext von sexueller Gewalt eine wichtige Rolle bei Prävention und Intervention spielen. Zum anderen wird die Perspektive „medizinische Einrichtung als Tatort" durch Mitarbeitende anscheinend nach wie vor unterschätzt.

Dass dieses Praxishandbuch ein Bewusstsein für die Besonderheiten der Beziehung zwischen Ärztinnen/Ärzten, Therapeutinnen/Therapeuten und den Patientinnen und Patienten und die damit verbundenen Herausforderungen im Kontext sexueller Gewalt gegen Kinder und Jugendliche schaffen möchte, ist deshalb unbedingt begrüßenswert. Es ist nach wie vor zu wenig bekannt, wie Menschen in Heilberufen betroffenen Kindern und Jugendlichen helfen können – aber auch, wie perfide Täter und Täterinnen im medizinischen System das Vertrauen, dass ihnen von den jungen Patientinnen und Patienten sowie ihren Eltern entgegengebracht wird, missbrauchen, wie sie zum Beispiel ihre Handlungen als medizinisch notwendige Interventionen tarnen, Medikamente einsetzen und das Ausgeliefertsein von minderjährigen und darüber hinaus ggf. narkotisierten oder beeinträchtigten Patientinnen und Patienten ausnutzen. Bekannt werden auch im medizinischen Bereich immer nur skandalträchtige Fälle, die gerne als vermeintliche Einzelfälle klassifiziert werden – die Möglichkeit, dass sexuelle Gewalt auch in der eigenen Praxis oder in der eigenen Klinik geschehen könnte, wird allzu oft ausgeblendet.

Es ist ein Verdienst der Klinik für Kinder- und Jugendpsychiatrie in Ulm, Kolleginnen und Kollegen unaufhörlich darauf hinzuweisen, dass sexuelle Gewalt im medizinischen Bereich nicht selten und vor allem durchaus zu verhindern ist. Und es ist unter anderem auch der unermüdlichen Ulmer Aufklärungsarbeit zu verdanken, dass der Gemeinsame Bundesausschusses

(G-BA) im November 2020 eine Verpflichtung zu Schutzkonzepten in Kliniken und Praxen als Teil der Qualitätsentwicklung beschlossen hat.

Vor diesem Hintergrund wird mit diesem Fachbuch dem Aufklärungs- und Schulungsangebot ein wichtiger Baustein hinzugefügt: Das Praxishandbuch erklärt detailliert, wie klare Regeln zu Nähe und Distanz entwickelt und strukturierte Schutzkonzepte umgesetzt werden können. Es wird erläutert, wie Verhaltensleitlinien und ein gutes Beschwerdemanagement aussehen können, was eine kinderschutzsensible Personalrekrutierung und -entwicklung ausmacht und dass die Einbindung minderjähriger Patientinnen und Patienten in die Gefährdungsanalyse unverzichtbar ist, damit Hinweise auf Situationen oder Orte mitbedacht werden, die die Klinik- oder Praxisleitung leicht übersehen kann.

Die vorgestellten Maßnahmen dürfen allerdings nicht als Checkliste missverstanden werden, die sich einfach abhaken lässt – Schutzkonzepte müssten auch im medizinischen Bereich dauerhaft lebendig gehalten und alle Verantwortlichen bei der Entwicklung und Implementierung miteinbezogen werden. Vor allem Führungskräften in Kliniken und Praxen kommt eine besondere Verantwortung zu: Sie geben mit ihrer Haltung vor, welchen Stellenwert Kinderschutz im Krankenhaus oder in der Praxis hat.

Dieses Fachbuch ist ein Ratgeber für alle Kliniken und Praxen. Ich kann nur appellieren, die kenntnisreich zusammengestellten Maßnahmen konsequent umzusetzen und Schutzkonzepte strukturell zu verankern – damit Kliniken und Praxen Schutzorte sind und nicht zum Tatort werden.

Johannes-Wilhelm Rörig, Unabhängiger Beauftragter für Fragen des sexuellen Kindesmissbrauchs (2011–2022)[1]

Januar 2022

---

[1]Das Vorwort ist in der Amtszeit des damaligen Unabhängigen Beauftragten Johannes-Wilhelm Rörig entstanden. Herr Rörig war von Dezember 2011 bis Februar 2022 Unabhängiger Beauftragter. Zum 1. April 2022 wurde Kerstin Claus als neue Beauftragte in das Amt berufen.

Inhaltsverzeichnis

1 Einleitung.   1
Marc Allroggen
Literatur   6

2 Allgemeine Aspekte eines Schutzkonzeptes in medizinischen
Einrichtungen für Kinder und Jugendliche.   9
Marc Allroggen und Ulrike Hoffmann
2.1   Einführung in die Thematik.   9
2.2   Stand der Umsetzung an Kliniken und Praxen   10
2.3   Gefährdungsfaktoren für (sexualisierte) Gewalt in
        medizinischen Institutionen.   12
2.4   Zusammenfassung.   17
2.5   Anwendungsbereich.   17
Literatur   18

3 Generelle Hinweise zur Umsetzung von Maßnahmen
im Rahmen eines Schutzkonzeptes.   21
Elisa König und Ulrike Hoffmann
Literatur   25

4 Durchführung einer Gefährdungs- und Potentialanalyse   27
Ulrike Hoffmann
4.1   Durchführung einer Gefährdungsanalyse   27
4.2   Durchführung einer Potentialanalyse.   34
Literatur   38

5 Elemente von Schutzkonzepten.   39
Marc Allroggen, Ulrike Hoffmann, Elisa König,
Sabine Müller und Miriam Rassenhofer
5.1   Leitbild.   39
5.2   Verhaltensleitlinie   41
5.3   Pädagogisches Konzept   46
5.4   Kinderschutzsensible Personalrekrutierung
        und -entwicklung.   51
5.5   Partizipationsformen und Beschwerdeverfahren   53
5.6   Interventionsplan zum Umgang mit Fehlverhalten
        von Mitarbeitenden   58

5.7   Konzept für Aufarbeitung   63
5.8   Konzept zur Rehabilitation zu Unrecht beschuldigter
        Mitarbeitender   68
5.9   Maßnahmen zur baulichen Gestaltung und
        Raumgestaltung   70
5.10   Umgang mit Zwangsmaßnahmen   74
Literatur   81

6   Evaluation von Schutzkonzepten   83
Ulrike Hoffmann und Marc Allroggen
Literatur   87

**7   Überlegungen zum Transfer der Schutzkonzeptentwicklung
        auf andere Zielgruppen und Kontexte im medizinischen
        Bereich**   89
Ulrike Hoffmann und Maik Herberhold
7.1   Übertragung auf den Bereich der Behandlung,
        Pflege und Betreuung von erwachsenen Personen   89
7.2   Übertragung auf die Umsetzung von Schutzkonzepten
        im ambulanten Gesundheitsbereich   92
Literatur   94

8   Praxisbeispiele   97
Marc Allroggen, Oriana Clasen, Barbara Frey,
Katja Kauczor-Rieck, Michael Kölch,
Stephanie Lehmann-Kannt und Eva Möhler
8.1   Entwicklung eines Schutzkonzeptes als langfristig
        angelegter Prozess in einer Klinik für Kinder- und
        Jugendpsychiatrie am Beispiel der KJP Ulm   97
8.2   Entwicklung eines Schutzkonzeptes als Reaktion auf
        Missbrauchsverdachtsfälle am Beispiel
        Universitätskliniken des Saarlandes   108
8.3   Entwicklung des Kinderschutzes in der Klinik für
        Kinder- und Jugendpsychiatrie, Psychosomatik und
        Psychotherapie am Universitätsklinikum des Saarlandes
        (UKS) – In jeder Krise steckt eine Chance   128
8.4   Etablierung eines Schutzkonzeptes in einer Klinik für
        Kinder- und Jugendpsychiatrie und -psychotherapie –
        Ein Erfahrungsbericht   138
Literatur   148

9   Fazit und Abschluss   151
Marc Allroggen, Jörg M. Fegert, Elisa König,
Miriam Rassenhofer und Ulrike Hoffmann

Stichwortverzeichnis   155

Autorenverzeichnis

Prof. Dr. Marc Allroggen Klinik für Kinder- und Jugendpsychiatrie/Psychotherapie, Universitätsklinikum Ulm, Ulm, Deutschland

Dr. Oriana Clasen Universitätsklinikum des Saarlandes, Klinik für Kinder- und Jugendpsychiatrie, Psychosomatik und Psychotherapie, Universitätsklinikum des Saarlandes, Homburg, Deutschland

Prof. Dr. Jörg M. Fegert Klinik für Kinder- und Jugendpsychiatrie/Psychotherapie, Universitätsklinikum Ulm, Ulm, Deutschland

Barbara Frey Universitätsklinikum Ulm, Klinik für Kinder- und Jugendpsychiatrie/Psychotherapie, Ulm, Deutschland

Dr. Maik Herberhold Praxis für Kinder- und Jugendpsychiatrie und -psychotherapie, Bochum, Deutschland

Dr. Ulrike Hoffmann Klinik für Kinder- und Jugendpsychiatrie/Psychotherapie, Universitätsklinikum Ulm, Ulm, Deutschland

Dr. Katja Kauczor-Rieck Universitätsklinikum des Saarlandes, Klinik für Kinder- und Jugendpsychiatrie, Psychosomatik und Psychotherapie, Universitätsklinikum des Saarlandes, Homburg, Deutschland

Prof. Dr. Michael Kölch Universitätsmedizin Rostock, Klinik für Psychiatrie, Neurologie, Psychosomatik und Psychotherapie im Kindes- und Jugendalter, Rostock, Deutschland

Dipl.-Psych. Elisa König Klinik für Kinder- und Jugendpsychiatrie/Psychotherapie, Universitätsklinikum Ulm, Ulm, Deutschland

Dr. Stephanie Lehmann-Kannt Universitätsklinikum des Saarlandes, Kliniken für Kinder- und Jugendmedizin, Homburg/Saar, Deutschland

Prof. Dr. Eva Möhler Universitätsklinikum des Saarlandes, Klinik für Kinder- und Jugendpsychiatrie, Psychosomatik und Psychotherapie, Universitätsklinikum des Saarlandes, Homburg, Deutschland

Dr. Sabine Müller Universitätsklinikum Ulm, Klinik für Kinder- und Jugendpsychiatrie/Psychotherapie, Ulm, Deutschland

Jun.-Prof. Dr. Miriam Rassenhofer Klinik für Kinder- und Jugendpsychiatrie/Psychotherapie, Universitätsklinikum Ulm, Ulm, Deutschland

Einleitung

Marc Allroggen

Krankenhäuser, ärztliche und psychotherapeutische Praxen sind Orte und Institutionen, die der Heilung, der Linderung von Beschwerden und dem Schutz von Patientinnen und Patienten dienen. Wie alle Institutionen können sie jedoch auch Orte sein, an denen es zu Gewalt, Vernachlässigung und Missbrauch kommt. Möglicherweise hat gerade die große Diskrepanz zwischen dem in der Öffentlichkeit und in dem Selbstverständnis vieler im Gesundheitssystem Beschäftigter bestehendem positiven Bild dieser Institutionen und der Vorstellung, dass es auch in diesen Kontexten zu Gewalt kommen kann, dazu beigetragen, dass das Thema Gewalt gegenüber Patientinnen und Patienten, aber auch gegenüber Beschäftigten im Gesundheitssystem lange keine Rolle spielte.

Obwohl die Erkenntnis, dass es in institutionalisierten Kontexten zu Gewalt gegenüber Mitarbeitenden und Klienten kommt, keineswegs neu ist, hat in Deutschland eine differenzierte Auseinandersetzung mit der Thematik erst ab etwa 2010 in der Folge des sog. Missbrauchsskandals stattgefunden. Im Jahr 2010 waren, beginnend mit dem Bekenntnis des Berliner Canisius-Kollegs, dass in der Einrichtung jahrelang Fälle von sexualisierter Gewalt vertuscht worden waren, zahlreiche Missbrauchsfälle, vorwiegend in schulischen Einrichtungen und im kirchlichen Kontext, bekannt geworden. Die politische und (fach)öffentliche Auseinandersetzung mit diesen Fällen führte zur Gründung des Runden Tisches Sexueller Kindesmissbrauch sowie zur Schaffung der Stelle der Unabhängigen Beauftragten, die seinerzeit mit der ehemaligen Bundesministerin Dr. Christine Bergmann besetzt wurde (Fegert und Wolff 2015; Wolff 2018). Bis 2010 lagen im deutschsprachigen Raum fast ausschließlich Publikationen von Einzelfallberichten und zu theoretischen Überlegungen zu institutionellen Faktoren für sexuelle Übergriffe von Mitarbeitern gegenüber Kindern vor (Oelkers 2018; Spröber-Kolb et al. 2017). Zwar erfolgt international eine Beschäftigung mit der Thematik bereits seit den 1980er- und 1990er-Jahren (Green 2005), aber erst ab den 1990er-Jahren kommt es zu einer Zunahme der empirischen Forschung insbesondere über sexualisierte Gewalt in Einrichtungen der Jugendhilfe (Timmerman und Schreuder 2014), die z. T. auch durch das Bekanntwerden von Missbrauchsfällen in kirchlichen Institutionen ausgelöst wurden (für einen Überblick siehe Bundschuh 2010). Es scheint, dass sowohl international als auch im deutschsprachigen Raum erst die Aufdeckung erheblicher Missbrauchsfälle in Institutionen dazu führte, dass einerseits

M. Allroggen (✉)
Klinik für Kinder- und Jugendpsychiatrie/
Psychotherapie, Universitätsklinikum Ulm,
Ulm, Deutschland
E-Mail: marc.allroggen@uniklinik-ulm.de

eine stärkere öffentliche Wahrnehmung der mit sexualisierter Gewalt in Institutionen verbundenen strukturellen Ursachen erfolgte (Weatherred 2017) und andererseits auch erhebliche Forschungslücken und Wissensdefizite in Bezug auf Entstehungsbedingungen sexualisierter Gewalt in Institutionen deutlich wurden (Bange 2018; Rassenhofer et al. 2013). Die nun recht späte Fokussierung auf das Thema Gewalt gegen Patientinnen und Patienten ist daher möglicherweise auch dem Umstand geschuldet, dass bislang kaum öffentlich und medial diskutierte Skandale das Gesundheitssystem betrafen.

Der Schwerpunkt der bisherigen Forschung in der Folge des Missbrauchsskandals 2010 lag dementsprechend bislang vor allem auf den Aspekten sexualisierter Gewalt gegenüber Kindern und Jugendlichen durch Betreuungspersonen in pädagogischen Einrichtungen. Auch die im Abschlussbericht des Runden Tischs Sexuellen Kindesmissbrauch (RTKM) formulierten Leitlinien für Institutionen mit den Elementen Prävention, Intervention und Aufarbeitung fokussieren vornehmlich auf diesen Aspekt, stellen aber noch immer die wesentliche Grundlage für die Entwicklung von Schutzprozessen in allen Institutionen dar. Diese Struktur bildet deshalb auch die Grundlage der Ausführungen in diesem Buch. Es ist dabei durchaus kritisch zu diskutieren, dass vom RTKM andere bedeutsame Schutzziele wie Schutz vor anderen Formen von Gewalt oder Gewalt unter Gleichaltrigen weniger beachtet wurden. Erst in den letzten Jahren wurden diese Aspekte sowohl in der Forschung als auch bei der Implementierung von Schutzkonzepten zunehmend berücksichtigt.

In diesem Buch fokussieren wir uns auf interpersonale Gewalt, wobei auch strukturelle Bedingungen, die diese begünstigen, berücksichtigt werden.

▶   Als Gewalt wird dabei jede Form körperlicher, emotionaler oder sexualisierter Gewalt sowie Vernachlässigung gegenüber einer Person verstanden, die mit einer potenziellen Schädigung oder Verletzung der/des Betroffenen einhergeht, un-abhängig vom Schweregrad der Gewalt. Dies bedeutet, dass auch sog. mildere Formen von Gewalt wie sexuelle Belästigung oder Grenzverletzungen als potenziell schädigend angesehen werden.

Im Bereich sexueller Übergriffe werden verschiedene Begrifflichkeiten in der Fachliteratur, aber auch im allgemeinen Sprachgebrauch verwendet ´ (sexueller Missbrauch, sexuelle Gewalt, sexualisierte Gewalt). Wir haben uns entschieden, für die von uns eingebrachten Beiträge primär den Begriff der sexualisierten Gewalt zu nutzen.

Tatsächlich ist insbesondere für den Gesundheitssektor die Datenlage international und national in Bezug sowohl auf die Häufigkeit von Gewalterfahrungen als auch begünstigende Entstehungsbedingungen als ausgesprochen dünn zu werten (Rassenhofer et al. 2021). Aus Einzelfallberichten, die beispielsweise im Rahmen der Auswertung der telefonischen Anlaufstelle der ersten Unabhängigen Beauftragten zur Aufarbeitung des sexuellen Kindesmissbrauchs (UBSKM) erhoben wurden, wird deutlich, dass es auch in Zusammenhang mit ärztlichen und psychotherapeutischen Behandlungen zu Missbrauch kommt (Spröber et al. 2014). Konkrete Häufigkeiten oder spezifische Gefährdungsfaktoren können aus diesen Berichten aber noch nicht abgeleitet werden. In den letzten Jahren wurde versucht, sich im Rahmen von größeren Studien diesen Fragestellungen zu nähern. Diese Studien sind jedoch aufgrund der geringen absoluten Fallzahlen noch wenig aussagekräftig. Im Rahmen einer bevölkerungsrepräsentativen Studie (n = 2437; Durchschnittsalter 49,8 Jahre) gaben beispielsweise 0,1 % (n = 2) der befragten Personen an, in einem Krankenhaus sexualisierte Gewalt erfahren zu haben (Witt et al. 2019). Eine weitere Studie im Rahmen einer bevölkerungsrepräsentativen Studie (n = 2516) untersuchte eine Untergruppe von 544 Personen, die in ihrer Kindheit stationär in einer medizinischen Einrichtung war (Clemens et al. 2019). Von diesen Personen berichteten 10,4 % (n = 55) von körperlicher Misshandlung durch Pflegekräfte, 10,3 % (n = 54) von emotionaler Misshandlung und 12,3 % (n = 65) von Vernachlässigung durch Pflegekräfte. Sexualisierte Gewalt wurde lediglich von 0,8 % der Teilnehmenden berichtet. Die Fragen nach Gewalt wurden dabei sehr offen formuliert, sodass hier insbesondere das subjektive Erleben der Betroffenen erfasst wurde. Eine Reanalyse der Daten zeigt, dass sowohl kinder- und jugendpsychiatrische Krankenhäuser als auch allgemein- und pädiatrische Krankenhäuser Orte waren, an denen es zu Gewalt kam (Hoffmann et al. 2020). Aspekte, die ebenfalls in diesem Zusammenhang betrachtet werden müssen, sind Zwangsmaßnahmen gegenüber Patientinnen und Patienten, die von diesen ebenfalls, auch wenn sie medizinisch indiziert sind, als Gewalt erfahren werden. Dies unterstreicht die Notwendigkeit, bei der Anwendung von Zwangsmaßnahmen auf eine professionelle Durchführung und Reflexion des eigenen Handelns zu achten (Rassenhofer et al. 2021).

Im Bereich der Psychotherapie ist die Datenlage in Bezug auf die Häufigkeit und spezifische Bedingungsfaktoren ebenfalls ausgesprochen dünn (Rassenhofer et al. 2021). Noyon (2011) gibt an, dass jährlich etwa 300 Fälle sexualisierter Gewalt durch Psychotherapeutinnen/-therapeuten mit Kassensitz gemeldet werden und 6 % der Psychotherapeutinnen/-therapeuten in Deutschland im Laufe ihres Berufslebens mindestens einen sexuellen Übergriff begehen würden.

Auch wenn in den letzten Jahren in Zusammenhang mit Übergriffen auf Rettungskräfte das Thema Gewalt gegenüber Mitarbeitenden in Gesundheitsberufen in den Fokus gerückt ist, fehlt auch hier noch eine differenzierte Auseinandersetzung. Eine Befragung von Beschäftigten im Gesundheitsdienst (n = 1973) zeigte, dass 56 % körperliche und 78 % verbale Gewalt in den letzten 12 Monaten erlebten (Schablon et al. 2012). Dabei wird auch diskutiert, dass das Thema von vielen Pflegekräften tabuisiert wird oder eine hohe Toleranz diesbezüglich besteht, sodass dies selten in Institutionen thematisiert wird (Zeh et al. 2009).

Eine aktuelle Studie mit 737 Teilnehmenden konnte zudem zeigen, dass 76 % der Ärztinnen und 62 % der Ärzte eines Berliner Krankenhauses sexuelle Belästigung während der Arbeit erfahren haben. Als Täter wurden dabei vor allem Kollegen, Vorgesetzte und erst an dritter Stelle Patienten genannt (Jenner et al. 2019).

An dieser Stelle wird bereits deutlich, dass Schutzprozesse in Kliniken (und Praxen) viele unterschiedliche Formen von Gewalt berücksichtigen müssen, aber auch sehr unterschiedliche Konstellationen von Tätern und Opfern, sodass sich Schutzprozesse im idealen Fall nicht auf Gewalt gegen minderjährige Patientinnen und Patienten exklusiv ausrichten dürfen. Die Verankerung einer Verpflichtung in der Qualitätsmanagement-Richtlinie (QM-RL) des G-BA für alle Leistungserbringer im Gesundheitssystem, Maßnahmen zu Prävention von und Hilfe bei Missbrauch und Gewalt zu implementieren, ist daher ein richtiger und wichtiger Schritt. So wird als Ziel explizit formuliert, „Missbrauch und Gewalt insbesondere gegenüber vulnerablen Patientengruppen, wie beispielsweise Kindern und Jugendlichen oder hilfsbedürftigen Personen, vorzubeugen, zu erkennen, adäquat darauf zu reagieren und auch innerhalb der Einrichtung zu verhindern. Je nach Einrichtungsgröße, Leistungsspektrum und Patientenklientel wird über das spezifische Vorgehen zur Sensibilisierung des Teams sowie weitere geeignete vorbeugende und intervenierende Maßnahmen entschieden. Dies können u. a. sein: Informationsmaterialien, Kontaktadressen, Schulungen/Fortbildungen, Verhaltenskodizes, Handlungsempfehlungen/Interventionspläne oder umfassende Schutzkonzepte. Einrichtungsintern dienen unter anderem wertschätzender Umgang, Vermeidung von Diskriminierung oder Motivation zu gewaltfreier Sprache diesem Ziel. Einrichtungen, die Kinder und Jugendliche versorgen, müssen sich gezielt mit der Prävention von und Intervention bei (sexueller) Gewalt und Missbrauch (Risiko- und Gefährdungsanalyse) befassen. Daraus werden der Größe und Organisationsform der Einrichtung entsprechend konkrete Schritte und Maßnahmen abgeleitet (Schutzkonzept)" (G-BA 2020).

Gleichzeitig werden aber auch die Anforderungen an die notwendigen Maßnahmen nur für Einrichtungen, in denen Kinder und Jugendliche behandelt werden, in der Form präzisiert, dass ein Schutzkonzept entwickelt werden muss, während in allen anderen Einrichtungen lediglich auf das Vorhandensein von einzelnen Maßnahmen abgezielt wird. Auch wenn diese Trennung sicherlich durchaus kritisch zu sehen ist, soll an dieser Stelle jedoch betont werden, dass gerade für die besonders vulnerable Gruppe von Kindern und Jugendlichen die Festschreibung der Verpflichtung, ein (umfassendes) Schutzkonzept zu entwickeln, ausdrücklich zu begrüßen ist. In der QM-RL werden die Inhalte der Schutzkonzepte gegen (sexualisierte) Gewalt bei Kindern und Jugendlichen dahingehend präzisiert, dass basierend auf einer Gefährdungsanalyse mindestens die in der Tab. 1.1 aufgeführten Elemente umgesetzt werden sollen (G-BA 2020).

Damit greift die QM-RL die wesentlichen Aspekte von Schutzkonzepten auf. Unter einem Schutzkonzept werden alle strukturellen und prozessorientierten Maßnahmen zum Erreichen der jeweiligen Schutzziele beschrieben. Um den Prozesscharakter zu beschreiben, wird zunehmend daher auch von Schutzprozessen gesprochen.

▶   Ein Schutzkonzept kann somit verstanden werden als ein System von spezifischen Maßnahmen, die für den besseren Schutz von Klienten vor (sexualisierter) Gewalt in einer Institution sorgen, und sich entwickelt aus einem Zusammenspiel aus Analyse, strukturellen Veränderungen, Vereinbarungen und Absprachen sowie Haltung und Kultur einer Organisation.

Das Vorhandensein ist dabei stets ein Qualitätsmerkmal einer Institution und nicht ein Schuldbekenntnis, dass es in einer Institution zu Gewalt kommen kann, indem es die Rechte der Klienten durch Information, Beteiligung und Beschwerdemanagement stärkt, die Handlungsspielräume von Tätern einschränkt und die Handlungssicherheit der Fachkräfte erhöht.

Dementsprechend sollte ein Schutzprozess die folgenden Schritte und Maßnahmen umfassen:

- Definition der Schutzziele (z. B. [sexualisierte] Gewalt gegen Patientinnen und Patienten, Gewalt gegen Mitarbeitende)
- Erfassung des Ist-Standes (Gefährdungs- und Potenzialanalyse)
- Erarbeitung von Elementen zur Prävention, Intervention und Aufarbeitung (siehe Tab. 1.2) im Sinne eines langfristig angelegten Organisationsentwicklungsprozesses mit Einbezug der gesamten Einrichtung, Auseinandersetzung mit der bisherigen Organisationskultur, Beteiligung der Adressatinnen und Adressaten, Bereitstellung ausreichender personeller und materieller Ressourcen und Einbettung in eine „Kultur der Achtsamkeit"

Tab. 1.1 Mindestanforderungen an die Elemente eines Schutzkonzeptes gegen (sexualisierte) Gewalt bei Kindern und Jugendlichen laut der QM-RL des G-BA (G-BA 2020, S. 3)

Prävention	• Information und Fortbildung der Mitarbeitenden • Entwicklung wirksamer Präventionsmaßnahmen • Selbstverpflichtung und Verhaltenskodex • Altersangemessene Beschwerdemöglichkeit • Vertrauensvoller Ansprechpartner sein • Spezielle Vorgaben zur Personalauswahl
Interventionsplan	• Bei Verdachtsfällen • Bei aufgetretenen Fällen • Bei Fehlverhalten von Mitarbeitenden
Aufarbeitung	• Handlungsempfehlungen zum Umgang mit aufgetretenen Fällen entwickeln

Tab. 1.2 Ebenen und Elemente eines Schutzkonzeptes gegen (sexualisierte) Gewalt. (Adaptiert nach USBKM 2021)

Ebenen	Elemente
Analyse	• Gefährdungsanalyse/Risikoanalyse • Potenzialanalyse

Prävention	• Präventionsangebote für Kinder und Jugendliche
	• Pädagogisches, sexualpädagogisches und medienpädagogisches Konzept
	• Leitbild
	• Verhaltenskodex/Verhaltensleitlinien
	• Partizipationsformen für Kinder und Jugendliche, Eltern und Mitarbeitende
	• Konzept zum Management von Beschwerden und Anregungen
	• Kinderschutzsensible Personalrekrutierung und -entwicklung
	  – Arbeitsvertragliche Regelungen, z. B. Einholung eines erweiterten Führungszeugnisses
	  – Berücksichtigung von Kriterien des Kinderschutzes in der Personalauswahl
	  – Regelmäßige Qualifizierung der Mitarbeitenden

Intervention	• Interventionsplan zum Umgang mit Fehlverhalten von Mitarbeitenden Mit dem Begriff Fehlverhalten sind hier umfasst: fachliches Fehlverhalten, (sexuelle) Grenzverletzungen, (sexuelle) Übergriffe/(sexualisierte) Gewalt
Aufarbeitung	• Handlungsempfehlungen zum Umgang mit der Aufarbeitung aufgetretener Fälle • Konzept zur Rehabilitation nach Falschbeschuldigung

Neben den Vorgaben des G-BA finden sich auch in den Landeskrankenhausgesetzen der Bundesländer vereinzelt Vorgaben in Bezug auf den Schutz von Kindern und Jugendlichen bzw. Patientinnen und Patienten. So finden sich in den meisten Landeskrankenhausgesetzen Verpflichtungen für das Vorhalten eines Patientenfürsprechers oder einer unabhängigen Beschwerdestelle, aber die besonderen Bedürfnisse von Kindern z. B. in Bezug auf Besuche, Kontakte zu Angehörigen oder Beschulung werden nur wenig aufgegriffen. In keinem Landeskrankenhausgesetz findet sich eine Vorgabe zur Etablierung eines umfassenden Schutzkonzeptes, in den Landeskrankenhausgesetzen Bayerns und Baden-Württembergs spielen die Aspekte Beschwerdemanagement oder besondere Bedürfnisse von Kindern überhaupt keine Rolle.

Diese wesentlichen Aspekte von Schutzkonzepten werden in den nachfolgenden Kapiteln dieses Buches erläutert. Es soll eine praktische Anleitungshilfe zur Erstellung eines Schutzkonzeptes im medizinisch-therapeutischen Setting in der Behandlung von Kindern und Jugendlichen sein. Dies schließt explizit auch die Behandlung von Kindern und Jugendlichen auf Erwachsenenstationen oder in Praxen, in denen sowohl Kinder und Jugendliche als auch Erwachsene behandelt werden, mit ein.

Aber es finden sich auch Hinweise, wie diese Elemente und Anregungen auch auf andere Behandlungskontexte übertragen werden können. Durch die Schwerpunktsetzung auf den Schutz von Kindern und Jugendlichen folgen wir der QM-RL des G-BA, möchten aber gleichzeitig auch die Notwendigkeit betonen, den Blick zu weiten und im Rahmen der Entwicklung Ihres Schutzkonzeptes auch Gewalt gegenüber Mitarbeitenden durch Patientinnen und Patienten oder Angehörige sowie unter Mitarbeitenden mitzudenken. Nur in einer Einrichtung, in der das Thema Gewalt in all seinen Facetten beleuchtet wird und es tatsächlich gelingt, auch eine Kultur der Achtsamkeit zu entwickeln, kann auch der Schutz von Kindern und Jugendlichen gelingen.

Das Buch richtet sich daher an alle Mitarbeitenden in Einrichtungen, in denen Kinder und Jugendliche behandelt werden, also pädiatrische und kinder- und jugendpsychiatrische Kliniken sowie niedergelassene Kinderärztinnen und -ärzte, Kinder- und Jugendpsychiaterinnen und -psychiater sowie Kinder- und Jugendlichenpsychotherapeutinnen und -psychotherapeuten. Da wir Schutzkonzepte als einen Prozess verstehen, der alle Mitarbeitenden miteinschließt, richtet sich dieses Buch nicht nur an Leitungskräfte, sondern an alle Mitarbeitenden in den o. g. Bereichen.

Das Buch gliedert sich in drei Teile. Im ersten Teil werden die grundlegenden Aspekte von Schutzprozessen erläutert, hierbei wird insbesondere in der Abgrenzung von Schutzkonzepten in pädagogischen Einrichtungen auf Aspekte von Schutzkonzepten in medizinischen Einrichtungen für Kinder und Jugendliche (Kap. 2), auf generelle Hinweise zur Erstellung von Maßnahmen im Rahmen eines Schutzkonzeptes (Kap. 3) sowie auf die Durchführung einer Gefährdungs- und Potenzialanalyse (Kap. 4) eingegangen. Im zweiten Teil des Buches (Kap. 5) werden dann die Elemente von Schutzkonzepten praxisnah erläutert und Empfehlungen für die Umsetzung gegeben. Außerdem wird für jedes Element auch auf Unterschiede zwischen verschiedenen Settings eingegangen. Im Fokus stehen hierbei Unterschiede zwischen pädiatrischen und kinder- und jugendpsychiatrischen Kontexten sowie die Berücksichtigung der Aufenthaltslänge. Am Ende der jeweiligen Beschreibung eines Elementes ist ein Anwendungsbereich. In diesem werden Anregungen zur Umsetzung des Elementes in Form von Übungen und Vorlagen gegeben[1]. In Kap. 6 wird vertiefend und zusammenfassend auf das Thema Evaluation von Schutzkonzepten eingegangen. In Kap. 7 finden sich ergänzend Hinweise, wie eine Schutzkonzeptentwicklung in Praxen und Kliniken mit erwachsenen Patientinnen und Patienten gelingen kann. Im dritten Teil (Kap. 8) sollen Beschreibungen von Schutzprozessen in verschiedenen Kliniken als Praxisbeispiele den eigenen Prozess unterstützen und deutlich machen, dass es nicht den Königsweg zum Schutzkonzept gibt. Den Autorinnen und

Autoren dieser Beiträge gilt besonderer Dank, da sie uns einen sehr tiefen Einblick in die Prozesse ihrer jeweiligen Institutionen ermöglichen.

Wir freuen uns über alle Mitarbeitenden, Kliniken und Praxen, die sich auf den Weg der Schutzprozessentwicklung machen, und hoffen, dass dieses Buch dabei unterstützen kann.

Literatur

Bange D (2018) Politische Debatten rund um die Aufarbeitung und Prävention sexualisierter Gewalt seit 2010. In: Retkowski A, Treibel A, Tuider E (Hrsg) Handbuch Sexualisierte Gewalt und pädagogische Kontexte, Beltz, Weinheim, S 32–42

Bundschuh C (2010) Sexualisierte Gewalt gegen Kinder in Institutionen. Nationaler und internationaler Forschungsstand. München: Deutsches Jugendinstitut

Clemens V, Hoffmann U, König E, Sachser C, Brähler E, Fegert JM (2019) Child maltreatment by nursing staff and caregivers in German institutions: a population-representative analysis. Child Abuse Negl 95:104046. https://doi.org/10.1016/j.chiabu.2019.104046. Zugegriffen: 23. März 2022

Fegert JM, Wolff M (2015) Eine neue Qualität der Debatte um Schutz vor Missbrauch in Institutionen. In: Fegert JM, Wolff M (Hrsg) Kompendium „Sexueller Missbrauch in Institutionen", Beltz, Weinheim Basel, S 15–34

Gemeinsamer Bundesausschuss (G-BA) (2020) Richtlinie des Gemeinsamen Bundesausschusses über grundsätzliche Anforderungen an ein einrichtungsinternes Qualitätsmanagement für Vertragsärztinnen und Vertragsärzte, Vertragspsychotherapeutinnen und Vertragspsychotherapeuten, medizinische Versorgungszentren, Vertragszahnärztinnen und Vertragszahnärzte sowie zugelassene Krankenhäuser (Qualitätsmanagement-Richtlinie/QM-RL) in der Fassung vom 17. Dezember 2015, veröffentlicht im Bundesanzeiger (BAnz AT 15.11.2016 B2), in Kraft getreten am 16. November 2016; zuletzt geändert am 17. September 2020, veröffentlicht im Bundesanzeiger (BAnz AT 08.12.2020 B2), in Kraft getreten am 9. Dezember 2020. https://www.g-ba.de/downloads/62-492-2309/QM-RL_2020-09-17_iK-2020-12-09.pdf. Zugegriffen: 23. März 2022

Green L (2005) Theorizing sexuality, sexual abuse and residential children's homes: adding gender to the equation. Br J Soc Work 35:453–481

Hoffmann U, Clemens V, König E, Brähler E, Fegert JM (2020) Violence against children and adolescents by nursing staff: prevalence rates and implications for practice. Child Adolesc Psychiatry Ment Health 14:43. https://doi.org/10.1186/s13034-020-00350-6. Zugegriffen: 23. März 2022

---

[1] Ein Teil der Materialien im Anwendungsbereich sind in adaptierter Form entnommen aus: König E, Hoffmann U, Witte S, Harsch D, Kölch M, Fegert J (2018) Anwendungsbereich für den Transfer in die Praxis. In: Fegert J, Kölch M, König E, Harsch D, Witte S, Hoffmann U (2018) Schutz vor sexueller Gewalt und Übergriffen in Institutionen – Für die Leitungspraxis im Gesundheitswesen, Jugendhilfe und Schule. Springer, Berlin, S. 445–541.

Jenner S, Djermester P, Prügl J, Kurmeyer C, Oertelt-Prigione S (2019) Prevalence of sexual harassment in academic medicine. JAMA Intern Med 179(1):108–111. https://doi.org/10.1001/jamainternmed.2018.4859. Zugegriffen: 23. März 2022

Noyon A (2011) Aspekte der Klinischen Psychologie: Sexueller Missbrauch in Beratungskontexten. In: Baldus M, Utz R (Hrsg) Sexueller Missbrauch in pädagogischen Kontexten. VS Verlag, 159–176. https://doi.org/10.1007/978-3-531-93353-5_8. Zugegriffen: 23. März 2022

Oelkers J (2018) Sexualisierte Gewalt in der Jugend- und Reformbewegung. In: Retkowski A, Treibel A, Tuider E (Hrsg) Handbuch Sexualisierte Gewalt und pädagogische Kontexte, Beltz, Weinheim, S 52–59

Rassenhofer M, Spröber N, Schneider T, Fegert JM (2013) Listening to victims: use of a critical incident reporting system to enable adult victims of childhood sexual abuse to participate in a political reappraisal process in Germany. Child Abuse Negl 37:653–663

Rassenhofer M, Korger S, Fegert JM, Hoffmann U (2021) Häufigkeiten von Übergriffen auf Kinder und Jugendliche durch Angehörige der Heil- und Pflegeberufe. Kindheit und Entwicklung 30:218–226. https://doi.org/10.1026/0942-5403/a000355. Zugegriffen: 23. März 2022

Schablon A, Zeh A, Wendeler D, Peters C, Wohlert C, Harling M, Nienhaus A (2012) Frequency and consequences of violence and aggression towards employees in the German healthcare and welfare system: a cross-sectional study. BMJ Open 2(5):1–5

Spröber N, Schneider T, Rassenhofer M, Seitz A, Liebhardt H, König L, Fegert JM (2014) Child sexual abuse in religiously affiliated and secular institutions: a retrospective descriptive analysis of data provided by victims in a government-sponsored reappraisal program in Germany. BMC public health 14:282. https://doi.org/10.1186/1471-2458-14-282. Zugegriffen: 23. März 2022

Spröber-Kolb N, Rassenhofer M, Allroggen M, Plener PL, Kölch M, Fegert JM (2017) Research on child sexual abuse in institutions in German-speaking countries: a summary. In: Rus AV, Parris SR, Stativa E (Hrsg) Child maltreatment in residential care. history, research, and current practice cham, Springer International Publishing, S 179–197

Timmerman M, Schreuder PR (2014) Sexual abuse of children and youth in residential care: an international review. Aggress Violent Beh 19:715–720

UBSKM (Unabhängiger Beauftragter für Fragen des sexuellen Kindesmissbrauchs) (2021) Schutzkonzepte. https://beauftragter-missbrauch.de/praevention/schutzkonzepte. Zugegriffen: 23. März 2022

Weatherred JL (2017) Framing child sexual abuse: a longitudinal content analysis of newspaper and television coverage, 2002–2012. J Child Sex Abus 26:3–22

Witt A, Rassenhofer M, Allroggen M, Brähler E, Plener PL, Fegert JM (2019) The prevalence of sexual abuse in institutions: results from a representative population-based sample in Germany. Sexual Abuse 31(6):643–661. https://doi.org/10.1177/1079063218759323. Zugegriffen: 23. März 2022

Wolff M (2018) Sexualisierte Gewalt in stationären Einrichtungen der Kinder- und Jugendhilfe. In: Retkowski A, Treibel A, Tuider E (Hrsg) Handbuch Sexualisierte Gewalt und pädagogische Kontexte, Beltz, Weinheim, S 460–468

Zeh A, Schablon A, Wohlert C, Richter D, Nienhaus A (2009) Gewalt und Aggression in Pflege- und Betreuungsberufen – Ein Literaturüberblick. Gesundheitswesen 71:449–459

Allgemeine Aspekte eines Schutzkonzeptes in medizinischen Einrichtungen für Kinder und Jugendliche

2

Marc Allroggen und Ulrike Hoffmann

2.1 Einführung in die Thematik

Auch wenn die aus dem Runden Tisch Sexueller Kindesmissbrauch heraus formulierten Mindestanforderungen an Schutzkonzepte den Anspruch haben, für alle institutionellen Kontexte eine gewisse Allgemeingültigkeit zu haben, ist eine Übertragbarkeit auf den Bereich medizinische Einrichtungen für Kinder und Jugendliche nur bedingt möglich (Fegert et al. 2017). Aspekte wie spezifische Risikosituationen im klinischen Setting, kürzere Verweildauern und von der Jugendhilfe abweichende Beziehungsgestaltungen sowie andere strukturelle Bedingungen machen es notwendig, bestehende Mindestanforderungen kritisch zu reflektieren und anzupassen. Dabei ist dies sicherlich kein Alleinstellungsmerkmal von

medizinischen Einrichtungen, letztlich müssen alle Institutionen prüfen und im Verlauf evaluieren, welche Maßnahmen zum Schutz aller Kinder, Jugendlichen und Erwachsenen in dieser Institution notwendig und sinnvoll sind. Dieser Aspekt betont daher noch einmal die Notwendigkeit einer dringend durchzuführenden Gefährdungsanalyse, ohne die ein Schutzkonzept nicht sinnvoll umgesetzt werden kann.

Kliniken unterscheiden sich von Heimeinrichtungen insbesondere dadurch, dass der Aufenthalt zweckgebunden auf die Heilung eines somatischen oder psychischen Leidens ausgerichtet ist, d. h. die Kinder und Jugendlichen sollen nicht in der Einrichtung ihren Lebensmittelpunkt haben, sondern sich nur vorübergehend dort aufhalten. Prinzipien und Organisationsstrukturen, die einer dauerhaften, stabilen Gemeinschaft zwischen Erwachsenen und Kindern und Jugendlichen sowie den Kindern und Jugendlichen untereinander nahekommen oder Familienähnlichkeit beinhalten, spielen in der Konzeption von Stationen für Kinder und Jugendliche in Kliniken eine untergeordnete Rolle (Fegert et al. 2017).

Gleichzeitig bleiben jedoch einige Grundprinzipien von Schutzkonzepten erhalten, nämlich die Notwendigkeit eines partizipativen Ansatzes sowie eine Veränderung der Grundhaltung. Weitere zentrale Rahmenbedingungen sind die Unterstützung durch die Leitung/den Träger der Institution sowie die Konzeption als

Ergänzende Information Die elektronische Version dieses Kapitels enthält Zusatzmaterial, auf das über folgenden Link zugegriffen werden kann https://doi.org/10.1007/978-3-662-64461-4_2.

M. Allroggen (✉) · U. Hoffmann
Klinik für Kinder- und Jugendpsychiatrie/Psychotherapie, Universitätsklinikum Ulm, Ulm, Deutschland
E-Mail: marc.allroggen@uniklinik-ulm.de

U. Hoffmann
E-Mail: ulrike.hoffmann@uniklinik-ulm.de

M. Allroggen et al. (Hrsg.), *Schutzkonzepte gegen sexualisierte Gewalt in medizinischen Einrichtungen für Kinder und Jugendliche*, https://doi.org/10.1007/978-3-662-64461-4_2

Schutzprozess. Ebenso ist für alle Institutionen gültig, dass nicht mehr eine alleinige Fokussierung auf das Thema sexualisierter Gewalt an Kindern durch erwachsene Bezugspersonen erfolgen sollte, sondern Gewalt als komplexes und in verschiedenen Formen auftretendes Phänomen verstanden wird, das auch Gewalt unter Kindern und Jugendlichen ebenso wie Gewalt gegenüber und unter erwachsenen Akteuren in einer Institution berücksichtigt. Auch wenn in diesem Buch der Schwerpunkt auf dem Schutz von Kindern und Jugendlichen liegt, sollte stets der Grundgedanke eines Schutzprozesses im Mittelpunkt stehen, einen sicheren Ort für alle vorzuhalten.

2.2 Stand der Umsetzung an Kliniken und Praxen

Die Daten des Abschlussberichts des Monitorings zum Stand der Prävention sexualisierter Gewalt an Kindern und Jugendlichen in Deutschland (2015–2018) des Deutschen Jugendinstituts (DJI) zeigen einerseits, dass sich viele medizinische Einrichtungen bereits auf den Weg gemacht haben, Schutzkonzepte zu installieren, gleichzeitig geben sie jedoch auch deutliche Hinweise darauf, wo noch Schwächen und weiterer Handlungsbedarf bestehen (Kappler et al. 2019). Im Rahmen der quantitativen Untersuchung des Monitorings wurde letztlich das Vorhandensein der folgenden Elemente von Schutzkonzepten abgefragt: Leitbild, Verhaltensregeln, Partizipation der Betreuten/Eltern, Ansprechstellen für die Beschäftigten/Betreuten, Beschwerdeverfahren bei Fällen sexualisierter Gewalt, Handlungsplan, spezifische Fortbildungen für die Beschäftigten, Kooperation und Thematisierung von sexualisierter Gewalt in Bewerbungsgesprächen.

Es zeigt sich, dass die meisten Kliniken zumindest einzelne Elemente von Schutzkonzepten etabliert haben. So findet sich bei über der Hälfte der Kliniken ein Leitbild, das auch Aspekte eines Schutzkonzeptes enthält. Ebenso finden sich bei der Mehrheit der Kliniken Verhaltensregeln, die sexualisierte Gewalt verhindern sollen. Auch An-

sprechpartner für sexualisierte Gewalt werden von Kliniken zu fast 70 % als bestehendes Element eines Schutzkonzeptes benannt, wobei diese Ansprechpersonen meist innerhalb der Klinik angesiedelt sind und nicht extern. Beschwerdeverfahren finden sich in nahezu allen Kliniken, scheinen aber wenig spezifisch zu sein und daher nur bedingt geeignet für Kinder und Jugendliche. Dies spiegelt sich auch darin wider, dass zwar 81 % der Kliniken angaben, dass sich Kinder und Jugendliche partizipativ einbringen können, allerdings sind nur bei 40 % der Kliniken Formen gewählt, bei denen Kinder direkt angesprochen werden, ansonsten bestehen anonyme Beschwerdewege oder es werden Evaluationsfragebögen genutzt. Bei etwa drei Viertel der Kliniken liegen Handlungspläne für den Verdachtsfall eines sexuellen Übergriffs vor und in 80 % der Kliniken werden Fortbildungen zu dem Thema angeboten. Positiv zu werten ist zudem, dass fast alle Kliniken in ein Netzwerk (z. B. Kooperation mit der Jugendhilfe) eingebunden sind. Im Rahmen von Bewerbungsgesprächen wird jedoch nur von weniger als jeder fünften Klinik sexualisierte Gewalt thematisiert, knapp 25 % fordern ein erweitertes Führungszeugnis für die Einstellung an.

Obwohl diese Befunde darauf hindeuten, dass viele Kliniken bereits einige Elemente von Schutzkonzepten entwickelt haben, gaben nur 20 % der Kliniken an, ein umfassendes Schutzkonzept zu haben. Hinzu kommt, dass nur jede fünfte Klinik eine Gefährdungsanalyse durchgeführt hat, ebenso jede fünfte Klinik eine Potenzialanalyse. Dies kann bei einer kritischen Betrachtung darauf hinweisen, dass möglicherweise im Wesentlichen formale Vorgaben umgesetzt wurden, ohne dass tatsächlich eine tiefergehende Auseinandersetzung mit dem Thema Schutzprozess erfolgte.

So folgern die Autorinnen und der Autor, dass „die tief verankerte Selbstwahrnehmung in der Helferrolle […] hier den Blick versperren [könne]", Gefährdungspotenziale zu reflektieren (Kappler et al. 2019, S. 101). Dabei spielt möglicherweise auch eine Rolle, dass Kliniken, die Kinder und Jugendliche behandeln, eine wichtige Rolle bei der Erkennung von Kindesmisshandlung sowie der Behandlung von deren Folgen zukommt. Gleichzeitig zeigen sich aber auch viele Kliniken offen für einen weiteren Prozess. So wünscht sich über die Hälfte der befragten Kliniken Unterstützung bei der Entwicklung und Umsetzung von Schutzkonzepten und insbesondere der Umgang mit neuen Medien wird noch als Herausforderung verstanden. Es sollte daher Ziel sein, Schutzkonzepte an das Qualitätsmanagement zu koppeln und den Kinderschutz weiter zu zentralisieren, wie es auch in der QM-RL des G-BA verstanden wird.

Auch in Praxen, in denen Kinder und Jugendliche behandelt werden, finden sich bereits viele Elemente von Schutzkonzepten. Für den ambulanten Gesundheitsbereich wurden dabei fünf Elemente abgefragt: Spezifische Fortbildungen für die Befragten und deren Beschäftigte, Berücksichtigung der Wünsche und Bedürfnisse von Kindern und Jugendlichen im Behandlungs- bzw. Therapiesetting, schriftlich festgehaltene Verhaltensregeln zum Umgang mit minderjährigen Patientinnen und Patienten, Beschwerdeverfahren bei Fällen sexualisierter Gewalt, Nutzung von Leitfäden zur Wahrnehmung von Anhaltspunkten für sexualisierte Gewalt an Kindern und Jugendlichen.

In den Praxen dominieren vor allem Fortbildungen zum Thema „Sexuelle Gewalt" (67 %), ebenso gab die Mehrheit der Praxen (84,8 %) an, dass Wünsche und Bedürfnisse der Kinder und Jugendlichen bei der Behandlung berücksichtigt werden. Konkrete Verhaltensregeln zum Umgang mit minderjährigen Patientinnen und Patienten (13,4 %) sowie ein konkretes Beschwerdeverfahren (36,8 %) liegen jedoch deutlich seltener vor. Dafür nutzen über drei Viertel der Praxen Leitlinien oder spezifische Leitfäden zur Wahrnehmung von Anhaltspunkten für sexualisierte Gewalt an Kindern und Jugendlichen und arbeiten in über 80 % auch bei entsprechenden Fällen mit der Jugendhilfe zusammen. Die Autorinnen und der Autor folgern, auch unter Berücksichtigung von durchgeführten Interviews, dass sich Praxen durchaus als Kompetenzorte für die Behandlung von Kindern und Jugendlichen mit Erfahrungen sexualisierter Gewalt sehen (Kappler et al. 2019). Anders als in Kliniken scheinen jedoch formalisierte Elemente (Verhaltensregeln, konkrete Beschwerdeverfahren) weniger ausgearbeitet zu sein, sodass hier noch ein Nachholbedarf besteht.

Bislang liegen nur wenige Arbeiten vor, die sich mit der Entwicklung von Schutzprozessen an Kliniken und Praxen befassen. Die wenigen Beispiele (siehe auch Kap. 8 Praxisbeispiele) deuten jedoch schon eine große Spannweite an, wie Schutzprozesse gestaltet werden können. Dabei reicht das Spektrum von eher technisch orientierten Empfehlungen, die top-down erstellt wurden bzw. keinen Hinweis auf eine Adressatenbeteiligung zeigen (Landschaftsverband Westfalen-Lippe 2017), bis hin zu eher prozessorientierten Schutzkonzepten (Horvay und Naumann 2017, 2018).

Die Tatsache, dass bislang nur wenige Praxisbeispiele und insbesondere de facto keine empirischen Arbeiten zu Schutzprozessen in Kliniken vorliegen, aus denen spezifische Risikosituationen in Kliniken abgeleitet werden können, betont noch einmal mehr die Notwendigkeit der Durchführung einer Risiko- und Potenzialanalyse, in deren Zusammenhang auch eine kritische Auseinandersetzung mit der eigenen Institution erfolgt. Hinzu kommt, dass medizinische Einrichtungen für Kinder und Jugendliche in sich noch einmal eine heterogene Gruppe darstellen. So muss einerseits zwischen primär pädiatrisch ausgerichteten und primär psychiatrisch-psychotherapeutisch ausgerichteten Kliniken unterschieden werden, zudem muss ggf. zwischen Kliniken mit eher kürzeren (Akutkliniken) und eher längeren Aufenthaltsdauern (z. B. Rehabilitationskliniken) unterschieden werden. So lag die durchschnittliche Verweildauer 2017 in kinder- und jugendpsychiatrischen Kliniken durchschnittlich bei 35,4 Tagen, in der Kinderheilkunde bei 4,7 Tagen (Statista 2022) Alleine aus der kürzeren Liegedauer in pädiatrischen Akutkliniken jedoch die Möglichkeit der Partizipation von Patientinnen und Patienten zu verneinen, ist dabei nicht zeitgemäß und auch nicht notwendig.

Während der Aufbau von Schutzprozessen an vielen Kliniken gerade erst begonnen hat, existieren bereits vielfach sogenannte Kinderschutzgruppen an Kliniken (siehe auch Abschn. 8.2).

Diese können eine wichtige Ergänzung eines Schutzkonzeptes sein, fokussieren aber in der Regel auf Kinderschutzfälle, bei denen es zu Gewalt außerhalb des institutionellen Kontexts kommt. Eine enge Vernetzung der Arbeit einer Kinderschutzgruppe und der Schutzkonzeptgruppe in einer Klinik ist sinnvoll und erstrebenswert (siehe auch Abschn. 8.2). Die individuelle interdisziplinäre Kompetenz in der Fallbearbeitung in der Kinderschutzgruppe sollte z. B. in Ablaufplänen zu Interventionen neben externer Beratung und Hilfe berücksichtigt werden.

Aufgrund der Tatsache, dass bislang keine breiten Erfahrungen in klinischen Kontexten vorliegen, muss bei der Entwicklung eines Schutzkonzeptes allerdings zwangsläufig eine Orientierung an den Erfahrungen von der Entwicklung von Schutzkonzepten in pädagogischen Kontexten erfolgen. Zudem kann zurückgegriffen werden auf die Forschungsliteratur und klinische Erfahrungen in Zusammenhang mit der Entstehung von Gewalt (Hoffmann et al. 2021; König et al. 2018).

2.3 Gefährdungsfaktoren für (sexualisierte) Gewalt in medizinischen Institutionen

Eine mögliche Strukturierung zur Erfassung und Beschreibung von Gefährdungsfaktoren stellt die folgende Übersicht dar:

1. Gefährdungsfaktoren bezüglich Patientinnen und Patienten (z. B. Patientinnen/Patienten mit Gewalterfahrungen, psychischen Störungen, körperlichen oder geistigen Behinderungen, Bewusstseinsstörungen) (siehe vertiefend Abschn. 2.3.1)
2. Gefährdungsfaktoren bezüglich des Betreuungsverhältnisses und situative Aspekte (z. B. Untersuchungssituationen, Beziehungsgestaltung in Psychotherapie, Durchführung von Zwangsmaßnahmen) (siehe vertiefend Abschn. 2.3.2)
3. Gefährdungsfaktoren bezüglich des Personals (z. B. Überlastung, keine Kontinuität im Personal, unangemessene Personalauswahl (Einstellungsverfahren), fehlende Ein-

arbeitung, unklare und/oder intransparente Definition von Kompetenzen und Arbeitsaufgaben, keine Fort- und Weiterbildungsangebote, persönliche Faktoren) (siehe vertiefend Abschn. 2.3.3)
4. Gefährdungsfaktoren bezüglich der Institution (z. B. Fehlerkultur, Information, Beteiligungsstrukturen und Beschwerdemanagement, unklare Hierarchien und Leitungsstrukturen, Abhängigkeitsverhältnisse, Grundhaltung der Institution) (siehe vertiefend Abschn. 2.3.4)

Berücksichtigt werden sollte dabei, auch wenn der Schwerpunkt auf dem Schutz von Kindern und Jugendlichen liegt, nicht nur Gewalt gegenüber und unter Kindern und Jugendlichen, sondern auch Übergriffe auf das Personal durch Patientinnen/Patienten sowie unter den Fachkräften.

2.3.1 Patientenbezogene Gefährdungsfaktoren

Gefährdungsfaktoren für Gewalt von Seiten der Betroffenen werden sowohl wissenschaftlich als auch im öffentlichen Diskurs zu wenig beachtet. Ein bedeutsamer Faktor für Gewalterfahrungen ist dabei die Erfahrung früherer Gewalt, insbesondere bei sexualisierter Gewalt (Finkelhor et al. 2007; Humphrey und White 2000). Es konnte zudem gezeigt werden, dass das Risiko für Misshandlung im medizinischen Kontext für Personen, die zuvor schon einmal von sexualisierter, emotionaler oder körperlicher Gewalt betroffen waren, in etwa doppelt so hoch ist (Swahnberg et al. 2007). Weitere Faktoren, die mit einem erhöhten Risiko für sexualisierte Gewalt assoziiert sind, sind beispielsweise weibliches Geschlecht, problematische familiäre Situation, schlechte schulische Leistungen, externalisierende Verhaltensweisen und riskantes Sexualverhalten sowie Alkohol- und Drogenkonsum (Black et al. 2001; Lowry et al. 2017; Averdijk et al. 2011). Auch wenn weibliches Geschlecht als Gefährdungsfaktor insbesondere für sexualisierte Gewalt angesehen wird, sollte dabei nicht vergessen werden, dass auch Jungen gerade im institutionalisierten Kontext häufig betroffen sind (Allroggen et al. 2017).

Es ist zu empfehlen, entsprechende Gefährdungsfaktoren, insbesondere frühere Gewalterfahrungen, im Rahmen der Anamnese dezidiert zu erfassen, um ein eventuell erhöhtes Risiko für Grenzverletzungen in die Behandlungsplanung miteinfließen zu lassen. Dies betrifft nicht nur kinder- und jugendpsychiatrische Kliniken, sondern auch pädiatrische Kliniken. Hier ist insbesondere auch bedeutsam, dass bei früheren Misshandlungserfahrungen schmerzhafte oder unangenehme Untersuchungen oder Interventionen eine Reaktivierung traumatischer Erfahrungen und entsprechende psychische Belastungen bedingen können.

Weitere Risikogruppen für die Erfahrung von Gewalt und Grenzverletzungen sind Patientinnen und Patienten mit eingeschränkten Kommunikations- und Abwehrmöglichkeiten sowie solche, die stark von körperlicher Pflege abhängig sind. Erster Aspekt betrifft vor allem bewusstseinsgestörte Patientinnen und Patienten (z. B. in der Folge eines Schädel-Hirn-Traumas, sedierende Medikation), die Grenzverletzungen entweder nicht registrieren können oder nicht abwehren können. Der zweite Aspekt betrifft alle pflegebedürftigen Patientinnen und Patienten. Hier können die notwendigen pflegerischen und ärztlichen (aber auch z. B. physiotherapeutischen) Maßnahmen selber einerseits als Grenzverletzung erlebt werden (insbesondere bei früheren Grenzverletzungen), andererseits auch missbräuchlich und grenzverletzend durchgeführt werden. Diesen Grenzverletzungen können einerseits dann eine mangelnde Sensibilität oder Professionalität zugrunde liegen (z. B. fehlende Transparenz und Erläuterung der Maßnahmen), andererseits können diese Maßnahmen auch im Sinne eines Grooming-Prozesses (Anbahnung) von Tätern genutzt werden. So kann der Übergang von Waschen und Eincremen eines Patienten bis hin zu Streicheln an intimen Stellen fließend sein und so auch einen Gewöhnungseffekt bei Patientinnen und Patienten erreichen. Nicht vernachlässigt werden sollte zudem der Aspekt der realen Abhängigkeit der Patientinnen und Patienten von diesen Maßnahmen, was dazu führen kann, dass Grenzverletzungen eher akzeptiert oder geduldet werden, um die Versorgung nicht zu gefährden.

Menschen mit geistiger Behinderung sind in mehrfacher Hinsicht besonders gefährdet, Opfer von Übergriffen zu werden. Neben der ausgeprägten Abhängigkeit von Bezugspersonen besteht vor allem die Gefahr, dass missbräuchliche Handlungen als solche nicht erkannt oder eingeordnet werden können. Hinzu kommt, dass es für diese Personengruppe mitunter erschwert ist, auf bestehende Unterstützungs- und Beschwerdeangebote zurückzugreifen. Es ist daher bei der Entwicklung eines Schutzkonzeptes auch stets zu prüfen, inwieweit diese auch für Menschen mit geistiger Behinderung geeignet sind. Das Aushändigen eines Merkblatts mit Ansprechpersonen für Beschwerden ist bei Menschen mit geringer Lese- oder kommunikativer Kompetenz nicht geeignet. Ein wesentlicher Aspekt, der auch auf die Arbeit mit Kindern und Jugendlichen insgesamt übertragbar ist, ist aber, dass notwendige therapeutische oder diagnostische Maßnahmen entwicklungsgerecht erläutert werden, damit sie nachvollziehbar werden und die Gefahr von (aggressiven) Abwehrreaktionen möglichst minimiert wird.

Aber auch bei Kindern und Jugendlichen mit Verhaltensauffälligkeiten zeigen sich deutliche Unterschiede in Bezug auf die Bereitschaft, Hilfsangebote bei Gewalt zu nutzen. So präferieren Kinder mit externalisierenden Störungen andere Hilfsangebote als Kinder mit eher internalisierender Symptomatik und würden auch weniger Unterstützung einfordern (Allroggen und Rau 2017).

Patientinnen und Patienten mit aggressivem Verhalten sind ebenfalls besonders gefährdet, Gewalt in Kliniken zu erfahren. Zum einen kann dies zu einer deutlich erschwerten Interaktion mit dem Personal führen bis hin zur offenen Ablehnung oder eigenes aggressives Verhalten durch dieses, sodass es in der Folge auch zu einem Teufelskreis von gegenseitiger Ablehnung bis hin zu Ausstoßungstendenzen kommen kann (Schmid 2018). Bei einem aggressiven Patienten erfolgt möglicherweise auch eine diagnostische

Abklärung weniger intensiv, um den Aufenthalt zu verkürzen. Zum anderen ist das Risiko für die Anwendung von Zwangsmaßnahmen insbesondere in kinder- und jugendpsychiatrischen Kliniken erhöht und es besteht die Gefahr, dass bei chronisch aggressiven Patientinnen und Patienten diese auch nicht mehr nur zur Gefahrenabwehr eingesetzt werden, sondern auch aus „pädagogischen" Gründen. Hinzu kommt, dass Mitarbeitende durch die Arbeit mit aggressiven Patientinnen und Patienten erheblich belastet sein können, was zu Stressreaktionen und Überlastung führen kann.

Berücksichtigt werden muss aber auch, inwieweit aggressive Patientinnen und Patienten eine Gefährdung für andere Patientinnen und Patienten darstellen können. Auch hier besteht häufig ein Spannungsfeld insbesondere in kinder- und jugendpsychiatrischen Kliniken, inwieweit dem aggressiven Patienten/der aggressiven Patientin angemessen geholfen werden kann, ohne Mitpatientinnen und Mitpatienten einer Gefährdung auszusetzen.

2.3.2 Situative Gefährdungsfaktoren

Im medizinischen Bereich finden sich im Vergleich zu anderen Institutionen sehr spezifische situative Gefährdungsfaktoren. Als bedeutsame Aspekte sind im Bereich der Pädiatrie sicher pflegerische Maßnahmen sowie diagnostische Maßnahmen und Behandlungen zu nennen. Diese können auch im Sinne eines sogenannten Anbahnungsprozesses (grooming) genutzt werden, insbesondere um Kinder für entsprechende Handlungen zu desensibilisieren oder auch die Widerstandsfähigkeit eines Kindes zu testen. Hierbei kann es sich um unnötige Untersuchungen der Genitale handeln, Untersuchungen im Genitalbereich ohne das Tragen von Handschuhen, unangemessene Berührungen, aber auch unangemessen explizite Bemerkungen oder Komplimente (AAP 2011; Christian und Feldman 2011).

Von Bismarck diskutiert, dass möglicherweise in Kinderkliniken ein eher geringes Risiko für sexualisierte Gewalt aufgrund der kürzeren Verweildauer besteht, da der Grooming-Prozess weniger gut möglich sei (Von Bismarck 2014). Gleichzeitig muss aber auch bedacht werden, dass ein Grooming-Prozess keine Voraussetzung für Grenzverletzungen darstellt, da für die Patientinnen und Patienten (und ihre Eltern) die Notwendigkeit von Untersuchungen und wie diese lege artis durchgeführt werden häufig nicht transparent sind. Kaum eine Patientin/ein Patient oder Elternteil wird widersprechen, wenn der Arzt sagt, dass es notwendig sei, die Untersuchung des Genitals ohne Handschuhe durchzuführen und auch mehrfach darüber zu streichen. Hinzu kommt, dass auch für andere Formen von Gewalt (körperliche oder emotionale Misshandlung) kein Grooming-Prozess erforderlich ist.

Generell sinnvoll scheint es daher, insbesondere intime und potenziell grenzverletzende Untersuchungen und Maßnahmen wenn möglich in Anwesenheit einer weiteren (professionellen) Person durchzuführen (Mehraugenprinzip). Die Umsetzung dieser Empfehlung stellt bei dem herrschenden Personalmangel in Kliniken aber sicherlich eine Herausforderung dar, und es muss geprüft werden, in welchen Situationen dies unerlässlich ist. Gerade dort aber, wo Patientinnen und Patienten in besonders ungeschützten Situationen sind (z. B. aufmerksamkeits- oder bewusstseinsreduzierte Patientinnen/Patienten in Intensivstationen, Operations- und Aufwachräumen), sollte eine entsprechende Personaldichte verfügbar sein. Zudem muss beachtet werden, dass in Situationen, in denen generell nur wenig Personal anwesend ist, z. B. bei Nachtschichten, ein erhöhtes Risiko für die Patientinnen und Patienten (aber auch für die Mitarbeitenden) besteht.

In Zusammenhang mit dem Thema Schutzkonzepte wird häufig diskutiert, inwieweit Nähe von Mitarbeitenden zu Patientinnen und Patienten noch möglich ist. Es sei an dieser Stelle betont, dass gerade kranke Kinder und Jugendliche natürlich auch Trost, Nähe und in diesem Zusammenhang auch altersdifferenziert körperlichen Kontakt brauchen. Ein ausschließlich distanzierter Umgang ist weder geeignet, um Grenzverletzungen zu verhindern, noch mit Kinderschutz vereinbar. Wichtig ist vielmehr, das Nähe-Distanz-Verhältnis kontinuierlich zu reflektieren. Welche Berührungen sind in welcher Situation und bei welchem Alter des Kindes angemessen und notwendig?

In kinder- und jugendpsychiatrischen Behandlungssettings spielt gerade dieser Aspekt der Nähe-Distanz-Regulation eine zentrale Rolle. Einerseits aufgrund des durchschnittlich längeren Aufenthaltes der Patientinnen und Patienten, andererseits aber auch, weil noch sehr viel stärker die Faktoren Beziehung, Vertrauen und Abhängigkeit eine Rolle spielen. Gerade die häufig bestehende emotionale Abhängigkeit der Patientinnen und Patienten von den psychotherapeutisch tätigen Fachkräften kann ein Gefährdungsfaktor für Grenzverletzungen sein. Diese kennen oft sehr viele intime Details aus dem Leben ihrer Patientinnen und Patienten, deren Kenntnis missbraucht werden kann, um Vertrauen, aber auch Abhängigkeiten zu schaffen. Diese Abhängigkeit bezieht sich nicht nur auf die Patientinnen und Patienten selber, sondern kann sich auch auf die Eltern beziehen, wenn beispielsweise Treffen außerhalb des dienstlichen Rahmens vereinbart werden, um diese bei der Erziehung zu unterstützen.

Auch möglicherweise primär gut gemeinte Grenzverletzungen im Sinne eines Verlassens des professionellen Rahmens sind stets zu reflektieren. Wenn beispielsweise ein Arzt oder eine Psychotherapeutin von potenziell gefährlichen Handlungen eines Patienten erfährt (z. B. heimlicher Drogenkonsum während eines stationären Aufenthaltes), diese aber unreflektiert nicht an das Behandlungsteam weitergibt, um zu verhindern, dass der Patient möglicherweise disziplinarisch entlassen wird, so schafft das für beide Beteiligten eine Abhängigkeitssituation, die einen Missbrauch begünstigen kann. Auch klinisch begründbare und im Einzelfall notwendige kontrollierte Eingriffe in die Intimsphäre (z. B. Zimmerkontrollen) und die Anwendung von Zwangsmaßnahmen stellen auf-

grund der ungleichen Machtverhältnisse eine Risikosituation für Gewalt dar. Klare Verhaltensregeln sowie pädagogische Konzepte können hier bei der Reflexion des eigenen Verhaltens und der professionellen Durchführung unterstützen.

Ebenfalls muss bedacht werden, in welchem Ausmaß begleitende Eltern (Rooming-in) ein Gefährdungspotenzial für die eigenen Kinder, aber auch für andere Patientinnen und Patienten darstellen können. An dieser Stelle soll auch auf das Münchhausen-by-proxy-Syndrom hingewiesen werden, bei dem es zu einer erheblichen Gefährdung des Kindes sowohl durch direkte Schädigungen der Eltern als auch durch die durchgeführten diagnostischen Maßnahmen und medizinischen Interventionen kommen kann.

2.3.3 Personalbezogene Gefährdungsfaktoren

Auf Ebene der personalbezogenen Gefährdungsfaktoren können zwei wesentliche, grundlegende Aspekte zu Gefährdungssituationen beitragen. Einerseits Faktoren, die eng mit der Person der Mitarbeiterin/des Mitarbeiters verknüpft sind, andererseits Faktoren, die mit den unmittelbaren Arbeitsbedingungen verbunden sind, wobei letztere sich dann auch wieder mit institutionellen Gefährdungsfaktoren überschneiden.

Bezüglich unmittelbar die Mitarbeitenden betreffenden Gefährdungsfaktoren sind vor allem Aspekte zu nennen wie mangelnde Stresstoleranz, impulsives Verhalten, narzisstische und sadistische Persönlichkeitszüge oder Substanzmissbrauch, die mit grenzverletzendem und aggressivem Verhalten assoziiert sind (Abbey et al. 2012). Auch eigene Misshandlungs- und Missbrauchserfahrungen können das Risiko für aggressives Verhalten erhöhen (Teten Tharp et al. 2012). Hinzu stellen Personen, bei denen eine sexuelle Präferenzstörung vorliegt, eine Risikogruppe dar, auch wenn bei den meisten Personen, die sexuell übergriffiges Verhalten gegenüber

Kindern zeigen, keine echte sogenannte Pädophilie vorliegt (Fromberger et al. 2013). Dennoch
gibt es Hinweise darauf, dass bei Missbrauchs-
tätern in Institutionen häufiger eine sexuelle
Präferenzstörung vorliegt und diese den institutionalisierten Kontext gezielt nutzen, um Kontakte zu potenziellen Opfern anzubahnen (Turner
und Briken 2015).

Eine sorgfältige Personalauswahl mit Berücksichtigung vorhandener Qualifikationen und
Berufserfahrungen kann helfen, bereits im Vorfeld entsprechende Personen zu identifizieren.
Hierzu gehört auch das Ansprechen des Themas
(sexualisierte) Gewalt im Vorstellungsgespräch.
Das Einholen eines erweiterten Führungszeugnisses ist in diesem Zusammenhang ebenfalls sinnvoll, allerdings ist die Wahrscheinlichkeit, dass dadurch potenzielle Missbraucher
erkannt werden, eher gering. Sehr viel bedeutsamer als Schutzmechanismus ist daher die Aufmerksamkeit aller Mitarbeitenden im Alltag und
die Bereitschaft, auffälliges Verhalten wahr-
zunehmen, anzusprechen und gegenüber Vor-
gesetzen zu melden.

Auch Überforderungssituationen stellen einen
Gefährdungsfaktor dar (Timmerman und Scheuer
2014; Uliando und Mellor 2012). Diese können begründet sein in fehlenden personellen Ressourcen (Überlastung), aber auch schlecht orga-
nisierten Prozessen und Abläufen. Zudem spielt
die Qualifikation von Mitarbeitenden eine entscheidende Rolle. Einerseits geht es um fachliche Qualifikation im engeren Sinne, andererseits aber auch um Qualifikationen im Umgang
mit z. B. aggressiven oder schwer kranken Patientinnen und Patienten. Alle Maßnahmen, die
Mitarbeitenden in Kliniken in den für sie be-
deutenden Situationen Handlungssicherheit
vermitteln, tragen zur Vermeidung von Überforderung und damit aggressiven Handlungen
bei. Dazu gehört auch, dass das Thema Schutz
vor (sexualisierter) Gewalt möglichst schon in bestehende Aus- und Weiterbildungscurricula verankert werden sollte (Franke und Riecher-Rössler 2011). Betont sei an dieser Stelle, dass insbesondere im medizinischen Kontext die fehlende
fachliche Qualifikation sowie die fehlende Anleitung durch Leitungskräfte eine unmittelbare
(unter Umständen auch vitale) Gefährdung des
Patienten/der Patientin bedeuten kann.

2.3.4 Strukturelle Gefährdungsfaktoren

Es wird davon ausgegangen, dass die Kultur
einer Institution wesentlich zur Entstehung von
sexualisierter Gewalt beitragen kann. Der Begriff der institutionellen Kultur bezieht sich hierbei einerseits auf den Führungsstil durch die
Leitung innerhalb einer Einrichtung, andererseits auf gruppendynamische Aspekte innerhalb
der Institution. Als Gefährdungsfaktor für sexualisierte Gewalt innerhalb einer Einrichtung gelten dabei Führungsstile, die durch Angst, Ein-
schüchterung und Kontrolle geprägt sind, oder
auch Haltungen ohne klare Strukturen, Hierarchien oder Supervision (Bundschuh 2010; Timmermann und Schreuder 2014). Unter dem
gruppendynamischen Aspekt fließen neben dem
Verhalten der Kinder und Jugendlichen untereinander und gegenüber Mitarbeitenden auch
die Erfahrungen der Mitarbeitenden in Bezug
auf (sexualisierte) Gewalt ein, aber auch die
Herausforderung für die Mitarbeitenden, die Balance zwischen Beziehungsangebot und Distanz zu den Kindern und Jugendlichen zu halten (Timmermann und Schreuder 2014). Letztlich bestimmt das Klima einer Einrichtung
entscheidend, wie Mitarbeitende miteinander
und mit Patientinnen und Patienten umgehen.
Hierzu gehört auch eine offene Fehlerkultur, die
es erlaubt, Grenzverletzungen und problematische Verhaltensweisen, aber auch fachliche Fehler offen anzusprechen und zu korrigieren. Dies
erfordert bei aller Notwendigkeit zur Effektivität
und Effizienz auch eine Kultur der Achtsamkeit
in einer medizinischen Einrichtung.

Klare Leitungsstrukturen und Verantwortlich-
keiten sind dabei eine Grundlage und verhindern,

dass aufgrund fehlender Zuständigkeiten problematische Prozesse und Verhaltensweisen nicht adressiert werden können. Allerdings stellen auch sehr hierarchische Strukturen und/oder Kliniken mit charismatischen Leitungsfiguren hier Gefährdungsfaktoren dar, wenn Mitarbeitende nur unzureichend bei Entscheidungsprozessen beteiligt sind. Auch klar definierte Tätigkeitsbeschreibungen stellen einen Schutzfaktor dar.

Auch bauliche Maßnahmen gehören zu strukturellen Faktoren, die die Sicherheit von Patientinnen und Patienten erhöhen können. Zu Recht weist von Bismarck (2014) dabei darauf hin, dass zwar bauliche Maßnahmen in vielen Krankenhäusern bestehen, die eine bessere Einsehbarkeit von Behandlungsräumen und Patientenzimmern ermöglichen, diese aber dann wiederum zu einer Einbuße an Privatsphäre und Vertraulichkeit führen und dementsprechend auch nicht umfassend genutzt werden. Zu den strukturellen Maßnahmen gehört auch das Vorhalten von Alarmierungssystemen für Patientinnen und Patienten, aber auch Mitarbeitende, insbesondere in Bereichen, in denen mit aggressiven Patientinnen und Patienten gearbeitet wird. Zudem muss reflektiert werden, wie offen oder geschlossen der Zugang zu einer Station oder einem Bereich ist. Eher geschlossene Bereiche bergen ebenso Gefahren wie sehr offene Bereiche ohne erkennbare Zugangskontrolle.

2.4 Zusammenfassung

Es ist durchaus positiv zu bewerten, dass zumindest einzelne Elemente von Schutzkonzepten in vielen Kliniken und Praxen Einzug gehalten haben. Bislang gibt es aber nur wenige Kliniken, die sich mit der Etablierung eines umfassenden Schutzkonzeptes auseinandergesetzt haben. Dementsprechend besteht nur wenig Praxiserfahrung, welche besonderen Ansprüche an Schutzprozesse in Kliniken und welche Herausforderungen bei der Implementierung bestehen. In Ermangelung an diesen Erfahrungen erfolgt häufig eine Orientierung an bestehenden Empfehlungen für Schutzkonzepte in pädagogischen Institutionen. Auch wenn viele Empfehlungen aus diesem Bereich problemlos übernommen werden können, ist eine Anpassung an die besonderen Gegebenheiten von Kliniken und Praxen notwendig. Insbesondere in Bezug auf situative Gefährdungsaspekte unterscheiden sich Kliniken von anderen Institutionen, sodass diese Aspekte bei der Gefährdungsanalyse eine besondere Berücksichtigung finden müssen. Hierbei sollten insbesondere die zentralen Aspekte der Krankenhausbehandlung, d. h. die Pflege der Kinder und Jugendlichen sowie die notwendigen therapeutischen und diagnostischen Maßnahmen, in ihren jeweiligen Abläufen reflektiert und angepasst werden. Die Einbettung der diesbezüglichen Schutzmaßnahmen in ein institutionelles Gesamtkonzept ist dabei jedoch unerlässlich, ebenso wie die Beachtung der Bedürfnisse der jeweiligen Adressaten.

2.5 Anwendungsbereich

Bevor mit der Arbeit an einem Schutzkonzept begonnen wird, ist es sinnvoll, sich anzuschauen, welche Elemente in der Einrichtung bereits vorliegen. Mithilfe von Tab. 2.1 kann dies überprüft und eingeschätzt werden.

Tab. 2.1 Übersicht zur Dokumentation der Umsetzung der Elemente von Schutzkonzepten in der Institution. (Angepasste und ergänzte Version aus König et al. 2018, S. 451/452, ©Springer, mit freundlicher Genehmigung[1])

Ebene	Elemente von Schutzkonzepten	Momentaner Status des Elementes		
		Liegt vor/ durchgeführt	Liegt vor/wurde durchgeführt, aber Überarbeitungsbedarf	Liegt nicht vor/nicht durchgeführt
	Definition des Schutzziels			
Analyse	Gefährdungsanalyse			
	Potenzialanalyse			
Prävention	Präventionsangebote für Kinder und Jugendliche			
	Partizipationsformen für Kinder und Jugendliche			
	Partizipationsformen für Eltern			
	Partizipationsformen für Mitarbeitende			
	Konzept zum Management von Beschwerden und Anregungen			
	Vorgaben zur Gestaltung der Organisationskultur			
	Konzept zur Berücksichtigung von Kriterien des Kinderschutzes in der Personalauswahl			
	Berücksichtigung von Kriterien des Kinderschutzes in der Personalbeurteilung			
	Regelmäßige Qualifizierung der Mitarbeitenden			
	Leitbild, Verhaltensleitlinien			
	Pädagogisches Konzept			
	Sexualpädagogisches Konzept			
	Medienpädagogisches Konzept			
Intervention	Konzept zum Umgang mit Fehlverhalten von Mitarbeitenden			
	Leitlinien/Regelungen zum Umgang mit Verdachtsfällen sexualisierter Gewalt			
Aufarbeitung	Konzept zur Rehabilitation nach Falschbeschuldigung			
	Konzept zur Aufarbeitung von Fällen sexualisierter Gewalt			

Literatur

Abbey A, Wegner R, Pierce J, Jacques-Tiura AJ (2012) Patterns of sexual aggression in a community sample of young men: risk factors associated with persistence, desistance, and initiation over a 1-year interval. Psychol Violence 2(1):1–15

Allroggen M, Rau T (2017) Unterstützung bei sexualisierter Gewalt. Die Bewertung von Anlaufstellen bei Erfahrungen von sexualisierter Gewalt durch Jugendliche in institutioneller Erziehung. Unsere Jugend (11+12):479–488

Allroggen M, Rau T, Ohlert J, Fegert JM (2017) Lifetime prevalence and incidence of sexual victimization of adolescents in institutional care. Child Abuse Negl 66:23–30

American Academy of Pediatrics (2011) Policy statement: protecting children from sexual abuse by health care providers. AAP Committee on Child Abuse and Negl. https://doi.org/10.1542/peds.2011-1244. Zugegriffen: 23. März 2022

Averdijk M, Müller-Johnson K, Eisner M (2011) Sexual victimization of children and adolescents in Switzerland. Final report for the UBS Optimus Foundation. UBS Optimus Foundation, Zürich

Black DA, Heyman RE, Smith Slep AM (2001) Risk factors for child sexual abuse. Aggress Violent Beh 6:203–229

Bundschuh C (2010) Sexualisierte Gewalt gegen Kinder in Institutionen. Nationaler und internationaler Forschungsstand. Deutsches Jugendinstitut, München

Christian CW, Feldman KW (2011) Protecting children from sexual abuse by health care providers. Pediatrics 128(2):407–426

---

[1] Die Tabelle steht unter https://doi.org/10.1007/978-3-662-64461-4_2 auch als Downloadmaterial zur Verfügung.

Fegert JM, Allroggen M, Schloz C (2017) Besonderheiten bei der Umsetzung von Schutzkonzepten in Kliniken. In: Wolff M, Schröer W, Fegert JM (Hrsg) Schutzkonzepte in Theorie und Praxis, Beltz, Weinheim, S 228–232

Finkelhor D, Ormrod RK, Turner HA (2007) Re-victimization patterns in a national longitudinal sample of children and youth. Child Abuse Negl 31:479–502

Franke I, Riecher-Rössler A (2011) Missbrauch in therapeutischen Beziehungen. Der Nervenarzt 82(9):1145–1150. https://doi.org/10.1007/s00115-010-3211-5. Zugegriffen: 23. März 2022

Fromberger P, Jordan K, Müller JL (2013) Pädophilie. Ätiologie, Diagnostik und Therapie. Nervenarzt 84:1123–1135

Hoffmann U, Fegert JM, König E, Maier A, Herberhold M (2021) Entwicklung von Schutzkonzepten gegen (sexuelle) Gewalt im medizinisch-therapeutischen Bereich. Kindheit und Entwicklung 30:227–235. https://doi.org/10.1026/0942-5403/a000356. Zugegriffen: 23. März 2022

Horvay R, Naumann A (2017) Kinderschutz im medizinischen Fachgebiet Kinder- und Jugendpsychiatrie. Kinder- und Jugendschutz in Wissenschaft und Praxis 62(4):154–160

Horvay R, Naumann A (2018) Schutz vor grenzverletzendem Verhalten und Übergriffen in einer Klinik für Kinder- und Jugendpsychiatrie. Books on Demand, Norderstedt

Humphrey JA, White JW (2000) Women's vulnerability to sexual assault from adolescence to young adulthood. J Adolesc Health 27:419–424

Kappler S, Hornfeck F, Pooch MT, Kindler H, Tremel I (2019) Kinder und Jugendliche besser schützen – der Anfang ist gemacht. Schutzkonzepte gegen sexuelle Gewalt in den Bereichen: Bildung und Erziehung, Gesundheit, Freizeit. https://www.dji.de/fileadmin/user_upload/bibs2019/28116_UBSKM_DJI_Abschlussbericht.pdf. Zugegriffen: 23. März 2022

König E, Hoffmann U, Witte S, Harsch D, Kölch M, Fegert JM (2018) Anwendungsbereich für den Transfer in die Praxis. In: Fegert JM, Kölch M, König E, Harsch D, Witte S, Hoffmann U (Hrsg) Schutz vor sexueller Gewalt und Übergriffen in Institutionen – Für die Leitungspraxis im Gesundheitswesen, Jugendhilfe und Schule, Springer, Berlin, S 443–541

Lowry R, Robin L, Kann L (2017) Effect of forced sexual intercourse on associations between early sexual debut and other health risk behaviors among us high school students. J Sch Health 87(6):435–447

Schmid M (2018) Grenzverletzendes Verhalten von Klienten gegenüber Mitarbeitenden. In: Fegert JM, Kölch M, König E, Harsch D, Witte S, Hoffmann U (Hrsg) Schutz vor sexueller Gewalt und Übergriffen in Institutionen – Für die Leitungspraxis im Gesundheitswesen, Jugendhilfe und Schule, Springer, Berlin, S 425–441

Statista (2022) Durchschnittliche Verweildauer in deutschen Krankenhäusern nach medizinischer Fachabteilung im Jahr 2019. https://de.statista.com/statistik/daten/studie/369355/umfrage/verweildauer-in-deutschen-krankenhaeusern-nach-medizinischen-fachabteilungen/. Zugegriffen: 13 Apr. 2022

Swahnberg K, Schei B, Hilden M, Halmesmäki E, Sidenius K, Steingrimsdottir T et al (2007) Patients' experiences of abuse in health care: a nordic study on prevalence and associated factors in gynecological patients. Acta obstetricia et gynecologica Scandina-vica 86(3):349–356. https://doi.org/10.1080/00016340601185368. Zugegriffen: 23. März 2022

Teten Tharp A, DeGue S, Anne Valle L, Brookmeyer KA, Massetti GN, Matjasko JL (2012) A systematic qualitative review of risk and protective factors for sexual violence perpetration. Trauma Violence Abuse 14(2):133–167

Timmerman M, Schreuder PR (2014) Sexual abuse of children and youth in residential care: an international review. Aggress Violent Beh 19:715–720

Turner D, Briken P (2015) Child sexual abusers working with children-characteristics and risk factors. Sexual Offender Treatment 10(1)

Uliando A, Mellor D (2012) Maltreatment of children in out-of-home care: a review of associated factors and outcomes. Child Youth Serv Rev 34:2280–2286

Von Bismarck S (2014) Leitfaden zum Aufbau eines Präventionskonzeptes gegen sexuellen Missbrauch in Kinderkliniken. https://www.dgkim.de/dateien/ag_kim_leitfaden_zur_praevention_von_skm_in_kinderkliniken.pdf. Zugegriffen: 23. März 2022

Westfalen-Lippe L (2017) Handlungsleitlinien zur Prävention von sexuellem Missbrauch in den LWL-Kliniken für Kinder- und Jugendpsychiatrie. Books on Demand, Norderstedt

Generelle Hinweise zur Umsetzung von Maßnahmen im Rahmen eines Schutzkonzeptes

Elisa König und Ulrike Hoffmann

Nachdem in den vorausgegangenen Kapiteln beschrieben wurde, wie ein Schutzkonzept aufgebaut ist und welche Elemente es enthält, soll nun auf einige Prämissen eingegangen werden, die bei der Umsetzung von Schutzkonzepten grundsätzlich zu beachten sind (vgl. dazu Hoffmann et al. 2021).

Haltungsentwicklung Es ist notwendig, in der Institution eine Haltung zu entwickeln, dass Übergriffe, gleich welcher Art und gleich gegen wen, nicht geduldet werden. Im Zentrum dieser Haltung sollte die Achtung vor den Rechten und der Würde jedes Einzelnen stehen. Diese Haltung muss von den Leitungskräften aller Ebenen vorgelebt werden.

Partizipative Erarbeitung und Umsetzung Für die Entwicklung und Umsetzung von Schutzkonzepten wird gemeinhin angenommen, dass diese nur als partizipative Organisationsprozesse vollzogen werden können, das heißt unter Beteiligung aller Akteurinnen und Akteure einer Organisation (z. B. Patientinnen/Patienten, An-gehörige, Mitarbeitende, Ehrenamtliche), indem Strukturen der Beteiligung und Mitbestimmung implementiert werden. Durch den Einbezug verschiedener Perspektiven soll sichergestellt werden, dass

1. entwickelte Maßnahmen nicht an den Bedürfnissen und Erwartungen der jeweiligen Gruppe der Adressatinnen und Adressaten „vorbeigehen", sondern eine bedarfsgerechte Konzeption und Umsetzung von Maßnahmen und Angeboten erfolgt und somit eine erhöhte Praxistauglichkeit erreicht wird,
2. entwickelte Maßnahmen notwendige Rahmenbedingungen etc., die sich in der Praxis ergeben, berücksichtigen,
3. Probleme in den Maßnahmen selbst und in ihrer Umsetzung schnell identifiziert werden können,
4. alle Akteurinnen und Akteure Beteiligungsmöglichkeiten haben, damit sie auch unmittelbar die Umsetzung ihrer persönlichen Rechte gestalten und erleben, dass ihre Meinungen, Haltungen und Gefühle wichtig sind, ernst genommen werden und Wirkung entfalten,
5. die Akzeptanz und das tatsächliche Gelebtwerden der entsprechenden Maßnahme erhöht wird und sich dadurch sowohl für Patientinnen und Patienten, Angehörige als auch für die Mitarbeitenden ein Gefühl der Sicherheit, die Etablierung eines „sicheren Ortes", entwickeln kann.

E. König · U. Hoffmann (✉)
Klinik für Kinder- und Jugendpsychiatrie/
Psychotherapie, Universitätsklinikum Ulm,
Ulm, Deutschland
E-Mail: ulrike.hoffmann@uniklinik-ulm.de

E. König
E-Mail: elisa.koenig@uniklinik-ulm.de

© Der/die Autor(en), exklusiv lizenziert an Springer-Verlag GmbH, DE, ein Teil von Springer Nature 2022
M. Allroggen et al. (Hrsg.), *Schutzkonzepte gegen sexualisierte Gewalt in medizinischen Einrichtungen für Kinder und Jugendliche,* https://doi.org/10.1007/978-3-662-64461-4_3

Letztlich geht es also darum, tatsächliche Veränderungsprozesse in einer Institution zu initiieren und durchzuführen, sodass sich Strukturen, Abläufe und das Klima einer Einrichtung merklich ändern. Deswegen sprechen Fegert et al. (2017) auch von „Schutzprozessen" anstatt von „Schutzkonzepten", da dieser Begriff stärker verdeutlicht, dass es um alltägliche und dynamische Prozesse geht, die kontinuierlich von allen mitgedacht und reflektiert werden sollen (siehe unten). Durch eine gemeinsame Beschäftigung mit dem Thema Kinderschutz werden Beteiligte von Anfang an für das Thema sensibilisiert (Schloz et al. 2017).

Bei Partizipation geht es immer um Aushandlungsprozesse zwischen verschiedenen Akteurinnen und Akteuren. Gelingt dieser Aushandlungsprozess nicht, werden Rechte und Bedürfnisse missachtet oder liegt Fehlverhalten vor (z. B. im Sinne eines nicht den Verhaltensleitlinien entsprechenden Verhaltens, vgl. Abschn. 5.2), dann tritt an dieser Stelle die Beschwerde. Ein Beschwerdesystem ist in diesem Sinn eine Form von Partizipation (Rau und Liebhardt 2018).

Eine gelungene Partizipation hängt eng zusammen mit einer gelebten positiven Fehlerkultur (siehe unten), der Offenheit der Institution gegenüber den Anliegen und Sorgen, dem Wohlbefinden und Beschwerden vor allem der Kinder und Jugendlichen, einer gewaltschutzsensiblen Haltung sowie der Aufklärung der verschiedenen Akteurinnen und Akteure über ihre Rechte und Pflichten (z. B. Kinderrechte, Verhaltensleitlinien).

Partizipation darf nicht im Sinne einer Verantwortungsdiffusion für die Entwicklung und Umsetzung von Schutzprozessen missdeutet werden. Die Verantwortung für das Vorhandensein kinderschutzsensibler Strukturen, Abläufe und Einstellungen bleibt auf der Leitungsebene verortet. Ihr obliegt es, Allen adäquate Mitsprache- und Mitgestaltungsmöglichkeiten zu bieten. Das heißt, Schutzprozesse müssen von der Leitung „top-down" angestoßen, sowie die notwendigen personellen, zeitlichen und finanziellen Ressourcen bereitgestellt und mit der Expertise, Perspektive und Engagement der Akteurinnen und Akteure einer Institution „bottom-up"

verbunden werden (Fegert et al. 2017). Partizipation bedeutet auch nicht, dass alle Akteurinnen und Akteure bei jedem Schritt vollumfänglich beteiligt sein müssen, sondern dass sie jederzeit während des Prozesses die Möglichkeit haben, Anliegen, Erfahrungen und Perspektiven einzubringen (UBSKM 2013). Wenn Partizipation nur zum Teil möglich ist, müssen alle Betroffenen gut über die Ergebnisse der Schutzkonzeptentwicklung informiert werden. Da die Patientinnen und Patienten vor allem im somatischen Bereich relativ schnell wechseln, sollte auch über andere Akteurinnen und Akteure, die Beteiligung repräsentieren können, nachgedacht werden, z. B. über sogenannte Surrogate Decision-Maker wie Schulkassen mit Kindern im gleichen Alter, denen man Fallvignetten vorlegt oder denen man einen Besuch in einer Klinik erlaubt und dann mit ihnen diskutiert.

Zudem könnte auch eine Trägerbeteiligung dazu beitragen, Schutzprozesse nachhaltig zu implementieren.

So stellt Partizipation laut Schloz et al. (2017) „wahrscheinlich den schwierigsten, aber auch den bedeutsamsten prognostischen Faktor für einen gelingenden Organisationsentwicklungsprozess dar."

Prozesshaftigkeit der Schutzkonzeptentwicklung Die Entwicklung eines Schutzkonzeptes gegen (sexualisierte) Gewalt ist kein einmaliger Vorgang, der dann als abgeschlossen betrachtet werden kann, sondern muss als fortlaufender Prozess gedacht und konzipiert werden, in welchem es immer wieder Anpassungen und Verbesserungen geben muss. Es ist deshalb sinnvoll, eher von einem Schutzprozess als von einem Schutzkonzept zu sprechen (siehe oben) oder dies zumindest in diesem Sinne zu denken.

Institution als Schutzort und als Kompetenzort denken Institutionen sollten Schutzorte und Kompetenzorte sein. Institution als Schutzort meint, dass institutionelle Strukturen und Abläufe so gestaltet sind, dass Grenzüberschreitungen und (sexualisierte) Gewalt erkannt, benannt und Maßnahmen ergriffen werden, diese zu stoppen bzw. präventiv zu verhindern („kein Tatort werden"). Kompetenzort meint, dass Kinder und Jugendliche (und andere Personen), die von Gewalt betroffen sind, in der Institution kompetente Hilfe und Unterstützung finden. Auch die Schutzkonzeptentwicklung sollte beide Dimensionen in den Blick nehmen. Die Evaluation von institutionellen Schutzkonzepten durch das DJI (Kappler et al. 2019) hatte auch gezeigt, dass medizinische Einrichtungen die Perspektive „Kompetenzort" sehr viel stärker im Blick haben als die Tatsache, dass die Einrichtung auch ein Ort sein kann, an dem es Gefährdungen für Übergriffe gibt. Insofern müssen gerade diese Einrichtungen überprüfen, ob beide Perspektiven berücksichtigt sind.

Leitungsverantwortung und Engagement stärken Schutzkonzeptentwicklung braucht Mitarbeitende, die sich dafür engagieren. Die Aufrechterhaltung dieses Engagements ist in aller Regel nicht möglich, ohne dass dafür Ressourcen bereitgestellt werden. Hierfür muss die Leitungsebene einer Einrichtung sorgen. Diese hat ebenso die Aufgabe, den Prozess der Schutzkonzeptentwicklung in Gang zu bringen, anzuleiten, zu moderieren und die Mitarbeitenden, die sich hier engagieren, zu unterstützen. Ohne dass die Leitungsebene die Schutzkonzeptentwicklung unterstützt, ist es nicht möglich, ein Schutzkonzept in einer Einrichtung umzusetzen. Bei der Bereitstellung der Ressourcen ist auch darauf zu achten, die Prozesshaftigkeit der Schutzkonzeptentwicklung mitzudenken. Die Ressourcen und Arbeitsstrukturen müssen also so bereitgestellt werden, dass neben der Erarbeitung auch die regelmäßige Überarbeitung des Schutzkonzeptes möglich ist.

Offene und positive Fehlerkultur Es sollte in der Institution eine offene und positive Fehlerkultur etabliert werden. Gemeint ist damit, dass Fehler und fachliches Fehlverhalten offen angesprochen werden können und Fehler als Möglichkeit gesehen werden, in einem kontinuierlichen Prozess zu lernen und sich weiterzuentwickeln. Bei der Analyse von Fehlern gilt es, grundlegende Prinzipien

der Fehlerentstehung wie z. B. begünstigende Abläufe oder Strukturen zu erkennen, um die Wiederholung von Fehlern zu vermeiden. Grundsätzlich sollten nicht nur gravierende Fehler oder Fehlverhalten angesprochen und reglementiert werden, sondern auch niedrigschwelliges Fehlverhalten in der täglichen Arbeit. Nur wenn es auch die Möglichkeit gibt, kleine Fehler anzusprechen, diese nachzubearbeiten und Verbesserungen einzuführen, kann dies dazu beitragen, dass auch gravierendes Fehlverhalten, wie etwa sexuelle Übergriffe, gemeldet werden. Gerade diese Fehlerkultur des offenen Ansprechens ist jedoch in der Praxis häufig schwierig umzusetzen, z. B. weil Whistleblower bei den Kolleginnen/Kollegen eher als Verräter angesehen werden oder diese Art von Fehlerkultur vielleicht im eigenen Team praktiziert wird, aber nicht über die Hierarchieebenen nach oben hinweg. Notwendig ist deshalb unbedingt ein Beschwerdesystem in der Einrichtung, welches eine niedrigschwellige Möglichkeit gibt zu melden und dem auch vertraut wird.

Breite Fokussierung des Schutzkonzeptes Die Überlegungen zu Schutzkonzepten und Debatten dazu haben sich vor allem im Kontext des Themas der sexualisierten Gewalt entwickelt. Sinnvoll ist es aber, auch andere Formen von Gewalt in den Blick zu nehmen, wie z. B. körperliche und emotionale Gewalt.

Multikausalität Gewalt hat viele Ursachen. Gerade physische und psychische Gewalt gegen Patientinnen und Patienten oder Vernachlässigung, z. B. von Pflegemaßnahmen, haben viele Ursachen und Gründe. Sie können ihre Ursachen in der jeweiligen Persönlichkeit der Fachkraft haben (z. B. durch persönliche Probleme, psychische Erkrankungen, mangelnde Fachlichkeit), vielfach liegen jedoch auch strukturelle Gründe vor, wie etwa ein unzureichender Personalschlüssel oder eine hohe Arbeitsbelastung. Die Entwicklung von Schutzmaßnahmen muss auch solche Aspekte in den Blick nehmen und hier Abhilfe schaffen. Zu achten ist bei den Interventionen auch darauf, ob es sich um intendierte Handlungen handelt, z. B. aus

Machtwünschen den Patientinnen und Patienten gegenüber, mangelnder Empathie oder sexuellen Motivationen, oder um Übergriffe und Gewalt, die nicht intendiert waren und z. B. im Kontext von Überlastung oder einem gefühlten Mangel an anderen Handlungsoptionen in der Situation entstanden sind.

Externe Unterstützung In keiner Institution können alle notwendigen Qualifikationen und Expertisen alleine durch die eigenen Mitarbeitenden abgedeckt werden. Der Schutzprozess innerhalb der eigenen Institution sollte daher durch die Hinzuziehung von externen Beraterinnen/Beratern und Expertinnen/Experten unterstützt werden. Diese sollten einerseits bei der Qualifizierung von Mitarbeitenden zu spezifischen Themen hinzugezogen werden, gleichzeitig kommt ihnen durch den Blick von außen auch eine bedeutsame Rolle bei der Reflexion und Bewertung des Schutzprozesses zu. Selbst bei einem stark partizipativen Ansatz unter Beteiligung der Patientinnen und Patienten besteht sonst immer die Gefahr einer gewissen Betriebsblindheit.

Einbindung des Schutzkonzeptes in das allgemeine Qualitätsmanagement Im Jahr 2020 hat der Gemeinsame Bundesausschuss (G-BA) das Ziel in der Qualitätsmanagement-Richtlinie verankert, Missbrauch und Gewalt, insbesondere gegenüber vulnerablen Patientengruppen wie Kindern, Jugendlichen und hilfsbedürftigen Personen, vorzubeugen, zu erkennen, adäquat darauf zu reagieren und innerhalb der Einrichtung zu verhindern. Das jeweilige Vorgehen soll an Einrichtungsgröße, Leistungsspektrum und den Patientinnen und Patienten ausgerichtet werden, um so passgenaue Lösungen für geeignete Maßnahmen und Sensibilisierung der Teams zu finden (Deutsche Krankenhausgesellschaft 2020). Das heißt, dass alle Kliniken und Praxen nun dazu verpflichtet sind, entsprechende Konzepte zu entwickeln (zur Evaluation und Qualitätsentwicklung von Schutzkonzepten siehe ausführlich Kap. 6).

Anwendungsbereich
Um Schutzkonzepte so in Einrichtungen umzusetzen, dass sie nicht nur als ausgearbeitetes Konzept im Schrank stehen, sondern in der Alltagspraxis auch Wirkung entfalten, ist es notwendig, eine Haltung zu entwickeln, dass Übergriffe, gleich welcher Art, in der Einrichtung nicht geduldet werden. Notwendig ist es außerdem, die Entwicklung eines Schutzkonzeptes nicht als einmalige Angelegenheit, sondern als einen Prozess anzusehen. Anregungen zu diesen Aspekten geben die nachfolgenden Aufgaben.

Aufgabe 1
In der Institution muss eine Haltung etabliert werden, dass Übergriffe, gleich welcher Art, in der Einrichtung nicht geduldet werden. Diese Haltung sollte sich nicht nur auf den Schutz vor sexuellen Übergriffen auf Kinder und Jugendliche beziehen, sondern eine grundsätzliche Haltung widerspiegeln, der von der Achtung der Rechte und Bedürfnisse des Einzelnen und Selbstbestimmung gekennzeichnet ist.

Fragen

- Ist eine solche Haltung in Ihrer Einrichtung etabliert? Woran wird dies sichtbar/wie wird diese Haltung gelebt?
- An welchen Punkten ist eine Weiterentwicklung dieser Haltung notwendig?
- Was tragen Sie selbst dazu bei, diese Haltung gegenüber den Kindern und Jugendlichen und ihren Bezugspersonen deutlich zu machen?

Aufgabe 2

Die Entwicklung eines Schutzkonzeptes ist als Prozess zu betrachten und nicht als einmalige Tätigkeit. Ein Schutzkonzept muss im Alltag gelebt werden, regelmäßige Überarbeitung und Anpassung sind notwendig.

Fragen
- Welche Konzepte und Strukturen gibt es in Ihrer Einrichtung zur kontinuierlichen Verbesserung von Strukturen und Abläufen

(z. B. Arbeitsgruppe, regelmäßige Besprechungen zu dieser Thematik, Umfragen unter den Mitarbeitenden)?

• Wie könnte in Ihrer Einrichtung gefördert werden, dass ein Schutzkonzept im Alltag gelebt wird?

Literatur

Deutsche Krankenhausgesellschaft (2020) DKG zur Entscheidung des Gemeinsamen Bundesausschuss – DKG begrüßt Verankerung von Schutzkonzepten in der Qualitätsmanagement-Richtlinie. Pressemitteilung. https://www.dkgev.de/fileadmin/default/Mediapool/1_DKG/1.7_Presse/1.7.1_Pressemitteilungen/2020/2020-07-16_PM-DKG_zu_G-BA_QRL.pdf. Zugegriffen: 23. März 2022

Fegert JM, Allroggen M, Schloz C (2017) Besonderheiten bei der Umsetzung von Schutzkonzepten in Kliniken. In: Wolff M, Schröer W, Fegert JM (Hrsg) Schutzkonzepte in Theorie und Praxis, Beltz Juventa, Weinheim, S 228–232

Hoffmann U, Fegert JM, König E, Maier A, Herberhold M (2021) Entwicklung von Schutzkonzepten gegen (sexuelle) Gewalt im medizinisch-therapeutischen Bereich. Kindheit und Entwicklung 30(4):227–235

Kappler S, Hornfeck F, Pooch MT, Kindler H, Tremel I (2019) Kinder und Jugendliche besser schützen – der Anfang ist gemacht. Schutzkonzepte gegen sexuelle Gewalt in den Bereichen: Bildung und Erziehung, Gesundheit, Freizeit. https://www.dji.de/fileadmin/user_upload/bibs2019/28116_UBSKM_DJI_Abschlussbericht.pdf. Zugegriffen: 23. März 2022

Rau T, Liebhardt H (2018) Partizipationsmöglichkeiten und Beschwerdemanagement. In: Fegert JM, Kölch M, König E, Harsch D, Witte S, Hoffmann U (Hrsg) Schutz vor sexueller Gewalt und Übergriffen in Institutionen. Für die Leitungspraxis in Gesundheitswesen, Jugendhilfe und Schule, Springer, Berlin, S 217–227

Schloz C, Allroggen M, Fegert JM (2017) Forschungsstand zur Umsetzung von Schutzkonzepten und Faktoren einer gelingenden Implementierung. In: Wolff M, Schröer W, Fegert JM (Hrsg) Schutzkonzepte in Theorie und Praxis. Ein beteiligungsorientiertes Werkbuch, Beltz Juventa, Weinheim Basel, S 25–32

UBKSM (Unabhängiger Beauftragter für Fragen des sexuellen Kindesmissbrauchs) (Hrsg) (2013) Handbuch Schutzkonzepte sexueller Missbrauch: Befragungen zum Umsetzungsstand der Empfehlungen des Runden Tisches „Sexueller Kindesmissbrauch". Bericht mit Praxisbeispielen zum Monitoring 2012–2013

Durchführung einer Gefährdungs- und Potentialanalyse

4

Ulrike Hoffmann

Wie in den vorherigen Abschnitten dargelegt, gibt es in allen Institutionen Gefährdungsfaktoren für Grenzverletzungen und (sexuelle) Übergriffe. Da es Ziel eines Schutzkonzeptes ist, Kinder und Jugendliche vor sexualisierter Gewalt in der Einrichtung zu schützen, müssen diese Gefährdungsfaktoren im Rahmen der Schutzkonzeptentwicklung spezifisch für die Institution analysiert werden, um entsprechende Maßnahmen zu ihrer Eliminierung oder Minimierung etablieren zu können. Dies ist das Ziel einer Gefährdungsanalyse und deshalb sollte diese immer am Anfang der Schutzkonzeptentwicklung stehen.

Um ein Schutzkonzept in einer Institution umsetzen zu können, ist es notwendig, entsprechende Ressourcen bereitzustellen (z. B. Mitarbeitende freizustellen) und Strukturen zu entwickeln. Sinnvoll ist es deshalb, eine Potentialanalyse durchzuführen. Eine Potential-analyse hat das Ziel, die Potentiale der Einrichtung in Bezug auf die Umsetzung eines Schutzkonzeptes zu analysieren, wie etwa bereits bestehende Maßnahmen, Kompetenzen von Mitarbeitenden etc. sowie die Vor- und Nachteile für die Institution. Viele Institutionen haben bereits Elemente eines Schutzkonzeptes in der Institution etabliert, dies ist zum Teil jedoch nicht unter dem Label „Kinderschutz" oder „Schutzkonzept" eingeführt. So gibt es in vielen Einrichtungen z. B. bereits ein Leitbild. Wenn dies der Fall ist, ist es sinnvoll, sich das jeweilige Element nochmal unter dem Gesichtspunkt des Kinderschutzes bzw. des Schutzes von Klientinnen/Klienten oder Patientinnen/Patienten anzuschauen und zu überarbeiten oder zu ergänzen.

4.1 Durchführung einer Gefährdungsanalyse

4.1.1 Welche Aspekte müssen analysiert werden?

Als Basis der Analyse der Gefährdungsfaktoren für sexualisierte Gewalt in der Institution kann folgende Einteilung genutzt werden (nach König et al. 2018):

a) Gefährdungsfaktoren bezüglich der Zielgruppe (Patientenbezogene Gefährdungsfaktoren, siehe auch Abschn. 2.3.1)

Ergänzende Information Die elektronische Version dieses Kapitels enthält Zusatzmaterial, auf das über folgenden Link zugegriffen werden kann https://doi. org/10.1007/978-3-662-64461-4_4.

U. Hoffmann (✉)
Klinik für Kinder- und Jugendpsychiatrie/ Psychotherapie, Universitätsklinikum Ulm, Ulm, Deutschland
E-Mail: ulrike.hoffmann@uniklinik-ulm.de

Hierbei wird davon ausgegangen, dass bestimmte Gruppen eine höhere Gefährdung für Übergriffe haben, z. B. weil sie sich weniger zur Wehr setzen können und eine höhere Vulnerabilität haben. Hierzu gehören z. B. Kinder und Jugendliche, aber auch Menschen mit Behinderung oder mit psychischen Erkrankungen.

b) Gefährdungsfaktoren bezüglich des Betreuungsverhältnisses (Situative Gefährdungsfaktoren, siehe auch Abschn. 2.3.2)

Bei diesen Faktoren geht es um alle Situationen, wo es z. B. unbeaufsichtigte Einzelkontakte mit Kindern und Jugendlichen gibt, wo Pflege- und Versorgungshandlungen oder körperliche Untersuchungen durchgeführt werden oder wo besondere Vertrauensbeziehungen zwischen Kindern und Fachkräften bestehen (z. B. im Rahmen von Therapie).

c) Gefährdungsfaktoren bezüglich des Personals/ der Personalpolitik (Personalbezogene Gefährdungsfaktoren, siehe auch Abschn. 2.3.3)

Zu dieser Gruppe gehören Aspekte wie z. B. unzureichender Personalschlüssel, keine Kontinuität im Personal, Einstellungsverfahren, in denen das Thema Übergriffe nicht angesprochen wird, keine fundierte Einarbeitung, unklare und/oder intransparente Definition von Kompetenzen und Arbeitsaufgaben, keine Fort- und Weiterbildungsangebote.

d) Gefährdungsfaktoren bezüglich Fehlerkultur, Information, Beteiligungsstrukturen und Beschwerdemanagement (Strukturelle Gefährdungsfaktoren, siehe auch Abschn. 2.3.4)

Berücksichtigt werden müssen hier z. B. unklare Zuständigkeiten, intransparente Entscheidungs- und Kommunikationswege, Informationsdefizite bei den Kindern und Jugendlichen, mangelnde Einbindung von Eltern/Bezugspersonen, ausgeprägte Hierarchien und Abhängigkeitsverhält-

nisse, keine Regeln für den Umgang mit Fehlverhalten und kein etabliertes Beschwerdemanagement.

Wie bereits in Kapitel „Generelle Hinweise zur Erstellung von Maßnahmen im Rahmen eines Schutzkonzeptes" beschrieben, sollten Institutionen „Schutzort" und „Kompetenzort" sein. Die zuvor genannten Faktoren zielen auf die Dimension „Schutzort" ab.

Um die Dimension „Kompetenzort" in den Blick zu nehmen, ist es notwendig, mögliche Gefährdungsfaktoren für den Fall, dass Kinder und Jugendliche in der Einrichtung keine ausreichende Unterstützung erhalten, zu eruieren. Hierfür können z. B. Erfahrungen mit bisherigen Fällen gesammelt und ausgewertet sowie die Kompetenzen der Fachkräfte in der Einrichtung für den Umgang mit „externen" Fällen geprüft werden. Hierzu können folgende Fragestellungen genutzt werden (Hoffmann et al. 2022):

Im Gespräch mit den Fachkräften in der Einrichtung
- Gab es bereits Kinder und Jugendliche, die sich wegen (sexueller) Gewalterfahrungen, die sie im häuslichen Kontext oder im Umfeld gemacht haben, an Fachkräfte der Einrichtung gewandt haben?
  - Falls ja: Konnte dem Kind oder Jugendlichen adäquat geholfen werden? Wenn nicht adäquat geholfen werden konnte: Was waren die Gründe dafür?
  - Falls nein: Gibt es Aspekte, die dazu geführt haben könnten, dass sich ein betroffenes Kind oder Jugendlicher nicht anvertraut hat?
- Wenn es noch keinen Fall gab: Haben die Fachkräfte das Gefühl, dass sie einem betroffenen Kind oder Jugendlichen kompetent helfen könnten?
  - Wenn nein: Welche Unsicherheiten gibt es? Wo gibt es Wissensdefizite? Wo sind Abläufe und Zuständigkeiten nicht klar?

Im Gespräch mit den Kindern und Jugendlichen

- Wissen die Kinder und Jugendlichen in der Einrichtung, dass sie die Fachkräfte auch in solchen Fällen ansprechen können und/oder dass eine besondere Ansprechperson hierfür ausgebildet ist?
- Signalisieren die Fachkräfte, dass sie für das Thema (sexualisierte) Gewalt offen sind (z. B. indem dies in der Einrichtung angesprochen wird, indem Infomaterialien zu dieser Thematik in der Institution ausliegen)?
- Wird die Institution von den Kindern und Jugendlichen als helfende Institution wahrgenommen? Werden die Kinder und Jugendlichen von den Fachkräften angesprochen, wenn diese den Eindruck haben, dass etwas nicht stimmt?

4.1.2 Praktische Umsetzung

Um eine Gefährdungsanalyse durchzuführen, ist es sinnvoll, eine Arbeitsgruppe in einer arbeitsfähigen Größe zu bilden. Die Zusammensetzung sollte möglichst interdisziplinär sein, damit alle Berufsgruppen in der Institution (oder zumindest möglichst viele) ihre Perspektive einbringen können. Dies ist besonders wichtig, wenn die Aufgaben der einzelnen Berufsgruppen in der Institution sehr unterschiedlich sind. Weiterhin sollten in die Gefährdungsanalyse auch die Patientinnen/Patienten einbezogen werden.

Es ist Aufgabe der Leitungsebene, die Bildung einer solchen Gruppe zu initiieren, die Gruppe zu moderieren und anzuleiten und die notwendigen Ressourcen für eine dauerhafte Arbeit in der Gruppe bereitzustellen.

In einigen Institutionen kann es notwendig sein, zunächst erstmal ein Problembewusstsein für die Thematik von (sexualisierter) Gewalt in Institutionen zu erzeugen. Hilfreich hierfür kann das Angebot einer institutionsweiten Fortbildung zur Thematik sein. Dies kann auch die Gewinnung von Fachkräften für die Mitarbeit in einer Schutzkonzeptgruppe unterstützen.

Grundsätzlich ist in Institutionen mit vielen Ebenen und Arbeitsbereichen zu überlegen, in welchen Strukturen/auf welchen Ebenen die Gefährdungsanalyse durchgeführt wird, wie die spezifischen Ergebnisse in die Schutzkonzeptentwicklung der Gesamtinstitution einfließen und wie Ergebnisse abstrahiert werden können. So wäre etwa bei großen Kliniken eine Gefährdungsanalyse für jeden Arbeitsbereich notwendig und hier müssten auch die spezifischen Risikosituationen des Bereiches nachfolgend bearbeitet werden. Gleichzeitig stellt sich aber die Frage, ob jeder Bereich sein eigenes Schutzkonzept entwickelt oder ob es Elemente gibt, wie etwa ein Leitbild, Personalentwicklungsmaßnahmen oder Fortbildungen, die klinikweit gelten und somit auf einer anderen strukturellen Ebene in Zusammenarbeit dann mit allen Abteilungen entwickelt werden müssen. Hier gibt es kein einheitliches Vorgehen, sondern diese Aspekte müssen im Rahmen der Schutzkonzeptentwicklung in der Institution diskutiert und individuelle Lösungen gefunden werden, die sich auch praktisch umsetzen lassen.

Auch die Einbindung externer Beratung, z. B. durch eine Fachberatungsstelle, in die Durchführung der Gefährdungsanalyse und/oder den Prozess der Schutzkonzeptentwicklung insgesamt ist empfehlenswert, um „blinde Flecken" in der eigenen Institution zu identifizieren.

4.1.3 Welche Methoden können angewendet werden?

Es gibt für die Durchführung einer Gefährdungsanalyse keinen festgeschriebenen Methodenkatalog. Welche Methode genutzt werden kann, richtet sich danach, was konkret analysiert werden soll und mit welchen Gruppen gearbeitet wird (Fachkräfte, Kinder und Jugendliche etc.) (siehe auch Abschn. 7.1).

Generell ergibt es Sinn, sich zunächst anhand der im Abschnitt zuvor genannten Gefährdungsfaktoren zu erarbeiten, welche konkreten Gefährdungsfaktoren, aber auch Risikosituationen und Risikoorte es in der Institution gibt.

Tab. 4.1 Anwendung der Ampelmethode in Bezug auf Abläufe und Orte in der Einrichtung[1]

Bewertung	Ablauf/Vorgehen xy	Orte in der Einrichtung
GRÜN	Dieser Ablauf/dieses Vorgehen ist richtig und angemessen	LIEBLINGSRÄUME: Hier halte ich mich gerne auf, hier fühle ich mich sicher
GELB	Bei diesem Ablauf/Vorgehen bin ich unentschieden/nicht sicher, ob dieser (immer) richtig und angemessen ist	VERMEIDUNGSRÄUME: Hier halte ich mich nicht gerne auf, hier nehme ich lieber jemanden mit
ROT	Dieser Ablauf/dieses Vorgehen ist nicht in Ordnung und müsste geändert werden	ANGSTRÄUME: Diesen Ort mag ich nicht und gehe da am liebsten gar nicht erst hin

Um Orte oder Situationen zu bewerten, kann z. B. die Ampelmethode genutzt werden. Es empfiehlt sich, die Ampelmethode sowohl mit den Mitarbeitenden als auch den Kindern/ Jugendlichen durchzuführen und dann die Ergebnisse zu vergleichen (Tab. 4.1).

Denkbar sind auch Methoden wie Diskussionsrunden unter den Fachkräften zu bestimmten Themen, z. B. „Stellen Sie sich vor, ein Kind spricht Sie an und erzählt von Gewalt zuhause. Wissen Sie, was Sie zu tun haben?" oder Reflexionsaufgaben im Rahmen von Teambesprechungen, z. B. zum Thema „Welche Situation im Arbeitsalltag macht mich unsicher und warum?".

Auch zur Arbeit mit den Kindern und Jugendlichen können Diskussionsrunden hilfreich sein, z. B. zum Thema „Gibt es einen Ort hier in der Klinik, wo Du nicht gerne hingehst und warum ist das so?".

Denkbar sind auch kleine Fragebögen, die sich an die Mitarbeitenden und/oder die Kinder und Jugendlichen richten und z. B. konkrete Situationen und den Umgang damit abfragen.

Wichtig ist bei allen diesen Methoden, nicht nur die Situationen, Orte oder Problemlagen zu identifizieren, sondern die Fachkräfte bzw. die Kinder und Jugendlichen auch zu fragen, welche Ideen sie zur Veränderung haben. Dies können zum Teil relativ einfach zu lösende Dinge wie eine bessere Beleuchtung von Räumlichkeiten oder Wegen, die Schaffung eines separaten Umkleideraumes oder bessere, altersgerechtere und

umfassendere Informationen zu medizinischen und therapeutischen Maßnahmen für die Kinder und Jugendlichen in einer Klinik sein. Es werden sich aber mit einiger Sicherheit auch Aspekte ergeben, die zur Lösung eine größere Bearbeitungsdauer und strukturelle Änderungen benötigen, wie z. B. die Etablierung einer positiven Fehlerkultur. Auch die (Weiter-)Entwicklung einer Haltung zum Schutz in der Institution ist grundsätzlich als längerer Prozess und Daueraufgabe zu sehen. Umso wichtiger ist es, für den Schutzprozess in der Institution dauerhafte Strukturen zu schaffen (siehe auch Kap. 3).

4.1.4 Aufbereitung der Ergebnisse

Zum Abschluss des Prozesses einer Gefährdungsanalyse sollten die Ergebnisse aufgearbeitet und den Mitarbeitenden sowie den Kindern und Jugendlichen bekannt gemacht werden, z. B. mittels einer Veranstaltung oder durch Infomaterialien.

Im Rahmen der Aufarbeitung der Ergebnisse sollten Lösungsstrategien zur Bearbeitung der festgestellten Gefährdungsfaktoren erarbeitet und nachfolgend umgesetzt werden. Die Ergebnisse der Gefährdungsanalyse sollten auch Eingang in die Ausformulierung der Verhaltensleitlinien finden (siehe Abschn. 5.2). Grundsätzlich ist zu beachten, dass es Gefährdungsfaktoren oder Risikosituationen gibt, die sich eliminieren oder zumindest minimieren lassen. Andere Faktoren oder Situationen, die für (sexuelle) Übergriffe ausgenutzt werden können, sind aber nicht änderbar. So gibt es beispielsweise gute Gründe, Kindern auch ein Vier-Augen-Gespräch an-

---

[1] Die Tabelle steht unter https://doi.org/10.1007/978-3-662-64461-4_4 auch als Downloadmaterial zur Verfügung.

Tab. 4.2 Gefährdungsfaktoren bezüglich der Zielgruppe (Patientenbezogene Gefährdungsfaktoren). (Angepasste und ergänzte Version aus König et al. 2018, S. 466/467, ©Springer, mit freundlicher Genehmigung)[2]

Weist die Zielgruppe Ihrer Einrichtung eine der folgenden Besonderheiten auf?	JA	NEIN	NICHT RELEVANT
Psychische Störung und/oder psychische/seelische Behinderung			
Körperliche Behinderung			
Geistige Behinderung			
Chronische Erkrankung			
Sprach- und/oder kulturelle Barrieren im Kontext Migrationshintergrund			
Fluchthintergrund			
Unklarer Aufenthaltsstatus			
Traumatisierungen in der Vorgeschichte			
Säuglings-/Kleinkindalter			
(Vorübergehende) Trennung von der Herkunftsfamilie und damit einhergehende erhöhte emotionale Bedürftigkeit (z. B. Heimweh)			
Schlechte Eltern-Kind-Beziehung oder kein Kontakt zur Herkunftsfamilie			
Keine oder wenige Bezugspersonen außerhalb der Einrichtung			

zubieten, und es gibt Situationen in der Therapie, wo das Kind alleine mit der Therapeutin/ dem Therapeuten ist. Ebenso sind medizinische Untersuchungen oder Pflegemaßnahmen auch einfach notwendiger Bestandteil von Krankenbehandlung. Wichtig ist, dass für solche Situationen sowohl bei der Fachkraft, die sich in die Situation begibt, als auch bei den Kolleginnen und Kollegen ein Risikobewusstsein besteht und Auffälligkeiten gemeldet werden.

Es empfiehlt sich, die Gefährdungsanalyse in regelmäßigen Abständen zu wiederholen, um die Wirksamkeit der Veränderungen zu evaluieren und mögliche neue Faktoren zu identifizieren.

4.1.5 Anwendungsbereich

Erster Schritt der Entwicklung eines Schutzkonzeptes ist die Analyse der Gefährdungsfaktoren in der Einrichtung. Gefährdungsfaktoren können z. B. nach folgenden übergeordneten Gruppen aufgegliedert werden (König et al. 2018):

a) Gefährdungsfaktoren bezüglich der Zielgruppe (Patientenbezogene Gefährdungsfaktoren)
b) Gefährdungsfaktoren bezüglich des Betreuungsverhältnisses (Situative Gefährdungsfaktoren)
c) Gefährdungsfaktoren bezüglich des Personals/der Personalpolitik (Personalbezogene Gefährdungsfaktoren)
d) Gefährdungsfaktoren bezüglich Fehlerkultur, Information, Beteiligungsstrukturen und Beschwerdemanagement (Strukturelle Gefährdungsfaktoren)

Mit den Tabellen (Tab. 4.2, 4.3, 4.4 und 4.5) können diese Gefährdungsfaktoren einrichtungsbezogen analysiert werden. Diese Tabellen können im Laufe der Bearbeitung der weiteren Anwendungsaufgaben immer wieder vorgenommen und überlegt werden, wie im Rahmen der Entwicklung des jeweiligen Elementes eines Schutzkonzeptes die ermittelten Gefährdungsfaktoren reduziert werden können.

Gefährdungsfaktoren bezüglich der Zielgruppe (Patientenbezogene Gefährdungsfaktoren)
Die Punkte beschäftigen sich mit Merkmalen der Kinder und Jugendlichen, die in der Einrichtung behandelt werden und die – vor allem in Kombination – mit einem erhöhten Risiko

---

[2] Die Tabelle steht unter https://doi.org/10.1007/978-3-662-64461-4_4 auch als Downloadmaterial zur Verfügung.

Tab. 4.3 Gefährdungsfaktoren bezüglich des Betreuungsverhältnisses (Situative Gefährdungsfaktoren). (Angepasste und ergänzte Version aus König et al. 2018, S. 468/469, ©Springer, mit freundlicher Genehmigung)[3]

	JA	NEIN	NICHT RELEVANT
Kann jede Person die Einrichtung unproblematisch betreten?			
Gibt es Räumlichkeiten, die schwer einsehbar oder abgelegen sind oder „dunkle Ecken"?			
Besteht für Mitarbeitende Ihrer Einrichtung die Möglichkeit zu unbeaufsichtigten Einzelkontakten mit den Kindern und Jugendlichen (z. B. Sitzwache, Nachhilfe, Nachtdienst, Fahrdienst, Einzelgespräche)?			
Sind Räume abgeschlossen, wenn Mitarbeitende einzeln mit Kindern und Jugendlichen arbeiten, sprechen, etc.?			
Nehmen Mitarbeitende Pflegehandlungen (z. B. Wickeln, Baden, Intimpflege) an den Kindern und Jugendlichen vor?			
Haben Fachkräfte und Kinder/Jugendliche keine getrennten Räumlichkeiten, sodass eine Privatsphäre nicht möglich ist, bzw. haben Fachkräfte Zugang zu Räumlichkeiten, die Kindern und Jugendlichen eine Privatsphäre ermöglichen sollen (z. B. Toiletten, Umkleiden, Duschen, Besprechungsräume)?			
Kommt es in Ihrer Einrichtung zu besonderen Vertrauensbeziehungen (z. B. Einzeltherapie) oder Abhängigkeitsverhältnissen zwischen Fachkräften und Kindern/Jugendlichen (z. B. Regelungen Kontakt nach außen)?			
Kommt es in Ihrer Einrichtung zu Zwangsmaßnahmen wie Fixierung oder Zwangsmedikation?			
Können Mitarbeitende allein Entscheidungen mit weitreichenden Konsequenzen für Kinder/Jugendliche treffen (z. B. Aufenthalt in der Einrichtung)?			
Haben einzelne Kinder und Jugendliche nur eine einzige Bezugsperson unter den Fachkräften? Ist nur eine Person für sie zuständig?			
Gibt es Bevorzugungen oder Benachteiligung einzelner Kinder/Jugendlicher durch Mitarbeitende?			
Finden Ausflüge oder Reisen mit Kindern und Jugendlichen statt?			

einhergehen, in Institutionen traumatisiert zu werden, da sie zu besonderen Abhängigkeitsverhältnissen (finanziell, emotional, familiär, existenziell) zu der Einrichtung bzw. den Mitarbeitenden führen. Die Aspekte, die Sie mit „JA" beantworten, sollten Sie bei der Entwicklung eines Schutzkonzeptes für Ihre Institution unbedingt berücksichtigen, insbesondere für die Formulierung von Verhaltensleitlinien, der Erstellung eines pädagogischen Konzepts und die Gestaltung von Beschwerdesystemen und Beteiligungsstrukturen (Tab. 4.2).

---

[3] Die Tabelle steht unter https://doi.org/10.1007/978-3-662-64461-4_4 auch als Downloadmaterial zur Verfügung.

Gefährdungsfaktoren bezüglich des Betreuungsverhältnisses (Situative Gefährdungsfaktoren)

Die Punkte beschäftigen sich mit der Art des Betreuungsverhältnisses, welches zwischen den Kindern/Jugendlichen und den Mitarbeitenden besteht und aus denen sich potentiell gefährdende Situationen für Übergriffe ergeben können, da sie zu unbeaufsichtigten Situationen oder Gelegenheiten führen. Die Aspekte, die Sie mit „JA" beantworten, sollten Sie bei der Entwicklung eines Schutzkonzeptes für Ihre Institution unbedingt berücksichtigen, insbesondere für die Formulierung von Verhaltensleitlinien und die bauliche/räumliche Gestaltung Ihrer Einrichtung (Tab. 4.3).

Tab. 4.4 Gefährdungsfaktoren bezüglich der Personalpolitik (Personalbezogene Gefährdungsfaktoren). (Angepasste und ergänzte Version aus König et al. 2018, S. 467/468, ©Springer, mit freundlicher Genehmigung)[4]

	JA	NEIN	NICHT RELEVANT
Gibt es in Ihrer Einrichtung einen angemessenen Personalschlüssel?			
Gibt es Kontinuität im Personal?			
Gibt es eine sorgfältige Bewerberauswahl (z. B. genaue Stellenbeschreibungen, Einholen persönlicher Referenzen)?			
Werden die Anforderungen bei der Bewerberauswahl auch bei Ehrenamtlichen/ Praktikanten angewendet?			
Gibt es eine ausgewogene Teamzusammenstellung z. B. in Bezug auf Multi-professionalität und Berufserfahrung?			
Gibt es ein strukturiertes Einstellungsverfahren, bei dem z. B. die Themen Schutz der Kinder und Jugendlichen oder der Umgang mit Grenzen, Nähe und Distanz angesprochen werden?			
Gibt es eine Anlage zum Arbeitsvertrag mit einer Selbstverpflichtungserklärung in Bezug auf den Umgang mit einer Gefährdung von Kindern und Jugendlichen in Ihrer Einrichtung?			
Wird regelmäßig und von allen Mitarbeitenden ein erweitertes polizeiliches Führungszeugnis eingeholt?			
Findet eine fundierte Einarbeitung von neuen Mitarbeitenden statt?			
Sind Aufgaben und (Entscheidungs-)Kompetenzen der Leitung sowie der Mitarbeitenden klar definiert und für alle (auch Kinder, Eltern etc.) transparent?			
Werden Mitarbeitende zum Umgang mit dem Datenschutz und Schweigepflicht informiert?			
Werden regelmäßig Personalgespräche durchgeführt und somit den Mitarbeitenden Rückmeldungen zu ihrer Arbeit gegeben?			
Gibt es themenspezifische Weiter- und Fortbildungsangebote für Mitarbeitende?			
Werden die Selbstfürsorge der Mitarbeitenden und die Reflexion über die eigene Arbeit z. B. durch (Fall- oder Team-)Besprechungen, Supervision oder Intervision unterstützt?			

Gefährdungsfaktoren bezüglich der Personalpolitik (Personalbezogene Gefährdungsfaktoren)

Die Punkte beschäftigen sich mit der Personalpolitik in Ihrer Einrichtung. Durch entsprechende Maßnahmen in der Personalauswahl und -entwicklung lässt sich das Risiko für Kindeswohlgefährdungen in der Einrichtung senken. Die Aspekte, die Sie mit „NEIN" beantworten, sollten Sie bei der Entwicklung eines Schutzkonzeptes für Ihre Institution unbedingt berücksichtigen, insbesondere bei der Ausgestaltung der Personal-auswahl und der Personalentwicklung und -beurteilung sowie für die Formulierung von Verhaltensleitlinien (Tab. 4.4).

Gefährdungsfaktoren bezüglich Fehlerkultur, Beteiligungsstrukturen und Beschwerde-management (Strukturelle Gefährdungsfaktoren)

Die Punkte beschäftigen sich mit der Fehler- und Kommunikationskultur in Ihrer Einrichtung sowie der Handhabung von Beschwerden und Gestaltung von Beteiligungsstrukturen. Die Aspekte, die Sie mit „NEIN" beantworten, sollten Sie bei der Entwicklung eines Schutzkonzeptes für Ihre Institution unbedingt berücksichtigen, insbesondere für die Gestaltung von Beschwerde-

---

[4] Die Tabelle steht unter https://doi.org/10.1007/978-3-662-64461-4_4 auch als Downloadmaterial zur Verfügung.

Tab. 4.5 Gefährdungsfaktoren bezüglich Fehlerkultur, Beteiligungsstrukturen und Beschwerdemanagement (Strukturelle Gefährdungsfaktoren). (Angepasste und ergänzte Version aus König et al. 2018, S. 470, ©Springer, mit freundlicher Genehmigung)[5]

	JA	NEIN	NICHT RELEVANT
Ist klar definiert und für alle transparent, wer in der Organisation für was zuständig ist und welche Position eine Person einnimmt?			
Gibt es transparente Entscheidungs- und Kommunikationswege?			
Gibt es klare und transparente Regeln dafür, wie mit Fehlverhalten von Kollegen/Kolleginnen umgegangen wird, z. B. welche Konsequenzen es gibt oder wie sich Mitarbeitende verhalten sollen, die so etwas beobachten?			
Gibt es klare und transparente Regeln dafür, wie mit Fehlverhalten von Kindern/Jugendlichen umgegangen wird, z. B. welche Konsequenzen es gibt oder wie sich Mitarbeitende verhalten sollen, die so etwas beobachten?			
Gilt Kritik innerhalb des Teams als zulässig? Gibt es eine Streitkultur?			
Werden Grenzverletzungen angesprochen und besprochen?			
Werden Grenzverletzungen systematisch erfasst, dokumentiert und analysiert?			
Gibt es Möglichkeiten für Mitarbeitende, Beschwerden zu äußern oder Probleme anzusprechen?			
Gibt es zielgruppenadäquate Beschwerdemöglichkeiten und Mitbestimmungsrechte?			
Gibt es Möglichkeiten für Eltern/Bezugspersonen, Beschwerden zu äußern oder Probleme anzusprechen?			
Gibt es klar benannte und allen bekannte Ansprechpartnerinnen/Ansprechpartner für Beschwerden und Probleme **innerhalb** der Einrichtung?			
Gibt es klar benannte und allen bekannte Ansprechpartnerinnen/Ansprechpartner für Beschwerden und Probleme **außerhalb** der Einrichtung?			
Gibt es Richtlinien zur Rehabilitation (zu Unrecht) Verdächtigter?			

systemen und Beteiligungsstrukturen sowie institutioneller Strukturen und Hierarchien und der Ausformulierung von Verhaltensleitlinien, eines Interventionsstandards sowie Standards für die Aufarbeitung (Tab. 4.5).

4.2 Durchführung einer Potentialanalyse

4.2.1 Welche Aspekte müssen analysiert werden?

Wie bereits beschrieben, ist es Ziel einer Potentialanalyse, bereits bestehende Maßnah-

men zum Kinderschutz, die spezifischen Kompetenzen von Mitarbeitenden in diesem Bereich, Vor- und Nachteile der Umsetzung eines (Kinder-)Schutzkonzeptes sowie Widerstände in der Institution zu analysieren.

Für die Durchführung einer Potentialanalyse kann das Verfahren der SWOT-Analyse genutzt werden. SWOT steht hierbei für Strengths, Weaknesses, Opportunities und Threats (siehe Abb. 4.1).

In der SWOT-Analyse werden positive Aspekte (Stärken und Chancen) und negative Aspekte (Schwächen, Risiken) herausgearbeitet und gegenübergestellt.

Tab. 4.6 gibt eine Übersicht von Fragen, die im Rahmen einer SWOT-Analyse im Kontext der Entwicklung eines Schutzkonzeptes bearbeitet werden können.

Ebenso wie die Gefährdungsanalyse sollte auch die Potentialanalyse in der Dimension „In-

[5] Die Tabelle steht unter https://doi.org/10.1007/978-3-662-64461-4_4 auch als Downloadmaterial zur Verfügung.

Abb. 4.1 Vierfeldertafel einer
SWOT-Analyse

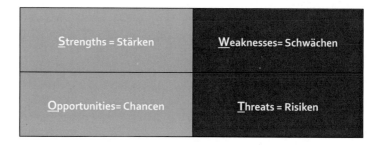

Tab. 4.6 SWOT-Analyse – Fragen zur Anwendung im Kontext der Entwicklung und Umsetzung eines Schutzkonzeptes. (Angepasste und ergänzte Version aus König et al. 2018, S. 458, ©Springer, mit freundlicher Genehmigung)

Strengths = Stärken
- Welche Stärken hat das Schutzkonzept in meiner Einrichtung?
- Was lief/läuft in Bezug auf die (Weiter-)Entwicklung des Schutzkonzeptes gut an meiner Einrichtung?
- Welche Stärken/Kompetenzen bringt meine Einrichtung als Institution ein?
- Welche Stärken/Kompetenzen bringen die Mitarbeitenden für die (Weiter-)Entwicklung des Schutzkonzeptes ein?
- Welche Elemente eines Schutzkonzeptes wurden bereits umgesetzt?

Weaknesses = Schwächen
- Welche Maßnahmen sind im Kontext des Schutzkonzeptes noch notwendig bzw. müssten noch entwickelt werden?
- Welche Schwächen hat das Schutzkonzept?
- Was lief/läuft in Bezug auf die (Weiter-)Entwicklung des Schutzkonzeptes nicht gut in meiner Einrichtung?
- Für welche Arbeitsschritte wären Unterstützung/externe Kompetenzen notwendig?

Opportunities = Chancen
- Wo liegen für meine Einrichtung Chancen durch die Schutzkonzeptentwicklung?
- Welche positiven Aspekte bringen die Entwicklung und Umsetzung des Schutzkonzeptes für meine Einrichtung und die Mitarbeitenden mit sich?
- Wo hat meine Einrichtung Ressourcen, die für die Weiterentwicklung genutzt werden könnten?

Threats = Risiken
- Welche Aspekte stellen sich in Bezug auf die Umsetzung des Schutzkonzeptes in meiner Einrichtung als problematisch dar?
- Was sind Limitationen des derzeitigen Schutzkonzeptes?
- Was sind Risiken der Schutzkonzeptentwicklung für meine Einrichtung?

stitution als Kompetenzort" gedacht werden. Im Fokus sollten hier vor allem Stärken und Kompetenzen der Institution und der Mitarbeitenden stehen. Gibt es z. B. Mitarbeitende, die die Fortbildung zur Insoweit erfahrenen Fachkraft durchlaufen haben? Gibt es Kontakte zu/eine etablierte Zusammenarbeit mit Fachberatungsstellen und/oder zum Jugendamt? Zusätzlich für den klinischen Bereich: Gibt es eine Kinderschutzgruppe?

Wenn dies noch nicht der Fall ist, sollte überlegt werden, welche weiteren Schritte gegangen werden können, damit sich die Institution in diesem Bereich weiterentwickelt.

Auch ein (verstärktes) Angebot von Fort- und Weiterbildung für Mitarbeitende zum Umgang mit (potentiellen) externen Fällen von Kindeswohlgefährdung kann zur Kompetenzentwicklung unterstützend sein (Hoffmann et al. 2022).

Weiterhin können die vier Felder auch in Kombinationen gedacht werden. Die Kombinationen sind in Tab. 4.7 zu sehen.

4.2.2 Praktische Umsetzung

Eine Potentialanalyse sollte federführend durch die Leitungsebene initiiert werden. Jedoch ist

Tab. 4.7 Kombinationsmöglichkeiten der Aspekte einer SWOT-Analyse

	Chancen	Risiken
Stärken	Stärke-Chancen-Kombination	Stärke-Risiken-Kombination
Schwächen	Schwäche-Chancen-Kombination	Schwäche-Risiken-Kombination

die Einbindung der Mitarbeitenden unbedingt erforderlich.

Sinnvoll ist es, dass sich die Leitungsebene zunächst einen Überblick verschafft über …

- den Stand der Elemente eines Schutzkonzeptes in der Einrichtung: Gibt es schon Elemente und wenn ja, welche? Was muss noch entwickelt werden? Was muss weiterentwickelt werden?

und

- die Kompetenzen, die in der Einrichtung zum Thema bereits vorhanden sind: Haben sich z. B. schon mal Fachkräfte in der Einrichtung mit dem Thema beschäftigt, eine Fortbildung besucht, im Bereich Qualitätsmanagement gearbeitet?

Weiterhin sollten die Ressourcen der Einrichtung in den Blick genommen werden. Diese Ressourcen beziehen sich sowohl auf zeitliche und finanzielle Ressourcen (z. B. Können Mitarbeitende freigestellt werden?) als auch auf möglicherweise bereits bestehende Strukturen und Kompetenzen (z. B. es gibt schon eine Arbeitsgruppe zur Qualitätsentwicklung in der Institution, die sich des Themas Schutzkonzepte annehmen könnte; es gibt eine etablierte Zusammenarbeit mit externen Stellen die unterstützen können; es gibt in einem anderen Teilbereich der Institution bereits ein Konzept, an dem man sich orientieren kann).

Wenn hierzu ein erster Überblick vorliegt, sollten Elemente des Austausches mit allen Ebenen der Institution und allen Berufsgruppen (oder zumindest möglichst vielen) geplant werden. Dies können z. B. Diskussionsrunden sein oder Fokusgruppen. Verschiedene Fragen aus Tab. 4.6, wie etwa der Stand der Umsetzung in der Institution und mögliche Widerstände gegen die Erarbeitung und Umsetzung eines Schutzkonzeptes, lassen sich nur im Austausch mit den Mitarbeitenden klären.

Zu bedenken ist, dass gerade Aspekte, die nicht gut laufen oder Widerstände gegen die Schutzkonzeptentwicklung, vielleicht in einem Diskussionsformat nicht offen genannt werden. Denkbar ist deshalb auch, eine Mitarbeiterbefragung zu der Thematik zu machen und dann die dort genannten Aspekte in den Diskussionsrunden in anonymer Form einzubringen und versuchen abzubauen.

Sorgen der Mitarbeitenden vor zusätzlicher Arbeit im Rahmen der Erarbeitung und Umsetzung des Schutzkonzeptes müssen ernst genommen werden. Durch eine Priorisierung bei der Umsetzung von Maßnahmen, einen realistischen Zeitplan und die Schaffung von Freiräumen und Kapazitäten können hier Widerstände abgebaut werden. Hilfreich für den Abbau von Widerständen kann es auch sein, eine Handlungsmotivation zu schaffen. Schutzkonzepte können dazu beitragen, Sicherheit für die Mitarbeitenden im Umgang mit schwierigen Situationen und konkreten Fällen zu schaffen. Diese Vorteile der Schutzkonzeptentwicklung sollten deutlich gemacht werden.

Wichtig ist es, in die Potentialanalyse alle relevanten Akteurinnen und Akteure einzubinden. So kann es z. B. für die Bereitstellung von Ressourcen, aber auch die Planung der konkreten Umsetzung der Elemente eines Schutzkonzeptes notwendig sein, weitere Akteurinnen/Akteure wie verschiedene Leitungsebenen oder den Betriebsrat einzubinden, gerade wenn es sich um größere Institutionen handelt.

Um „blinde Flecken" in der Institution anzusprechen, kann es, ebenso wie schon bei der Gefährdungsanalyse, hilfreich sein, externe Expertise, z. B. in Form einer Fachberatungsstelle, einzubinden. Gerade Defizite sind für in der Institution arbeitende Fachkräfte oft selbst nicht mehr sichtbar. Auch eine externe Moderation kann zu einer guten Durchführung der Analyse beitragen, z. B. bei einer Besprechung von Widerständen.

4.2.3 Aufbereitung der Ergebnisse

Zum Abschluss des Prozesses einer Potentialanalyse sollten die Ergebnisse aufgearbeitet und den Mitarbeitenden bekannt gemacht werden, z. B. mittels einer Veranstaltung oder durch Infomaterialien.

Basierend auf den Ergebnissen sollten die weiteren Arbeitsschritte bei der (Weiter-)Entwicklung des Schutzkonzeptes geplant und mit den Mitarbeitenden besprochen werden. Wie bereits erwähnt, ist es wichtig, sich realistische Ziele zu stecken. Wenn weiterhin Widerstände gegen die Entwicklung des Schutzkonzeptes bestehen, muss überlegt werden, wie mit diesen umgegangen wird.

Wie schon bei der Gefährdungsanalyse ist es auch bei der Potentialanalyse sinnvoll, diese regelmäßig zu wiederholen, um den Stand der Schutzkonzeptentwicklung und mögliche Schwierigkeiten sowie den Bedarf und die Notwendigkeiten der Ressourcenbereitstellung zu evaluieren.

4.2.4 Anwendungsbereich

Ziel einer Potentialanalyse im Bereich der Schutzkonzeptentwicklung ist es, festzustellen, welche Elemente von Schutzkonzepten hierzu in der Einrichtung bereits implementiert sind, welche Kompetenzen zur (Weiter-)Entwicklung und Umsetzung vorliegen, aber auch welche Schwächen und Risiken die Institution in diesem Bereich aufweist. Als Methode hierzu kann die SWOT-Analyse genutzt werden.

SWOT steht für:

- Strengths = Stärken
- Weaknesses = Schwächen
- Opportunities = Chancen
- Threats = Risiken

In der Tab. 4.8 finden Sie die Fragestellungen, die im Rahmen einer SWOT-Analyse adaptiert auf den Bereich der Schutzkonzeptentwicklung zu beantworten sind. In einem zweiten Schritt werden die vier Felder in Kombination zueinander gesetzt, um daraus weitere Erkenntnisse für die Schutzkonzeptentwicklung abzuleiten (Tab. 4.9). Zur Orientierung ist ein Beispiel für jede Kombination vorgegeben (Hoffmann et al. 2022).

Tab. 4.8 Fragen einer SWOT-Analyse adaptiert in Bezug auf die Entwicklung eines Schutzkonzeptes gegen (sexualisierte) Gewalt in Institutionen. (Angepasste und ergänzte Version aus König et al. 2018, S. 458, ©Springer, mit freundlicher Genehmigung)

Strengths = Stärken	**W**eaknesses = Schwächen
• Welche Stärken hat das Schutzkonzept in meiner Einrichtung? • Was lief/läuft in Bezug auf die (Weiter-)Entwicklung des Schutzkonzeptes gut an meiner Einrichtung? • Welche Stärken/Kompetenzen bringt meine Einrichtung als Institution ein? • Welche Elemente eines Schutzkonzeptes wurden bereits umgesetzt? (siehe auch Anwendungsbereich Kap. 2)	• Welche Maßnahmen sind im Kontext des Schutzkonzeptes noch notwendig bzw. müssten noch entwickelt werden? (siehe auch Anwendungsbereich Kap. 2) • Welche Schwächen hat das Schutzkonzept? • Was lief/läuft in Bezug auf die (Weiter-)Entwicklung des Schutzkonzeptes nicht gut in meiner Einrichtung? • Für welche Arbeitsschritte wären Unterstützung/externe Kompetenzen notwendig?
Opportunities = Chancen	**T**hreats = Risiken
• Wo liegen für meine Einrichtung Chancen durch die Schutzkonzeptentwicklung? • Welche positiven Aspekte bringen die Entwicklung und Umsetzung des Schutzkonzeptes für meine Einrichtung und die Mitarbeitenden mit sich? • Wo hat meine Einrichtung Ressourcen, die für die Weiterentwicklung genutzt werden könnten?	• Welche Aspekte stellen sich in Bezug auf die Umsetzung des Schutzkonzeptes in meiner Einrichtung als problematisch dar? • Was sind Limitationen des derzeitigen Schutzkonzeptes? • Was sind Risiken der Schutzkonzeptentwicklung für meine Einrichtung?

Tab. 4.9 Fragen einer SWOT-Analyse in Bezug auf die Entwicklung eines Schutzkonzeptes: Kombinationen

Stärke-Chancen-Kombination	**Stärke-Risiken-Kombination**
Welche Stärken Ihrer Institution passen zu welchen Chancen? Wie können eigene Stärken für die Realisierung bestehender Chancen genutzt werden?	Welchen Stärken Ihrer Institution können welche Gefahren beinhalten? Wie können diese eigenen Stärken zur Gefahrenabwehr eingesetzt werden?
• z. B. gute Netzwerke in einer Institution können für die Umsetzung von (bundes- und landesweiten) Präventionsangeboten genutzt werden	• z. B. vielseitiges offenes Angebot in der Einrichtung (wie etwa externe Therapieangebote) birgt Gefahren durch Personen, die von außen kommen oder außerhalb der Einrichtung arbeiten und daher nicht so gut überprüfbar sind
Schwäche-Chancen-Kombination	**Schwäche-Risiken-Kombination**
Welche Chancen Ihrer Institution können genutzt werden, um welche Schwächen zu beseitigen/verringern? Wie können Schwächen zu Stärken werden?	Welchen Gefahren ist Ihre Institution wegen ihrer Schwächen ausgesetzt? Wie können diese Schwächen beseitigt werden, um die drohenden Gefahren zu reduzieren?
• z. B. gute Kooperation mit externen Partnern (wie etwa Fachberatungsstellen), die themenspezifische Fortbildungen geben können und damit Handlungsunsicherheit der Fachkräfte vermindern	• z. B. Situationen, in denen die Kinder und Jugendlichen mit einer Fachkraft alleine sind (wie etwa Untersuchungssituationen) oder in der Gruppe ohne professionelle Aufsicht sind (wie etwa Umkleidekabinen der Sporthalle). Hierbei besteht eine erhöhte Gefahr von Übergriffen oder grenzverletzenden Verhaltensweisen durch die Fachkraft bzw. unter den Kindern und Jugendlichen

Literatur

Hoffmann U, Hähnle S, Fegert JM (2022) Durchführung einer Gefährdungs- und Potentialanalyse. Grundlagentext im Online-Kurs „Sexualisierte Gewalt – Grundlagen, Prävention und Intervention". https://sexualisierte-gewalt. elearning-kinderschutz.de/. Zugegriffen: 22. Mai 2022

König E, Hoffmann U, Witte S, Harsch D, Kölch M, Fegert JM (2018) Anwendungsbereich für den Transfer in die Praxis. In: Fegert JM, Kölch M, König E, Harsch D, Witte S, Hoffmann U (Hrsg) Schutz vor sexueller Gewalt und Übergriffen in Institutionen – Für die Leitungspraxis im Gesundheitswesen, Jugendhilfe und Schule, Springer, Berlin, S 443–541

Elemente von Schutzkonzepten

5

Marc Allroggen, Ulrike Hoffmann, Elisa König,
Sabine Müller und Miriam Rassenhofer

Nachfolgend werden die in Tab. 1.2 aufgeführten Elemente von Schutzkonzepten beschrieben und jeweils Hinweise zum Vorgehen bzw. zur Umsetzung gegeben. Zu den Abschn. 5.1–5.3 und 5.5–5.8 sind am Abschluss jedes Abschnittes in einem Anwendungsbereich Aufgaben in Form von Übungen, Diskussionsanregungen und Vorlagen eingefügt. Für die Abschn. 5.1 und 5.2 gibt es einen gemeinsamen Anwendungsbereich am Ende von Abschn. 5.2. Neben den Elementen von Schutzkonzepten wird auch ergänzend dezidiert auf zwei weitere Aspekte eingegangen, nämlich die bauliche Gestaltung von Kliniken und die Anwendung von Zwangsmaßnahmen. Hierbei handelt es sich nicht um klassische Elemente von Schutzkonzepten im engeren Sinne, aber um Elemente, die für das Thema Prävention von Gewalt in medizinischen Institutionen eine erhebliche Bedeutung haben.

Ergänzende Information Die elektronische Version dieses Kapitels enthält Zusatzmaterial, auf das über folgenden Link zugegriffen werden kann https://doi.org/10.1007/978-3-662-64461-4_5.

M. Allroggen (✉) · U. Hoffmann · E. König ·
S. Müller · M. Rassenhofer
Universitätsklinikum Ulm, Klinik für Kinder- und Jugendpsychiatrie/Psychotherapie, Ulm, Deutschland
E-Mail: marc.allroggen@uniklinik-ulm.de

U. Hoffmann
E-Mail: ulrike.hoffmann@uniklinik-ulm.de

E. König
E-Mail: elisa.koenig@uniklinik-ulm.de

S. Müller
E-Mail: sabine.mueller@uniklinik-ulm.de

M. Rassenhofer
E-Mail: miriam.rassenhofer@uniklinik-ulm.de

5.1 Leitbild

Elisa König

5.1.1 Was ist das?

Ein Leitbild fasst kurz und prägnant grundsätzliche Werte, Ziele und Haltungen einer Einrichtung zusammen. So wird ein gemeinsames Verständnis über die professionelle Arbeit deutlich, welches als Orientierung für alle Beteiligten dient und die Grundsätze der Einrichtung, sowohl nach innen als auch nach außen, vermittelt. In Bezug auf Kinderschutz wird in einem Leitbild die Verantwortung einer Klinik für den Schutz der Patientinnen und Patienten verankert. Stichwörter, die mit einem Leitbild in Beziehung stehen, sind beispielsweise „Unser Selbstverständnis", „Unsere Philosophie", „Unser Menschenbild".

5.1.2 Hinweise zum Vorgehen bei der Erstellung

Bei der Erstellung eines Leitbilds können verschiedene Ebenen explizit oder implizit adressiert werden, z. B. Grundsätze in der Behandlung von Patientinnen/Patienten und ihrem Umfeld (z. B. Ressourcenorientierung, Stärkung der Autonomie, Transparenz, individualisiertes Vorgehen oder interdisziplinäre Zusammenarbeit), Grundsätze im Umgang der Mitarbeitenden untereinander (z. B. offene Gesprächs-/Fehlerkultur), Grundsätze im Führungsstil (z. B. Partizipation, Förderung der Mitarbeitenden durch Weiterbildung), Grundsätze der Einrichtung insgesamt (Anbindung an Forschungsgruppen o. Ä.) und Grundsätze für die gesellschaftliche Positionierung (z. B. Engagement für Patientenrechte).

Kinderschutzspezifische Themen umfassen die Achtung von Kinderrechten, die Universalität des Schutzauftrags (z. B. unabhängig von Geschlecht, sozialer oder kultureller Herkunft oder Behinderung), Gewaltfreiheit, Nulltoleranzpolitik gegen Grenzüberschreitungen sowie professionelle Beziehungsgestaltung. Dabei sind auch Grundsätze für den Umgang miteinander in digitalen Kontexten (z. B. neue soziale Medien wie Snapchat, Instagram etc.) zu berücksichtigen. Ein Leitbild sollte gender- und kultursensibel formuliert sein.

Ein Formulierungsentwurf für eine Leitlinie kann von einer Projektgruppe erarbeitet werden, er sollte jedoch in einem internen partizipativen Meinungsbildungsprozess diskutiert und abgestimmt werden. Die Diskussion und Konsensbildung zu einem Leitbild können so eine identitätsstiftende Wirkung für Mitarbeitende der Einrichtung entfalten.

Sinnvollerweise sollte die Entwicklung eines Leitbildes weniger am Anfang der Konzeptentwicklung stehen, sondern eher am Ende im Sinne einer „Quintessenz" des Schutzkonzeptes. Es kann aber auch Grundlage sein für die Entwicklung von konkreten Verhaltensleitlinien (siehe Abschn. 5.2).

5.1.3 Kontextbezogene Unterschiede

Bei Erkrankungen, bei denen es in der Behandlung zu längeren Betreuungszeiten kommt, sollte der Aspekt der professionellen Beziehungsgestaltung explizit aufgegriffen werden, da sich hier spezifische Vertrauensbeziehungen zwischen Behandelnden und Patientinnen/Patienten bilden. In Institutionen mit therapeutischem Schwerpunkt, wie kinder- und jugendpsychiatrischen Kliniken, können zudem therapeutische Grundsätze bzw. Haltungen in der Therapie mitaufgeführt werden. Falls Zwangsmaßnahmen Teil des Interventionsspektrums sind, sollte die diesbezügliche Haltung thematisiert werden. In Einrichtungen mit pädiatrischem Schwerpunkt sind insbesondere die Haltung in körperlichen, ggf. intimen Untersuchungssituationen aufzugreifen.

5.1.4 Praxistipps/Empfehlungen

Formulierungsvorschläge des UBSKM für ein Leitbild für Schulen, welche an den Klinikkontext angepasst werden können, finden sich unter https://www.schule-gegen-sexuelle-gewalt.de/fileadmin/Inhalte/PDF/Formulierungsvorschl%C3%A4ge/290716_Formulierungsvorschlaege_Leitbild.pdf.

Ein Beispiel für ein klinisches Leitbild finden Sie in Abschn. 7.1.

Das Leitbild sollte allen Mitarbeitenden, Patientinnen/Patienten und deren Bezugspersonen zugänglich gemacht werden, z. B. durch Ablage in (digitale und analoge) Ordner, die für alle einsehbar sind, Flyer oder Poster. Es ist zu beachten, dass nicht nur hauptamtlich Beschäftigte einer Klinik, sondern auch Ehrenamtliche über das Leitbild in Kenntnis gesetzt werden – z. B. im Rahmen des Einstellungsverfahrens. Patientinnen/Patienten und ihre Bezugspersonen können im Rahmen der Patientenaufklärung über das Leitbild informiert werden.

Damit das Leitbild auch eine Wirkung außerhalb der Einrichtung entfalten kann, sollte es auf der öffentlichen Internetpräsenz der Einrichtung einsehbar sein.

5.2 Verhaltensleitlinie

Elisa König

5.2.1 Was ist das?

Verhaltensleitlinien legen kurz und präzise Verhaltensweisen fest, welche von den Mitarbeitenden im praktischen Alltag erwünscht sind bzw. erwartet werden. Während in einem Leitbild Haltungen, Ideen und Grundsätze einer Einrichtung ausformuliert werden, ist es das Ziel von Verhaltensleitlinien, die dort ausgeführten grundsätzlichen Aussagen in konkretem, gewünschtem Verhalten zu beschreiben, die Haltung einer Einrichtung also auf die Verhaltensebene zu übertragen. Indem erwünschtes Verhalten explizit formuliert wird, kann auch niederschwelliges, auffälliges Verhalten an den Grenzen besser benannt, rückgemeldet und Verdachtsmomente konkretisiert werden, ohne dass das Verhalten ein strafrechtlich relevantes Ausmaß angenommen haben muss. Ziel einer Verhaltensleitlinie ist es, den Schutz von Kindern und Jugendlichen zu verstärken, wie auch Mitarbeitenden Sicherheit im Umgang mit den Minderjährigen zu geben. Das heißt, Verhaltensleitlinien schaffen durch klare Vorgaben Orientierung und Handlungssicherheit und tragen zu einer positiven Fehlerkultur bei, in der Fehler nicht ausschließlich negativ gesehen, sondern als Chance einer Einleitung von Verbesserungen oder zur Prävention erneuter Fehler wahrgenommen werden.

5.2.2 Hinweise zum Vorgehen bei der Erstellung

Verhaltensleitlinien müssen oftmals von Leitungskräften in ihrer Entwicklung angestoßen werden, für die spezifische Erstellung und Ausgestaltung dagegen ist die Bildung eines Projektteams sinnvoll, wobei berücksichtigt werden sollte, wann und wie alle Mitarbeitende in den Prozess miteinbezogen werden können und wer sich mit wem bzgl. der Entwicklung und Dissemination in der Institution abstimmen muss (Teamleitung, Rechts- und Personalabteilung, Personalrat, Geschäftsführung).

Ziel ist es, vor dem Hintergrund einer respektvollen Haltung gegenüber Kindern und Jugendlichen und im Wissen um Täterstrategien, erwünschte Verhaltensweisen zu benennen. Auf die Frage von Erwünschtheit bzw. Angemessenheit von Verhaltensweisen gibt es zum Teil keine einfachen bzw. pauschalen Antworten. Deshalb sind Diskussionsprozesse notwendig, in denen Verhaltensweisen, Unsicherheiten, Ängste, Erfahrungen, Fehler etc. reflektiert werden. Als ein Ausgangspunkt der Entwicklung von Verhaltensleitlinien sollten die in einer Gefährdungsanalyse identifizierten Risikosituationen genutzt werden. Ergänzend bzw. alternativ kann eine Sammlung von Situationen stattfinden, in denen Mitarbeitende unsicher sind, wie sie sich verhalten sollen, und/oder Fälle, in denen ein Fehlverhalten gerade noch verhindert wurde oder in denen sie nicht wussten, ob es sich bereits um ein Fehlverhalten handelt.

Es kann auch in einem top-down-Verfahren ausgehend von den grundsätzlichen Haltungen, Ideen und Werten der Institution (wie sie z. B. im Leitbild definiert sind) abgeleitet werden, wie sich diese konkret in Verhaltensweisen abbilden lassen (vgl. Arbeitsblatt). Ist beispielsweise im Leitbild benannt, dass die Intimsphäre der Patientinnen und Patienten respektiert werden soll, stellt sich in einem zweiten Schritt die Frage, wie dies ganz praktisch sichergestellt werden kann. Mögliche Antworten auf diese Frage können dann in Form von Verhaltensleitlinien niedergelegt werden (z. B. Anklopfen vor dem Betreten des Zimmers, Regelungen zu Pflege- und Versorgungshandlungen etc.).

Eine Möglichkeit, die Kinder und Jugendlichen in den Prozess miteinzubeziehen, ist, mit ihnen zu erarbeiten, was sie brauchen, damit sie sich in der Klinik wohlfühlen und welche Rechte für sie relevant sind. Hierzu bieten sich Fokusgruppen oder auch Einzelinterviews mit den Patientinnen und Patienten an. Anschließend findet eine Überprüfung statt, was dies konkret für den Alltag bedeutet, wie es bisher umgesetzt wird und wo diesbezüglich noch nachgebessert werden kann. Daraus ergeben sich automatisch Verhaltensregeln, um diese Rechte sicherzustellen.

Als Endprodukt dieser Diskussionsprozesse mit ggf. mehreren Überarbeitungsschlaufen ergeben sich die Verhaltensleitlinien als kurze und präzise Zusammenfassung von erwünschten Verhaltensweisen.

Die einzelnen Verhaltensvorgaben können von pauschal allgemeingültigen Aufforderungen zu einem ethischen und gesetzeskonformen Handeln bis hin zu detaillierten situationsbedingten Verhaltensvorgaben im Sinne von Verfahrensanweisungen oder Notfallplänen reichen. Wichtig ist, dass die Vorgaben auf Verhaltensebene beschrieben werden. Es ist darauf zu achten, dass die Verhaltensvorgaben im beruflichen Alltag auch realistisch umsetzbar sind. Dies bedeutet konkret, dass nur Verhaltensvorgaben gemacht werden können, deren Umsetzung möglich ist.

Gewaltschutzrelevante Aspekte, die in Verhaltensleitlinien aufgegriffen werden können, sind z. B. folgende:

- Umgang mit Grenzen, Nähe und Distanz in Bezug auf die betreuten Kinder und Jugendlichen und in Bezug auf den Umgang unter den Mitarbeitenden
- Umgang mit Körperkontakt und Berührungen
- Beachtung der Intimsphäre bzw. Umgang mit Privatsphäre der Kinder und Jugendlichen und der Mitarbeitenden
- Sprache, Wortwahl und Kleidung
- Regelungen zu therapeutischen/pädagogischen/medizinischen (Disziplinierungs-)Maßnahmen
- Umgang mit Medien und sozialen Netzwerken
- Umgang mit Geschenken und Vergünstigungen
- Verhalten auf (Tages-)Ausflügen, Freizeitangeboten etc.
- Vorgehen bei Verstößen/Übertretung gegen Verhaltensleitlinien
- Umgang mit den Rechten und Wünschen der betreuten Kinder und Jugendlichen

Der UBSKM hat für den schulischen Bereich einen Vorschlag formuliert, der für den klinischen Bereich angepasst werden kann (UBSKM 2021).

Im weiteren Sinne gehören allerdings auch allgemeinere Verhaltensleitlinien, wie der Umgang mit vertraulichen Daten oder Dokumentationsanforderungen, zu Schutzprozessen und sollten nicht vernachlässigt werden.

Die oben beschriebenen intensiven Kommunikationsprozesse und Partizipation sind bei der Erstellung von Verhaltensleitlinien deshalb wichtig, damit sie gut angenommen und tatsächlich umgesetzt bzw. gelebt und nicht als Gängelung, Kontrollzwang oder Mittel zum Denunziantentum erlebt werden. Zudem findet über die Beteiligung der Adressatinnen und Adressaten direkt auch eine Sensibilisierung für die Problematik statt.

Die Partizipation der Mitarbeitenden kann durch Methoden wie Mitarbeitendenbefragungen oder Veranstaltungen mit Formaten wie einem World Café, d. h. einem Workshop, in dem in wechselnden Kleingruppen unterschiedliche Themen bearbeitet werden und anschließend ein Austausch stattfindet, erreicht werden.

Im Vorfeld der Entwicklung kann die Auseinandersetzung mit folgenden Fragen hilfreich sein:

- Welche Ziele werden mit der Erstellung von Verhaltensleitlinien verfolgt? Welche Bereiche betrifft die Leitlinie? Welche Antworten soll die Leitlinie wie konkret geben?
- Welche Mitarbeitenden sollen wie einbezogen werden? Welche Bereiche sollen vertreten sein?
- Wie und wann kann das Projekt vorgestellt werden (Inhalt, Ablauf, Dauer, Ziel, Partizipationsmöglichkeiten)?

5.2.3 Kontextbezogene Unterschiede

In Kliniken mit längeren Betreuungszeiten stehen Aspekte der professionellen Beziehungsgestaltung vermutlich mehr im Fokus und sollten dementsprechend auch konkret in Verhaltensleitlinien berücksichtigt werden. In pädiatrischen Settings sind Verhaltensvorgaben für körperliche und pflegerische Tätigkeiten bzw. Situationen besonders von Bedeutung. Außerdem sind für beide Settings spezifische Risikosituationen aufzugreifen wie z. B. Anwendung von Zwangsmaßnahmen, Vorgehen bei Suizidalität, Vorgehen bei Aggressionen/feindliches Verhalten (auch von Bezugs-/Begleitpersonen), Umgang mit Intoxikationen, Sedierungen oder mit lebensbedrohlichen Notfällen.

Bisherige Erfahrungen zeigen, dass pädiatrische und kinder- und jugendpsychiatrische bzw. psychotherapeutische Kliniken sehr unterschiedlich mit dem Thema Mediennutzung umgehen. In pädiatrischen Kliniken findet oft ein wenig begrenzter bzw. reglementierter Umgang mit Medien statt, oder die Regelung wird der Verantwortung der Begleitpersonen überlassen. Bei kurzen Aufenthalten ist dies sicher unproblematischer, aber bei längeren Liegezeiten von Patientinnen und Patienten ist ein medienpädagogisches Konzept sinnvoll. Zudem muss auch in pädiatrischen Kliniken ein Konzept bestehen, wie mit Fotos und Posts umgegangen wird, wenn die Gefahr besteht, dass auch Bilder von anderen Patientinnen und Patienten gemacht und veröffentlicht werden. In kinder- und jugendpsychiatrischen Kliniken gibt es sehr unterschiedliche Konzepte, die von wenig oder keinen Beschränkungen bis hin zu sehr restriktiven Haltungen (Smartphoneverbot) in Bezug auf die Nutzung, den Konsum und den Umgang der Kinder und Jugendlichen mit digitalen Endgeräten (wie Smartphones) und sozialen Medien (wie Snapchat etc.) gehen. Eine sehr restriktive Haltung wird jedoch eventuell der Bedeutung dieser kommunikativen Kanäle für Kinder und Jugendliche nicht mehr gerecht, zumal diese Kontakte nach außen auch als Baustein eines Schutzprozesses für das Beschwerdemanagement genutzt werden können. Anstatt digitale Endgeräte aus dem Behandlungssetting ausschließen zu wollen, sollte der Fokus darauf verschoben werden, den Gebrauch bewusst in die Behandlung zu integrieren, im Sinne einer gesunden und adäquaten Handhabung digitaler Endgeräte für die Patientinnen und Patienten, ggf. sogar als behandlungsunterstützende Maßnahmen (sogenannte internet- und mobilbasierte Interventionen, IMIs). Die Auseinandersetzung mit digitalen Medien ist aufgrund ihrer Bedeutung für die Entwicklung psychischer Störungen (z. B. Internetabhängigkeit, sozialer Rückzug)

für kinder- und jugendpsychiatrische Kliniken jedoch essenziell. Dabei sollten die Verhaltensleitlinien einerseits mit dem zugrundeliegenden pädagogischen Konzept verbunden werden (s. auch Element Abschn. 5.3), aber auch die Mitarbeitenden unterstützen, mit beispielsweise Kontaktaufnahmen von Patientinnen und Patienten umzugehen.

Da Verhaltensleitlinien v. a. für Mitarbeitende relevant sind, ist bei Settings mit hoher Mitarbeiterfluktuation und/oder wechselnden Arbeitsschichten besonders darauf zu achten, dass allen die Verhaltensleitlinien bekannt sind und diese auch angenommen werden. Gleichzeitig ist es nicht unwichtig, dass auch die Adressatengruppe weiß, dass es Verhaltensleitlinien gibt und was sie beinhalten. Deshalb stellt auch eine hohe Fluktuation der Adressatengruppe (z. B. durch kürzere Liegezeiten) eine Herausforderung dar, die bei der Bekanntmachung von Verhaltensleitlinien berücksichtigt werden sollte (s. nächster Punkt).

5.2.4 Praxistipps/Empfehlungen

Verhaltensleitlinien implizieren, dass es Verhalten gibt, das nicht mit diesen konform geht. Damit Leitlinien ihre Bedeutung behalten, sollte ein Verstoß gegen die Leitlinie Folgen haben, die sich aus Art und Schwere des Verstoßes ergeben und z. B. Gespräch, Supervision, Qualifizierung, engmaschige Betreuung oder arbeitsrechtliche Schritte umfassen können. Das heißt, die Entwicklung von Verhaltensleitlinien sollte auch dafür genutzt werden, den Umgang mit Fehlverhalten zu thematisieren und mögliche Konsequenzen bei fachlichem Fehlverhalten festzulegen.

Zudem sollten Meldewege und Unterstützungsangebote für Personen, die sich nicht konform verhalten haben bzw. die ein solches Verhalten bei anderen beobachten, eingerichtet werden (s. auch Element „Partizipationsformen und Beschwerdeverfahren"). An dieser Stelle ist nochmals das Prinzip der Fehlerfreundlichkeit zu betonen: Ein transparenter Umgang mit Fehlern sollte honoriert werden, denn problematisch ist v. a. die Vertuschung von Fehlern, nicht unbedingt die Fehler selbst. Die Kultur der Fehlerfreundlichkeit führt dazu, dass die Bereitschaft steigt, eigene Fehler zuzugeben und Fehler anderer mitzuteilen. Dieses Prinzip einer fehlerfreundlichen Haltung steht nicht im Gegensatz zu einer Nulltoleranzpolitik gegenüber (sexualisierter) Gewalt und Grenzverletzungen. Im Sinne einer positiven Fehlerkultur bzw. einer fehlerfreundlichen Kultur ist es für den Umgang mit Grenzüberschreitungen unerheblich, ob eine Person im Sinne einer Täterstrategie bewusst und manipulativ Grenzen überschreitet, oder ob eine Person aus Unerfahrenheit oder Unwissen Grenzen von Kindern und Jugendlichen missachtet. Beiden würde ihr Fehlverhalten rückgemeldet und klargestellt werden, dass ein solches Verhalten nicht erwünscht und in Zukunft zu unterbinden ist, und es würden Vereinbarungen getroffen, wie die Person dies sicherstellen kann, falls ihr die Kompetenzen dazu fehlen (z. B. Qualifikationsmaßnahme oder Supervision). Die Person, die aus Unerfahrenheit oder Unwissen gehandelt hat, könnte sich dadurch beruflich (und vielleicht auch persönlich) weiterentwickeln. Der Person, die das Verhalten in Anbahnung eines sexuellen Übergriffes vollzogen hat, würde klar werden, dass sie es in dieser Institution sehr schwer haben wird, ihre Absichten auszuführen. Beides sind erwünschte Ergebnisse einer gelebten Fehlerkultur bzw. einer fehlerfreundlichen Haltung.

Die Verstetigung und Bekanntmachung von Leitlinien sollten kontinuierlich erfolgen und überprüft werden, z. B. durch regelmäßige thematische Veranstaltungen (z. B. Projekttag, Workshop), regelmäßiges Thematisieren in vorhandenen Kommunikationsstrukturen (z. B. Teambesprechungen), Einbindung in personalrechtliche Angelegenheiten (Arbeitsvertrag, Einstellungsgespräch, Mitarbeitergespräch), digitale Verbreitung/Information (Rundschreiben/Newsletter, Internetseite der Klinik), Nutzung von „Werbematerial" (Flyer, Handkarten, Poster) oder Befragungen von Mitarbeitenden, Patientinnen/Patienten und Bezugspersonen (Bekannt? Praktikabel? Realitätsnah? Umsetzbar? Hilfreich?).

5.2.5 Anwendungsbereich

In einem Leitbild werden Haltungen, Ideen und Grundsätze einer Einrichtung ausformuliert. Ziel von Verhaltensleitlinien ist es, die in einem Leitbild ausgeführten grundsätzlichen Aussagen in konkretem, gewünschtem Verhalten zu beschreiben.

In der Tab. 5.1 können Überlegungen zu einrichtungsbezogenen Zielen und Haltungen notiert werden.

In Tab. 5.2 sind dann Hinweise und Anregungen dazu zu finden, wie Aspekte des Leitbildes sich in Verhaltensleitlinien wiederfinden können.

Tab. 5.1 Reflexion einrichtungsbezogener Ziele[1]

	Allgemein	In Bezug auf das Thema Schutzkonzept gegen (sexualisierte) Gewalt	Was schlussfolgere ich aus den von mir notierten Punkten für die Ausformulierung der Verhaltensleitlinien in meiner Einrichtung?
Wofür soll meine Einrichtung stehen?			
Welche Ziele sollen in meiner Einrichtung verfolgt werden?			
Welche Werte erachte ich für meine Einrichtung als wichtig?			
Woran sollte sich das professionelle Handeln in meiner Einrichtung orientieren?			

[1] Die Tabelle steht unter https://doi.org/10.1007/978-3-662-64461-4_5 auch als Downloadmaterial zur Verfügung.

Tab. 5.2 Aspekte eines Leitbildes und Stichwörter für die konkrete Ausformulierung der Aspekte in Verhaltensleitlinien (angepasste und ergänzte Version aus König et al. 2018, S. 514/515, ©Springer, mit freundlicher Genehmigung)

Aspekte eines Leitbildes	Stichwörter für eine konkrete Ausformulierung in Verhaltensleitlinien
Umgang mit den Rechten und Wünschen der betreuten Kinder und Jugendlichen	Kinderrechte; Beteiligungsstrukturen; Beschwerdeverfahren; Kindeswohl und Kindeswohlgefährdung etc.
Umgang mit Grenzen, Nähe und Distanz in Bezug auf die betreuten Kinder und Jugendlichen	Reflexion professioneller Beziehungsgestaltung (weder die Distanz verlieren noch zu wenig Nähe zulassen); Einzelkontakte; besondere Bevorzugungen/Benachteiligungen; Kontaktgestaltung im privaten Bereich; Regelungen zur Dienstzeit und Privatheit; Reflexion der Machtverhältnisse und eigener Machtausübung
Umgang mit Nähe und Distanz unter den Mitarbeitenden	Balance von emotionaler Nähe/Kollegialität vs. falsch verstandene Loyalität/Seilschaften etc.; Verhältnis zur Leitung; Status und Qualität kollegialen Austauschs; gelebte Fehlerkultur
Umgang mit Körperkontakt und Berührungen	Wahrnehmung und Respektierung individueller (auch eigener) Grenzen; Maßnahmen zum Selbst- und Fremdschutz; Definition eindeutiger „Tabuzonen"; Umgang mit Schamgrenzen; Reflexion der Bedürfnisse der Kinder/Jugendlichen nach Nähe/Zuwendung/Aufmerksamkeit vs. eigene Bedürfnisbefriedigung; Regelungen zur körperlichen Interaktion, z. B. Trösten, Kuscheln; geschlechts- und kultursensibler Umgang etc.
Beachtung der Intimsphäre bzw. Umgang mit Privatsphäre der Kinder und Jugendlichen und der Mitarbeitenden	Abschließbare Räume; Anklopfen; geschlechtergetrennte Sanitäranlagen; Regelungen zu Umkleiden, Duschen etc.; Regelungen zu Pflege- und Versorgungshandlungen (z. B. Wickeln, Baden, Anziehen) etc.
Sprache, Wortwahl und Kleidung	Anrede (Duzen/Siezen); sexualisierte Sprache (Kosenamen, Witze, Bemerkungen); abfällige Bemerkungen/Beleidigungen/Bloßstellungen; sexualisierte Gestik; Reflexion von Kleidungsvorschriften etc.
Regelungen zu therapeutischen/pädagogischen/medizinischen (Disziplinierungs-)Maßnahmen	Definition legitimer und unangebrachter Handlungen je nach Kontext; Stufenpläne (z. B. Zwangsmaßnahmen bei aggressivem Verhalten); Einsatz von Lob/Belohnung und Strafen; wie angemessen, legitim, abgestimmt und sinnvoll sind Maßnahmen; unangebrachtes Nichtagieren in Situationen etc.
Umgang mit Medien und sozialen Netzwerken	Umgang mit Bild- und Tonaufnahmen (Recht am Bild!); Pflegen von Internetkontakten; Reflexion zu Regelungen der Mediennutzung der Kinder/Jugendlichen; Umgang mit Konsum pornografischer Inhalte etc.
Umgang mit Geschenken und Vergünstigungen	Geld leihen; Sachen verkaufen; wann sind Geschenke an Kinder/Jugendliche oder Geschenke von Kindern/Jugendlichen/Sorgeberechtigten zulässig? etc.
Verhalten auf (Tages-)Ausflügen, Freizeiten, Reisen etc.	Regelungen zu Übernachtungen (wer schläft wo?); (gemeinsamer) Transport; Zusammensetzung des betreuenden Teams etc.
Vorgehen bei Verstößen/Übertretung gegen Verhaltensleitlinien	Wer ist wie zu informieren?; Möglichkeiten, Verstöße zu melden; im Vorfeld Transparenz über Folgen bei Verstößen; differenzierte/abgestufte dienst- bzw. arbeitsrechtliche Konsequenzen; Sanktionen, wenn Fehlverhalten nicht gemeldet/offengelegt wird; Fehleranalyse/-aufarbeitung; Umgang mit mutwilligen Falschbeschuldigungen etc.

Reflektieren Sie zu den in der linken Spalte aufgeführten Fragen. Betrachten Sie diese Fragen sowohl allgemein als auch spezifisch zum Thema Schutzkonzept gegen (sexualisierte) Gewalt.

Ziehen Sie dann in der rechten Spalte Schlussfolgerungen, was Sie aus der Beantwortung der Fragen für die Entwicklung von Handlungsleitlinien ableiten.

5.3   Pädagogisches Konzept

Miriam Rassenhofer und Marc Allroggen

5.3.1   Was ist das?

Kliniken, in denen Kinder und Jugendliche behandelt werden, sollten über ein pädagogisches Konzept verfügen, unabhängig davon, wie lange Kinder und Jugendliche in der Klinik verbleiben.

Ein pädagogisches Konzept beschreibt die pädagogischen Grundsätze einer Einrichtung und umfasst Themen wie erzieherische Standards, Erziehungsziele, pädagogische Angebote und ihre Umsetzung, Rahmenbedingungen, Ausstattung und Abläufe, insbesondere auch Umgang mit den Erziehungsberechtigten. In Bezug auf Schutzkonzepte sind insbesondere folgende Grundsätze, Haltungen und Ziele in einem pädagogischen Konzept zu berücksichtigen (angepasst nach König et al. 2018):

- Grundsätze und Haltungen
  - Wahrung und Respekt der Kinderrechte
  - Ermöglichen von Partizipation, Mitbestimmungsrechte
  - Kultur der Achtsamkeit, Offenheit und Sensibilität auch für vermeintlich kleine Anliegen, Beschwerden und Signale (z. B. als Leitungskraft durch „Prinzip der offenen Tür" die Hemmschwelle der Kinder und Jugendlichen zur Kontaktaufnahme niedrig halten)
  - Klare Haltung und Positionierung gegen Gewalt und Grenzverletzungen
- Pädagogische Ziele:
  - Empowerment und Stärkung des Selbstwertes (z. B. Nein sagen lernen)
  - Unterstützung der Autonomieentwicklung
  - Stärkung und Unterstützung der Eltern-Kind-Beziehung trotz Trennung von den Eltern während des Krankenhausaufenthaltes

Medienpädagogische Aspekte, wie der Umgang der Patientinnen und Patienten mit Smartphones und Social Media innerhalb der Klinik, Regeln der Kommunikation zwischen Mitarbeitenden und Patientinnen/Patienten über digitale Medien oder Cyber-Bullying, sollten ebenfalls enthalten sein.

Im Sinne der Prävention sexualisierter Gewalt ist es empfehlenswert, zudem eine sexualpädagogische Konzeption einfließen zu lassen, welche beispielsweise Aspekte des Umgangs mit Nähe, Distanz und Körperlichkeit in der Klinik sowie ggf. Angebote zur Sexualerziehung der behandelten Kinder und Jugendlichen enthalten kann.

Das pädagogische Konzept bildet eine Grundlage für Personalauswahl und -entwicklung im pädagogischen Bereich, da es definiert, welche Kompetenzen das in der Klinik arbeitende pädagogische Personal mitbringen bzw. sich aneignen soll.

Im weiteren Sinne gehört auch dazu, wie der Zugang zu Bildung und Schule der Kinder und Jugendlichen während eines stationären Aufenthaltes gewährleistet wird.

5.3.2   Hinweise zum Vorgehen bei der Erstellung

Bei der Erstellung des pädagogischen Konzepts ist zu beachten, dass die Inhalte mit den Verhaltensleitlinien und dem Leitbild der Einrichtung (siehe Abschn. 5.1 und 5.2) abgestimmt und in Einklang gebracht werden sollten, aufgrund der zwischen diesen Elementen bestehenden wechselseitigen Einflüsse. Auch mit dem zugrundeliegenden therapeutischen Konzept muss eine Abstimmung erfolgen. Dies ist insbesondere für kinder- und jugendpsychiatrische Kliniken wichtig, wo pädagogische bzw. milieutherapeutische Maßnahmen eine zentrale Rolle im Behandlungsprozess spielen.

Da die Formulierungen eines pädagogischen Konzepts nicht dauerhaft gültig sind, sondern sich an dynamischen Veränderungen der Lebenswirklichkeit der Kinder und Jugendlichen und somit der pädagogischen Arbeit orientieren müssen, ist eine regelmäßige Überprüfung des Konzepts sowie ggf. Anpassung und Überarbeitung wichtig.

Die Erarbeitung eines pädagogischen Konzepts sollte als Teamprozess erfolgen, der Mitarbeitende und Leitung gleichermaßen beteiligt. Hierdurch entsteht eine Verbindlichkeit des Konzepts für alle Mitarbeitenden.

Für einen erfolgreichen Erstellungsprozess sind ggf. zusätzliche Schulungen, Teamtage und Supervisionen für die Mitarbeitenden notwendig. Gerade der Erarbeitungsprozess eines pädagogischen Konzepts, welches auch die Prävention sexualisierter Gewalt zum Ziel hat, erfordert die Berücksichtigung und die Integration selbstreflexiver Elemente. Zudem ist es essenziell, dass die Leitung bzw. die für die Erstellung hauptverantwortlichen Personen über Kompetenzen hinsichtlich Change-Management-Prozessen in Organisationen verfügen.

Auch Bereiche, die nicht der unmittelbaren Verantwortung einer Klinik unterliegen, sollten in die Entwicklung des pädagogischen Konzeptes miteingebunden werden. Hierbei ist insbesondere der Bereich der Klinikschulen zu benennen, dies kann sich aber auch auf Einrichtungen der Jugendhilfe beziehen, mit denen eine enge Kooperation (z. B. aufsuchende Sprechstunde) besteht. Insbesondere bezüglich der Beschulung von länger stationär behandelten Kindern und Jugendlichen ist ein Austausch über Ziele der Beschulung im Rahmen des therapeutischen und pädagogischen Gesamtbehandlungskonzeptes über die Vermittlung von Lerninhalten hinaus notwendig. Gegebenenfalls kann es hilfreich und sinnvoll sein, für die Erstellung des pädagogischen Konzepts externe Expertise einzuholen und eine Begleitung durch Fachpersonen, beispielsweise in Form von inhaltlichem Input, Moderation des Prozesses sowie des wertvollen Blicks von außen auf die Einrichtung/Klinik, zu realisieren. Ein pädagogisches Konzept sollte verschriftlicht werden und im besten Fall öffentlich zugänglich sein. Gegebenenfalls können unterschiedliche Versionen für verschiedene Zielgruppen erstellt werden, die in Umfang und Tiefe variieren.

Hinsichtlich der konkreten Textgestaltung des Konzepts empfiehlt Baum (2012):

- Die Textformulierungen sollten deutlich machen, dass das Team die Inhalte des Konzepts auch umsetzt. Wörter wie „wollen", „müssten", „sollten" oder „könnten" sind gänzlich zu vermeiden.

- Das Konzept sollte eine klare Gliederung, Seitenzahlen und das Erstelldatum aufweisen. Werden Texte aus Büchern oder Manuskripten zitiert, sind diese als Quellen anzugeben.

- Es müssen nicht alle Themen in dem Konzept beschrieben werden, sondern es kann auch Verweise geben (z. B. „Die pädagogische Ausrichtung der Einrichtung orientiert sich an unserem Leitbild, welches am 01.05.2012 verabschiedet wurde.").

- Beschreibungen von Rahmenbedingungen, die sich immer wieder verändern, können in die Anlage geheftet und somit bei Bedarf ausgetauscht werden.

Eine spezielle Herausforderung stellt die Entwicklung eines sexualpädagogischen Konzeptes dar. Grundlage eines sexualpädagogischen Konzeptes ist es, einen Weg zu finden, mit Kindern und Jugendlichen altersangemessen über Sexualität und sexuelle Rechte sprechen zu können. Für viele Kinder und Jugendliche ist Sexualität ein Thema, das nur schwer besprochen werden kann, schambesetzt und teilweise auch tabuisiert ist. Das Thema ist zwar präsent, aber häufig bestehen Wissenslücken, oder es liegen falsche, auch durch Medien und Gleichaltrige verbreitete Vorstellungen vor, wie mit dem Thema Sexualität umgegangen werden soll. Aus sexualpädagogischer Perspektive ist es von zentraler Bedeutung, Sexualität nicht nur als potenzielle Bedrohung für Kinder und Jugendliche zu thematisieren, sondern auch die positiven Aspekte zu besprechen. Um sexualisierte Gewalt zu verhindern, müssen die Kinder und Jugendlichen ermächtigt werden, darüber zu reden. Dazu gehört neben der Entwicklung einer Sprache insbesondere auch ein Umfeld, in dem ohne Tabus über Sexualität gesprochen werden kann. Ebenso gehört aber auch in ein sexualpädagogisches Konzept, wie mit Nacktheit, Körperlichkeit und Schamgrenzen in der Institution umgegangen wird und welche Regeln diesbezüglich etabliert werden (Allroggen et al. 2016).

Eng verknüpft werden mit dem sexualpädagogischen Konzept sollte das medienpädagogische Konzept. Kinder und Jugendliche sind über neue Medien vielfältig mit dem Thema Gewalt allgemein und Sexualität konfrontiert. Die Themen reichen von der Verletzung von Persönlichkeitsrechten durch unerlaubtes Aufzeichnen von Gesprächen oder Filmen anderer, über das Filmen von gewalttätigen Handlungen, sexuelle Belästigung oder Bedrohung über soziale Medien, Verbreiten von Gerüchten oder auch die Weiterleitung oder den Konsum von pornografischen Inhalten. Fachkräfte müssen sich Wissen über diese Formen und die damit verbundenen Begrifflichkeiten (z. B. Sexting, Happy-Slapping) aneignen. Kindern und Jugendlichen müssen in diesem Zusammenhang im Rahmen des pädagogischen Konzeptes nicht nur die Folgen für die Betroffenen verdeutlicht werden, sondern sie sollen zudem über eigene ggf. auch strafrechtliche Konsequenzen durch das Verhalten informiert werden. So macht sich ein Jugendlicher beispielsweise strafbar, wenn er gedankenlos einen Link mit pornografischem Inhalt an ein Kind weiterleitet oder ein Nacktbild von Minderjährigen speichert, das ihm zugesandt wurde. Aber auch für Mitarbeitende kann es strafrechtliche Konsequenzen haben, wenn entsprechende o. g. Handlungen nicht verhindert werden oder gemeinsam mit Kindern jugendgefährdende Inhalte angeschaut werden. Ein medienpädagogisches Konzept bedarf also neben präventiven Anteilen, die einen respektvollen Umgang miteinander auch im Netz thematisieren, insbesondere auch Informationen der Adressatinnen und Adressaten sowie Leitlinien zum Umgang mit problematischem Verhalten in Zusammenhang mit neuen Medien (Allroggen et al. 2016). Ein weiterer Aspekt, der mit Kindern und Jugendlichen thematisiert werden sollte, sind die Gefahren im Internet z. B. durch Cyber-Grooming. Hierbei kann es sich um gleichaltrige Täter und Täterinnen handeln

oder um Erwachsene, die sich zum Teil als Kinder und Jugendliche ausgeben, über das Internet Kontakt herstellen und Vertrauen aufbauen oder Beziehungswünsche vortäuschen, um dann beispielsweise an Nacktbilder der Betroffenen zu kommen oder reale Treffen anzubahnen. In diesem Zusammenhang ist es auch wichtig, Kinder und Jugendliche in Bezug auf den Umgang mit persönlichen Daten, intimen Details und Bildern von sich zu sensibilisieren.

Arbeitshilfen mit exemplarischen Fragen, die durch den Entwicklungsprozess eines pädagogischen Konzepts mit medienpädagogischen sowie sexualpädagogischen Aspekten leiten könnten, finden sich im Anwendungsbereich am Ende des Abschn. 5.3.

5.3.3 Kontextbezogene Unterschiede

Die Anforderung eines ausführlichen pädagogischen Konzepts stellt sich insbesondere dann, wenn Kinder und Jugendliche regelhaft über längere Zeiträume hinweg behandelt und betreut werden. Dies ist in Kliniken für Kinder- und Jugendpsychiatrie/-psychotherapie/-psychosomatik, Fach- und Rehakliniken eher der Fall als in Kliniken für Kinder- und Jugendmedizin. Hier kann dies jedoch auch zutreffen, z. B. bei chronisch kranken Kindern oder Kindern mit Behinderung. Die o. g. pädagogische grundsätzliche Haltung (Wahrung und Respekt der Kinderrechte, Ermöglichen von Partizipation, Kultur der Achtsamkeit und eine klare Haltung und Positionierung gegen Gewalt und Grenzverletzungen) ist jedoch in jeder Klinik zu installieren und zu erarbeiten.

5.3.4 Praxistipps/Empfehlungen

Bei der Entwicklung eines pädagogischen Konzeptes ist es sinnvoll, das gesamte pädagogische und pflegerische Team in Form von regelmäßigen Teamtagen einzubinden und auch Mitarbeitende eigene Konzepte entwickeln zu lassen und weiterzugeben („Wir lernen voneinander und miteinander.")‏. Darüber hinaus sind aber auch externe Fort- und Weiterbildungsmaßnahmen sowie Hospitationen in anderen Bereichen oder Kliniken hilfreich.

Um zu einer einheitlichen Haltung und Umsetzung zu kommen, ist neben multidisziplinären Fallbesprechungen, bei denen auch eine Abstimmung von pädagogischen Konzepten sowie therapeutischen und medizinischen Maßnahmen erfolgt, vor allem auch eine Präsenz der pädagogischen-pflegerischen Leitung im Alltag der Stationen notwendig. Hierzu gehört beispielsweise die Teilnahme an Übergaben und Visiten, aber auch die unmittelbare Arbeit mit den Patientinnen und Patienten sowie aktive Anleitung der Mitarbeitenden.

Bei der Umsetzung von pädagogischen Konzepten ist es bedeutsam, die Rolle der Eltern und primären Bezugspersonen sowie deren Verhältnis zur pädagogischen Haltung der Einrichtungen zu reflektieren. Es ist wenig hilfreich und zum Teil auch schädlich, wenn eigene Konzepte in Konkurrenz zur pädagogischen Haltung und dem erzieherischen Verhalten der Eltern und Bezugspersonen erlebt werden. Ziel ist es vielmehr, dass Eltern von dem pädagogischen Konzept lernen und Elemente mit Unterstützung der pädagogischen Mitarbeitenden in den eigenen Erziehungsstil integrieren können. Es geht bei einem pädagogischen Konzept nicht primär darum, eigene Wertvorstellungen zu implementieren, sondern Eltern und Bezugspersonen in ihrer Erziehungskompetenz zum Wohle des Kindes zu unterstützen.

5.3.5 Anwendungsbereich

Pädagogisches Konzept

Ziel eines pädagogischen Konzeptes ist es, die ideellen Grundsätze, Erziehungsziele und -haltungen darzulegen, an denen die Einrichtung ihr pädagogisches Handeln ausrichtet. Das pädagogische Konzept sollte auch Aspekte von Kinderschutz in Institutionen aufgreifen. Hierzu gehören z. B. folgende:

- Klare Haltung und Positionierung gegen Grenzverletzungen und Gewalt
- Empowerment, Stärkung des Selbstwertes der Kinder und Jugendlichen (z. B. Nein sagen lernen)
- Wahrung und Respekt der Kinderrechte
- Partizipation, Mitbestimmungsrechte
- Kultur der Achtsamkeit, Offenheit und Sensibilität auch für vermeintlich kleine Anliegen, Beschwerden und Signale (z. B. durch „Prinzip der offenen Tür" die Hemmschwelle der Kinder zur Kontaktaufnahme niedrig halten)
- Offene und positive Fehlerkultur
- Auseinandersetzung mit Teamdynamiken

Im pädagogischen Konzept müssen die genannten Stichpunkte als konkrete Maßnahmen für den eigenen Kontext und Alltag in der Einrichtung ausformuliert werden. Das heißt, es ist wichtig, sich anhand der zuvor aufgeführten Punkte über folgende Fragen Gedanken zu machen:

- Wie wird der entsprechende Punkt in unseren pädagogischen Haltungen und Prinzipien sowie in der daraus folgenden Praxis umgesetzt?
- Wie wird dafür gesorgt, dass der entsprechende Punkt trotz wechselnden Klientels und Personals tatsächlich in unserer Einrichtung gelebt wird?
- Welche Möglichkeiten der Verbesserung gibt es in Bezug auf den entsprechenden Punkt bei der Umsetzung in den Alltag? Was sind die konkreten diesbezüglichen Schritte?

Medienpädagogisches Konzept

Digitale Medien sind Bestandteil der Lebenswirklichkeit von Kindern und Jugendlichen. Deshalb sollte neben einem (sexual-)pädagogischen auch ein medienpädagogisches Konzept erstellt oder Aspekte zum Umgang mit Medien in das pädagogische Konzept integriert werden. Die Berührungspunkte mit Medien werden je nach Arbeitskontext unterschiedlich sein. Auch persönliche Erfahrungen und die eigene Mediennutzung spielen bei der Thematik eine

wichtige Rolle. Anhand der nachfolgend aufgeführten Fragen können die Überlegungen
hierzu zusammengetragen werden.

- Wie kommen wir im pädagogischen Alltag mit dem Thema „digitale Medien" in Berührung? Welche Fragen ergeben sich für
  unsere Einrichtung?
- Was ist unsere aktuelle Konzeption und pädagogische Praxis im Bereich Medien-
  pädagogik?
- Wie gut kennen wir uns mit digitalen Me-
  dien aus, wo besteht Bedarf an weiteren In-
  formationen, Fortbildung etc.? Themen kön-
  nen z. B. folgende sein:
  – Vermittlung von Medienkompetenz, re-
    flektierter Umgang und Nutzung von Me-
    dien, Chancen und Gefahren
  – Regeln für grenzachtenden und fairen
    Umgang im Netz
  – Mediensucht
  – Rechtliche Regelungen und Aspekte
  – Recht am eigenen Bild
  – Regeln zur Nutzung von Medien in der
    Einrichtung
  – Regeln zur Kommunikation zwischen Mit-
    arbeitenden und Kindern und Jugend-
    lichen (z. B. Austausch von Handy-
    nummern? Kontakt über Messengerdienste
    wie z. B. WhatsApp? Freunde/Follower in
    sozialen Netzwerken sein?)
  – Cyber-Mobbing, Cyber-Grooming,
    „Handygewalt" (d. h. digitale Veröffent-
    lichung von Gewalthandlungen wie
    „Happy Slapping"), Sexting
  – Umgang mit Aufnahmen und Veröffent-
    lichung grenzüberschreitender Szenen
    (Aufsichtspflicht vs. Selbstbestimmungs-
    recht)
- Wie gut wissen wir darüber Bescheid, wie die
  bei uns betreuten Kinder und Jugendlichen
  digitale Medien nutzen (Häufigkeit, welche Apps, Homepages, Foren sind momentan „in" und wie funktionieren diese etc.) und
  welche Erfahrungen sie damit machen?
- Was sind unsere konkreten Ziele im Bereich
  Medienpädagogik und welche Schritte müssen zur Erreichung dieser Ziele noch geleistet
  werden?

Sexualpädagogisches Konzept

Insbesondere für Jugendliche, aber auch für Kinder, spielt Sexualität eine wichtige Rolle, wobei
je nach Alter verschiedene Aspekte der Sexualität im Vordergrund stehen (z. B. Erkunden des
eigenen Körpers, Fragen zu Fortpflanzung, Ge-
burt etc.). Deswegen sollte ein pädagogisches
Konzept auch das Thema Sexualität umfassen.
Die Berührungspunkte mit dem Thema werden
je nach Arbeitskontext unterschiedlich sein. Auch
persönliche Erfahrungen, Ängste und Vorbehalte
spielen bei der Thematik eine wichtige Rolle.

Beschäftigen Sie sich in der Einrichtung vor
der Erarbeitung eines sexualpädagogischen Konzeptes zunächst mit folgenden Fragen:

- Wie kommen wir im Arbeitsalltag mit dem
  Thema Sexualität in Berührung? Welche Fragen ergeben sich für unsere Einrichtung?
- Was ist unsere aktuelle Konzeption und (pädagogische) Praxis im Bereich Sexual-
  pädagogik?
- Wie gut kennen wir uns mit Themen im Kon-
  text der Sexualität von Kindern und Jugend-
  lichen aus, wo besteht Bedarf an weiteren In-
  formationen, Fortbildung etc.? Themen kön-
  nen z. B. folgende sein:
  – Fachlicher Umgang mit sexuellen Grenz-
    verletzungen durch Jugendliche und Kinder
  – Förderung der Körperwahrnehmung
  – Förderung einer Sprache/Begriffe für The-
    men der Sexualität
  – Haltung der Einrichtung zum Thema
    Sexualität
  – Informationen dazu, welche sexuellen
    Handlungen und Äußerungen von Kindern
    und Jugendlichen in der Einrichtung – be-
    gründbar – erlaubt oder geduldet werden
    und welche nicht
  – Rechtliche Grundlagen, z. B. Schutzalters-
    grenzen, Jugendschutzregelungen, Auf-
    sichtspflichten
  – Sexualaufklärung
  – Sexualität und sexuelle Entwicklung
  – Sexuelle Vielfalt
  – Umgang mit bzw. Regeln für Kinder und
    Jugendliche zu Körperkontakt, sexuellen
    Aktivitäten und (Scham-)Grenzen in der
    Einrichtung

– Umgang mit bzw. Regeln zu sexuellen Äußerungen und Handlungen von Kindern und Jugendlichen in der Einrichtung (z. B. Doktorspiele, Selbstbefriedigung, sexualisierte Sprache etc.)

• Sexualität ist ein Thema, das jede und jeden auch ganz persönlich berührt und wo es unter Umständen Vorbehalte und Unsicherheiten gibt darüber zu sprechen. Jede Fachkraft sollte deshalb zu den zuvor genannten Punkten reflektieren, was die persönlichen Vorbehalte und Unsicherheiten sind, und überlegen, was ihr selbst für einen (noch) besseren Umgang helfen könnte.

• Was sind unsere konkreten Ziele im Bereich Sexualpädagogik und welche Schritte müssen zur Erreichung dieser Ziele noch geleistet werden?

5.4 Kinderschutzsensible Personalrekrutierung und -entwicklung

Ulrike Hoffmann und Marc Allroggen

5.4.1 Was ist das?

Unter Personalentwicklung werden alle von einer Person oder Organisation zielgerichtet geplanten, systematisch durchgeführten Maßnahmen der Bildung, Förderung und Organisationsentwicklung verstanden, mithilfe derer bestimmte Ziele und Zwecke erreicht werden sollen (Becker 2005). In Bezug auf die Entwicklung von Schutzkonzepten ist hier also die Ausrichtung derartiger Maßnahmen auf das Thema Kinderschutz gemeint. Umfasst werden hier arbeitsvertragliche Regelungen, die Berücksichtigung von Kriterien des Kinderschutzes bei der Personalauswahl, eine positive Gestaltung des Arbeitsumfeldes sowie eine regelmäßige Qualifizierung der Mitarbeitenden zu Kinderschutzthemen.

5.4.2 Hinweise zum Vorgehen bei der Umsetzung

Arbeitsvertragliche Regelungen
In vielen, auch medizinischen, Institutionen wird die Anforderung der Vorlage eines erweiterten Führungszeugnisses bereits umgesetzt. Es ist sinnvoll, dieses nicht nur bei der Einstellung von Mitarbeitenden anzufordern, sondern es sich in regelmäßigen Abständen wieder vorlegen zu lassen.

Daneben ist es sinnvoll, den Mitarbeitenden Verhaltensvorgaben zu geben. Diese können zum einen in Verhaltensleitlinien festgelegt werden (siehe Abschn. 5.2) Verhaltensleitlinie); sie können aber auch in Betriebs- oder Dienstvereinbarungen aufgenommen oder als Weisungen des Arbeitgebers umgesetzt werden. So kann z. B. eine Verpflichtung definiert werden, auffälliges Verhalten zu melden (Whistleblowing), oder es können Vorgaben zur professionellen Beziehungsgestaltung gemacht werden. Diese Aspekte müssen in der Regel durch die Leitung der Klinik umgesetzt werden und bedürfen der Zustimmung des Personalrates. Mitarbeitende können jedoch entsprechende Prozesse anregen und somit deren Implementierung vorantreiben.

Berücksichtigung von Kriterien des Kinderschutzes bei der Personalauswahl
In diesem Bereich ist insbesondere an die Beachtung einer ausreichenden Qualifizierung bei der Einstellung von Bewerberinnen und Bewerbern zu denken. Zudem sollte bereits im Bewerbungsgespräch, nachfolgend aber auch bei der weiteren Personalführung, immer wieder die Haltung der Institution zum Schutz von Kindern und Jugendlichen betont werden. Grundsätzlich sollten Standards erarbeitet werden, welche Kriterien bei der Einstellung von Mitarbeitenden angelegt werden und wie das Thema Kinderschutz bei Bewerbungsgesprächen thematisiert wird.

Positive Gestaltung des Arbeitsumfeldes

Notwendig ist es, Mitarbeitenden in der Institution gute Arbeitsbedingungen in Bezug auf Stellenschlüssel und Ausstattung, aber auch in Bezug auf das Betriebsklima zu schaffen. So muss die Haltung zum Schutz von Kindern und Jugendlichen sich auch auf den Schutz der Mitarbeitenden vor Übergriffen und Gewalt beziehen. Auch sollten die Mitarbeitenden die Möglichkeit haben, sich in Entscheidungsprozesse der Institution einzubringen (Stichwort „Partizipation") und Anregungen und Beschwerden platzieren zu können. Hierbei ist auch das Prinzip der Fehlerfreundlichkeit immer wieder zu betonen.

Unterstützend für die Qualifikation der Mitarbeitenden, aber auch für Entlastung bei schwierigen Fällen oder Themen sind Angebote von Fortbildung und Supervision. Prinzipiell sollte dabei sowohl Teamsupervision, bei der die Interaktion und die Zusammenarbeit und die daraus resultierenden Konflikte und Herausforderungen innerhalb eines Behandlungsteams im Mittelpunkt stehen, als auch Fallsupervision, bei der die Behandlung und die Interaktion mit einer Patientin/ einem Patienten und der Bezugspersonen im Fokus sind, angeboten werden. Auch eine grundlegend wertschätzende Haltung der Mitarbeitenden untereinander bzw. durch die Leitungskräfte trägt zu einem guten Klima in der Institution bei. Dabei müssen auch durch die Arbeit mit schwer kranken, sterbenden, traumatisierten oder aggressiven Patientinnen und Patienten entstehende Belastungen bei Mitarbeitenden anerkannt und entsprechende Unterstützungsangebote fest implementiert werden. Ebenso sollten Angebote der Nachsorge und Aufarbeitung bereitgestellt werden, wenn es beispielsweise Angriffe auf Personal gegeben hat.

Neben der Supervision im engeren Sinne sollte auch hier die bereits erwähnte Möglichkeit der Einbindung externer Beratender genutzt werden, wodurch ein Blick von außen auf die Institution und ihre Mitarbeitenden erfolgt und sich wertvolle Anregungen für die Qualifikation von Mitarbeitenden und den Schutzprozess insgesamt eröffnen.

Zu einem positiven Arbeitsumfeld gehört auch, Fehlverhalten bei Mitarbeitenden anzusprechen, zu bearbeiten und wenn notwendig angemessen zu sanktionieren. Hierbei geht es vielfach um Abwägungsprozesse, diese Aufgaben liegen bei den Leitungskräften. Generell ist bei der Aufzählung möglicher und notwendiger Maßnahmen zu sehen, dass die Anleitung, Umsetzung und Aufrechterhaltung von vielen der Maßnahmen auf der Leitungsebene liegt, der damit eine hohe Verantwortung sowohl in fachlicher als auch in persönlicher Hinsicht zukommt. Umso wichtiger sind deshalb auch immer Maßnahmen, um Leitungskräfte weiterzuentwickeln und ihnen die notwendige Unterstützung bei Entscheidungen, aber auch Entlastung und Beratung zu geben.

Gleichzeitig sollte die Rolle der Mitarbeitenden und mittleren Leitungsebene in diesem Prozess nicht unterschätzt werden. Häufig kommen Anregungen zu Personalentwicklung und notwendigen Qualifikationen auch von der Basis, sodass lediglich die (nachhaltige) Umsetzung der Maßnahmen dann der Leitung des Krankenhauses obliegt. Zudem tragen die Mitarbeitenden letztlich die Verantwortung für die Umsetzung im Alltag, z. B. bei der Meldung von Fehlverhalten, und bestimmen daher maßgeblich durch ihre Haltung, inwieweit eine Maßnahme tatsächlich im Alltag greift.

Qualifizierung der Mitarbeitenden

Um Themen des Kinderschutzes in der Einrichtung voranzubringen, ist eine hohe Fachkompetenz notwendig. Da diese Themen in den Ausbildungs- und Studiencurricula medizinischer Fachkräfte allenfalls geringfügig vermittelt werden, ist eine regelmäßige Qualifizierung der Mitarbeitenden in medizinischen Einrichtungen notwendig.

Aus Sicht der Schutzkonzeptentwicklung sollte Ziel der Qualifizierungen sowohl sein, die Elemente von Schutzkonzepten in der Praxis gut umsetzen zu können, als auch im Sinne von „Institution als Kompetenzort" von Misshandlung oder sexualisierter Gewalt betroffenen Kindern und Jugendlichen bestmögliche Hilfe und Unterstützung geben zu können.

Für die Mitarbeitenden dienen Fortbildungen der persönlichen Weiterentwicklung und bei Qualifizierungsmaßnahmen im psychosozialen Bereich der Psychohygiene und Burn-out-Prophylaxe. Auch für Einrichtungen ist es lohnend, in die Fortbildung der Mitarbeitenden zu investieren, da dies einen positiven Effekt auf die Arbeitszufriedenheit der Mitarbeitenden sowie auf die Qualität der Versorgung hat. Dieser Effekt ergibt sich aber nur dann, wenn den Fachkräften, die an der Fortbildung teilgenommen haben, im Anschluss auch die Möglichkeit gegeben wird, das Erlernte an die Kolleginnen und Kollegen weiterzugeben und im Rahmen von Organisationsentwicklung Veränderungen in der Institution anzuregen. Gerade im Kontext der Umsetzung von (Kinder-)Schutzmaßnahmen in der Institution ist es deshalb sinnvoll, Mitarbeitende zum einen zielgerichtet fortzubilden und zum anderen diese dann auch in die Arbeit z. B. einer Schutzkonzeptgruppe einzubinden (Witte et al. 2018).

5.4.3 Kontextbezogene Unterschiede

Die meisten der genannten Maßnahmen treffen für beide Settings gleichermaßen zu. Bezüglich der Thematisierung des Themas Kinderschutz, z. B. im Bewerbungsgespräch, ist es sinnvoll, die spezifischen gefahrgeneigten Situationen im Arbeitsfeld anzusprechen. Dies werden in Kliniken für Kinder- und Jugendpsychiatrie und -psychotherapie andere sein als in pädiatrischen Kliniken. Ebenso sollten spezifische Bedarfe von Kindern und Jugendlichen angesprochen werden. So sind in der in Kliniken für Kinder- und Jugendpsychiatrie und -psychotherapie häufig Kinder und Jugendliche untergebracht, die bereits traumatische oder belastende Erfahrungen in ihrem Leben gemacht haben und deshalb besonders gefährdet für eine Reviktimisierung sind. Auch hier spielt das Kollegium aber wieder eine entscheidende Rolle, indem bei der Einarbeitung diese Risikosituationen besonders thematisiert und berücksichtigt werden.

5.4.4 Praxistipps/Empfehlungen

Personalrekrutierung und Personalentwicklung sind vor allem Aufgaben für Leitungskräfte. Diese müssen insbesondere reflektieren, welche Herausforderungen mit einer kinderschutzsensiblen Personalführung und Personalauswahl verbunden sind (zum Thema Leitungsaufgaben im Kinderschutz siehe vertieft Fegert et al. 2018). Letztlich können aber alle Mitarbeitenden einer Klinik zu einer gelingenden Umsetzung beitragen und sollten auch in die Auswahl von Personal einbezogen werden (z. B. Teilnahme an Vorstellungsgesprächen, Ansprechpartnerinnen/-partner bei Hospitationen). Auch Aspekte wie Qualifizierung von Mitarbeitenden oder die Gestaltung des Arbeitsumfeldes können und sollten aber unter Beteiligung aller Mitarbeitenden erfolgen.

5.5 Partizipationsformen und Beschwerdeverfahren

Miriam Rassenhofer

5.5.1 Was ist das?

Das Recht von Kindern und Jugendlichen, dass ihr Wille berücksichtigt wird und sie ihre Meinung äußern dürfen, ist in der UN-Kinderrechtskonvention in den Artikeln 12 und 13 verankert (Vereinte Nationen 1989). Kinder und Jugendliche haben somit ein Recht auf Information, Mitwirkung, Beteiligung, Anhörung und ggf. Vertretung in allen sie betreffenden Belangen. Die Charta des Weltärzteverbandes zu Rechten von Kindern im Krankenhaus (Aktionskomitee Kind im Krankenhaus (AKIK) Bundesverband e.V. 2018) greift dies auf und spricht minderjährigen Patientinnen und Patienten Informations-, Beteiligungs- und Mitbestimmungsmöglichkeiten, Recht auf Intimsphäre, alters- und entwicklungs- sowie situationsangemessene Umgebung mit umfangreichen Möglichkeiten zum Spielen, zur Erholung sowie die Möglichkeit für Schulbildung zu.

In Bezug auf Schutz von Kindern und Jugendlichen vor sexualisierter Gewalt in Einrichtungen definiert das Deutsche Jugendinstitut (DJI) Partizipation, sprich die systematische Beteiligung von Kindern und Jugendlichen an sie betreffenden Entscheidungen, als einen Baustein von Schutzkonzepten in Einrichtungen, welcher die Position von Kindern und Jugendlichen stärkt sowie das Machtgefälle zwischen ihnen und Erwachsenen reduziert (Kappler et al. 2019).

Einrichtungen sollen demzufolge Rahmenbedingungen schaffen, in denen die Beteiligung von Kindern und Jugendlichen ermöglicht wird und sie ihre Lebensbereiche mitgestalten können. Partizipation meint somit keine reinen Selbstbestimmungsrechte, sondern vielmehr Aushandlungsprozesse zwischen Fachkräften und Kindern und Jugendlichen (Raithelhuber und Schröer 2015). Die Kinder und Jugendlichen lernen dabei, ihre eigenen Bedürfnisse zu äußern und mit Erwartungen anderer umzugehen. Gleichzeitig lernen Erwachsene, was die Kinder und Jugendlichen bewegt, was sie brauchen und wollen.

Ein wichtiges Instrument der Partizipation sowie Baustein von Schutzkonzepten in Einrichtungen sind Beschwerdeverfahren. Hierdurch haben die Patientinnen/Patienten und ihre Eltern, aber auch die Mitarbeitenden die Möglichkeit, Kritik zu äußern und Missstände anzusprechen. Um auch für Vermutungen und Fälle sexualisierter Gewalt anwendbar zu sein, ist es empfehlenswert, Beschwerdemöglichkeiten in Form von sowohl internen als auch externen Ansprechpersonen anzubieten. Da Beschwerden subjektiv sind und zudem eine Bewertung durch Empfänger einer Beschwerde erfolgt, sollten die Ansprechpersonen so neutral und unparteiisch wie möglich sein.

5.5.2 Hinweise zum Vorgehen bei der Erstellung

Die Voraussetzung, dass Partizipations- und Beschwerdemöglichkeiten etabliert und von den Zielgruppen angenommen werden können, ist die grundlegende Haltung der Klinik sowie ihrer Leitung. Eine offene Fehlerkultur ist unabdingbar, dass Beteiligung und ein Beschwerdemanagement gelingen können (siehe Abschn. 2.3.4).

Ziel dieser Schutzkonzeptelemente ist es, dass Beteiligung, Mitspracherechte und damit einhergehend auch das Äußern von Kritik durch die Patientinnen und Patienten selbstverständlicher Teil des Klinikalltags mit den Kindern und Jugendlichen sind. Je niederschwelliger die Möglichkeiten der Mitsprache sowie Beteiligung und je breiter das Verständnis von Kritik und Beschwerden ist, desto größer ist die Wahrscheinlichkeit, dass Partizipations- und Beschwerdemöglichkeiten von den Kindern und Jugendlichen in Anspruch genommen werden und auch Grenzverletzungen oder Fälle sexualisierter Gewalt angesprochen werden. Wenn die jungen Patientinnen und Patienten sich in all ihren Anliegen ernst genommen und wertgeschätzt fühlen, erleichtert dies das Einbringen von Wünschen und Anregungen, aber auch von Kritik und Beschwerden. Hierzu gehört auch, dass allen formulierten Anliegen nachgegangen wird, nichts als unberechtigt oder unwichtig abgetan wird bzw. ohne Reaktion ungehört verhallt.

Bei der Erstellung von Beteiligungs- und Beschwerdemöglichkeiten ist zudem darauf zu achten, dass kleinere Kinder, bzw. Patientinnen/Patienten mit kognitiven oder emotionalen Einschränkungen sich (noch) nicht so gut ausdrücken und ihre Bedürfnisse, Kritik oder Beschwerden somit ggf. verbal nicht so gut äußern können. Daher ist es wichtig, gerade bei diesen Gruppen von Patientinnen und Patienten aufmerksam auf ihre Signale und Hinweise zu achten, sie richtig zu interpretieren und dabei zu unterstützen, ihre Bedürfnisse, Wünsche, Kritik oder Beschwerden zu formulieren und an die entsprechenden Ansprechpartnerinnen und -partner zu übermitteln.

Folgende Leitfragen bieten Orientierung für einen Entwicklungsprozess von Partizipationskonzepten und Beschwerdemöglichkeiten (nach Rau und Liebhardt 2018):

- Welche Möglichkeiten und Grenzen der Partizipation von Kindern und Jugendlichen sehen wir in unserer Einrichtung/Klinik?
- Wo und wie wird Beteiligung ggf. bereits umgesetzt?
- Wie können die Kinder und Jugendlichen aktiv zur Beteiligung, Mitbestimmung, Äußerung von Kritik angeregt werden?
- Welche Ressourcen (personell, finanziell, …) müssen für ein Partizipations- und Beschwerdekonzept investiert werden?
- Welche Maßnahmen sollten dauerhaft bzw. regelmäßig wiederkehrend durchgeführt werden?
- Wie kann die Qualität der Beteiligungs- und Beschwerdestrukturen durch interne und externe Perspektive gesichert werden?

Weitere Anregungen für den Erstellungsprozess finden sich im Anwendungsbereich am Ende von Abschn. 5.5.

5.5.3 Kontextbezogene Unterschiede

Beschwerdemöglichkeiten sollten in allen Kliniken, in denen Kinder und Jugendliche behandelt werden, für die Patientinnen/Patienten, ihre Bezugspersonen sowie die Mitarbeitenden bestehen. Auch Beteiligungsstrukturen sind in allen Settings möglich, unterscheiden sich jedoch ggf. in ihrem Ausmaß. Über ihre Behandlung sowie die zugrundeliegende Krankheit sollten die jungen Patientinnen und Patienten in jedem Fall alters- und entwicklungsangemessen informiert und soweit möglich an Behandlungsentscheidungen beteiligt werden. Die Möglichkeiten der Mitgestaltung des Klinikalltags unterscheiden sich jedoch entsprechend der Behandlungs- und Aufenthaltsdauer sowie dem Alter der behandelten Kinder/Jugendlichen.

5.5.4 Praxistipps/Empfehlungen

Ombudspersonen
Eine Möglichkeit für Beschwerdeverfahren in Kliniken/Einrichtungen sind Ombudspersonen.

Im besten Fall sind sowohl eine interne als auch eine externe Ombudsperson definiert. In Kliniken ergibt sich die Möglichkeit, dem Patientenfürsprecher/der Patientenfürsprecherin die Ombudsfunktion zu übertragen. Wichtige Überlegungen betreffen die Erreichbarkeit dieser Personen, die Möglichkeit sie den Patientinnen/Patienten sowie ihren Bezugspersonen bekannt zu machen sowie ihre Zuständigkeit für bestimmte Themenbereiche.

Elektronische Beschwerdesysteme
Zusätzlich zu internen und externen Ansprechpersonen können technische Lösungen zum Beschwerdemanagement eingesetzt werden, wie beispielsweise internetbasierte Lösungen. Auf vielen Webseiten von Kliniken finden sich hierzu etwa Kontaktformulare mittels derer Beschwerden von Patientinnen/Patienten oder ihren Bezugspersonen übermittelt werden können. Hierbei ist essenziell, transparent darzustellen, bei wem die Beschwerde eingeht, wer weiterhin davon erfährt und wie die Bearbeitung von Beschwerden erfolgt, ob man z. B. regelhaft Rückmeldungen auf Beschwerden erhält.

Ausrichtung des Beschwerdesystems
Prinzipiell sollte geprüft werden, ob eine Trennung von einem allgemeinen Beschwerdesystem und einem Beschwerdesystem für spezifische Aspekte (z. B. sexualisierte Gewalt) sinnvoll ist. Eine Trennung kann den Vorteil haben, dass sich bestimmte Gruppen gezielter angesprochen fühlen. Gleichzeitig ist die Hürde, sich an ein spezifisches Meldesystem zu wenden, insbesondere für Kinder und Jugendliche möglicherweise höher, da häufig Unsicherheit besteht, ob man bei der spezifischen Beschwerdestelle mit dem Anliegen richtig ist. Daher plädieren wir für ein allgemeines Beschwerdesystem, das sensibel und offen für alle Anliegen ist.

Auswertung von Beschwerden
Bei zentralen Beschwerdesystemen besteht die Gefahr, dass Anliegen unspezifisch beantwortet werden und wichtige, niederschwellige Hinweise, die auf Grenzverletzungen oder fehlerhafte Prozesse hinweisen, nicht wahrgenommen werden.

Wichtig ist daher, dass die Beschwerden dann auch in den Bereichen, auf die sie sich beziehen, zur Kenntnis gebracht und bearbeitet werden, selbst wenn diese zunächst banal erscheinen. Nur dann können auch aus unkonkreten oder scheinbar unbedeutenden Beschwerden Rückschlüsse auf mögliche Qualitätsmängel oder Grenzverletzungen gezogen werden. Dafür müssen die Prozessabläufe innerhalb einer Institution (wer für die Bearbeitung welcher Beschwerden zuständig ist) klar geregelt sein, ebenso in welcher Form eine Rückmeldung nach Bearbeitung an ein zentrales Meldesystem erfolgt.

5.5.5 Anwendungsbereich

Um Schutzkonzepte in Einrichtungen gut umzusetzen, ist es wichtig, dass diese partizipativ erstellt werden, um alle Perspektiven aufzunehmen und sicherzustellen, dass das Konzept im Alltag auch gelebt wird. Mit Unterstützung der nachfolgenden Fragestellungen kann einrichtungsbezogen zusammengetragen werden, wie Fachkräfte, Kinder und Jugendliche sowie ihre Bezugspersonen an Entscheidungen beteiligt werden und wie dies verbessert werden könnte. Die Elemente von Schutzkonzepten sollten, wo immer dies möglich ist, als partizipativer Prozess gemeinsam von allen in der Einrichtung tätigen Berufsgruppen sowie Kindern und Jugendlichen entwickelt werden. Bei den Elementen, welche dies nicht oder nur eingeschränkt ermöglichen (z. B. Handlungsabläufe), muss das erarbeitete Konzept den Mitarbeitenden bekannt gemacht und mit ihnen diskutiert werden. (Die nachfolgenden Fragestellungen sind adaptiert nach König et al. 2018, S. 501–503).

Fokus Kinder und Jugendliche
Überlegen Sie sich in Bezug auf folgende Fragen, wie dies in Ihrer Einrichtung gelöst ist:

- Wie werden in Ihrer Einrichtung Kinder und Jugendliche sowie ihre Bezugspersonen an Entscheidungsprozessen beteiligt (z. B. Austauschrunden mit Kindern und Jugendlichen,

Eltern, Feedback- und Beschwerdemöglichkeiten)? Welche Strategien/Abläufe/Prozesse sind bereits etabliert/formal verankert? Welche Punkte fallen Ihnen ein, bei denen entsprechende Strategien/Abläufe/Prozesse momentan noch fehlen?
- Wie berücksichtigen die etablierten Strategien Alter, Geschlecht, spezifische Merkmale (wie z. B. Behinderung, Migrationshintergrund, psychische Erkrankung o. Ä.) der betreuten Personen?
- Welche interne oder externe Evaluation besteht zu den etablierten Strategien/Abläufe/ Prozessen?
- Wie werden die Kinder und Jugendlichen über Entwicklungen in der Einrichtung informiert (z. B. Aushänge, Broschüren, Flyer)? Kommen die relevanten Informationen aus Ihrer Sicht bei den Kindern und Jugendlichen an? Wenn nein: Wie könnte dies verbessert werden?
- Wie werden die Kinder und Jugendlichen sowie deren Bezugspersonen zum Thema Kinderrechte geschult/informiert? Wie wird kontinuierliche Wissensvermittlung zu diesem Thema sichergestellt?
- Wie werden Kinderrechte in der Einrichtung gelebt bzw. wie sind sie konkret umgesetzt?

Fokus Mitarbeitende
Überlegen Sie sich in Bezug auf folgende Fragen, wie dies in Ihrer Einrichtung gelöst ist:

- Wie werden in Ihrer Einrichtung die Mitarbeitenden an Entscheidungsprozessen beteiligt? Welche Strategien/Abläufe/Prozesse sind hierfür etabliert/formal verankert? Welche Punkte fallen Ihnen ein, bei denen entsprechende Strategien/Abläufe/Prozesse momentan noch fehlen?
- Wie schätzen Sie die Zufriedenheit Ihrer Kolleginnen/Kollegen/Mitarbeitenden mit Art und Umfang der Beteiligung an Entscheidungsprozessen ein? Was könnte verbessert werden?
- Welche interne oder externe Evaluation besteht zu den etablierten Strategien/Abläufen/ Prozessen?

- Wie werden die Mitarbeitenden über Entwicklungen in der Einrichtung informiert (z. B. Newsletter, Aushänge, Broschüren, Besprechungen, Informationsmails)? Kommen die relevanten Informationen aus Ihrer Sicht bei den Mitarbeitenden an? Wenn nein: Wie könnte dies verbessert werden?
- Wie werden die Mitarbeitenden zum Thema Kinderrechte geschult/informiert? Wie wird kontinuierliche Wissensvermittlung zu diesem Thema sichergestellt?

- Wie wird sichergestellt, dass die Mitarbeitenden Kinderrechte in ihrer täglichen Arbeit berücksichtigen bzw. umsetzen?

Anregungen und Beschwerden sind ein wichtiges Element, um Abläufe in der Institution und den Schutz aller zu verbessern. Ein Beschwerdemanagement muss hierbei verschiedene Anforderungen erfüllen. Mit Hilfe der nachfolgenden Tab. 5.3 kann analysiert werden, ob ein Beschwerdemanagement bereits alle

Tab. 5.3 Fragestellungen zur Beurteilung eines Beschwerdemanagements. (Angepasste und ergänzte Version aus König et al. 2018, S. 506/507, ©Springer, mit freundlicher Genehmigung)[2]

	Trifft zu	Trifft nicht zu
Form der Beschwerde und Alternativen: Es gibt mehrere Möglichkeiten, um eine Beschwerde zu tätigen (z. B. interne/externe Ombudspersonen, Aushänge mit Verweis auf nationale Hotlines, Beschwerdeboxen, Formulare, Feedbackrunden; telefonisch, E-Mail, Formular, persönlich)		
Generelles Beschwerdeangebot: Das Beschwerdemanagement ist auf Beschwerden aller Art ausgerichtet und nicht spezifisch z. B. nur auf sexuelle Übergriffe		
Erreichbarkeit: Beschwerden können jederzeit an eine entsprechende Stelle gerichtet werden		
Zugänglichkeit: Die Beschwerdestelle ist für alle (z. B. auch Menschen mit Behinderung) leicht zugänglich		
Bekanntheit: Das Beschwerdesystem ist der/den Zielgruppen bekannt		
Verständlichkeit: Formulare und Beschwerdewege sind in einfacher Sprache und verständlich dargestellt. Für Personen mit geringen und keinen Deutschkenntnissen werden zumindest englischsprachige Materialien angeboten		
Anonymität und Vertraulichkeit: Die Meldungen werden vertraulich behandelt, der Beschwerdeweg ist so gestaltet, dass nicht gegen den Willen der meldenden Person weitere Personen informiert werden		
Reaktion und Rückmeldung: Die eingegangenen Beschwerden werden bearbeitet und es erfolgt eine Rückmeldung bzw. entsprechende Maßnahmen werden eingeleitet. In anonymer und angemessener Form werden auch die Personen in der Einrichtung über die Arbeit der Beschwerdestelle informiert *Anmerkung:* Bitte beachten Sie, dass in sehr kleinen Einrichtungen und in Einrichtungen, in denen Mitarbeitende sowie Kinder und Jugendliche lange Zeit beschäftigt bzw. untergebracht o. Ä. sind, und bei sehr seltenen Ereignissen auch bei einer anonymen Darstellung der Beschwerde nicht davon auszugehen ist, dass keine Rückschlüsse auf Personen möglich sind		
Qualifikation der zuständigen Personen: Personen, die Beschwerden sichten oder unmittelbare Ansprechpersonen sind, haben entsprechende Kompetenzen im Umgang mit solchen (z. B. Gesprächsführung, rechtliche Aspekte) und wurden zudem in einrichtungsspezifischen Vorgehensweisen (z. B. Dokumentation, Informationsketten und -pflichten) unterwiesen		
Mitbestimmung und Transparenz: Kinder und Jugendliche sowie Mitarbeitende haben die Möglichkeit, das Beschwerdesystem mitzugestalten (z. B. durch Wahl einer Vertrauensperson) und können im Rahmen der rechtlichen Möglichkeiten (z. B. Einhalten der Schweigepflicht) Auskunft über die Arbeit der Beschwerdestelle fordern		

---

[2] Die Tabelle steht unter https://doi.org/10.1007/978-3-662-64461-4_5 auch als Downloadmaterial zur Verfügung.

relevanten Punkte berücksichtigt. Wenn noch kein Beschwerdemanagement implementiert ist, können die angegebenen Punkte als Anregung für den Aufbau eines solchen genutzt werden.

Ein wichtiger Aspekt eines Beschwerdemanagements ist es, es so umzusetzen, dass es von allen, das heißt den Kindern und Jugendlichen, ihren Bezugspersonen, Patientinnen/Patienten, aber auch den Mitarbeitenden, genutzt wird und dass es dazu führt, dass die Bearbeitung der Beschwerden auch Verbesserungen in der Einrichtung zur Folge haben. Mit den nachfolgend genannten Fragestellungen kann beurteilt werden, inwieweit dies einrichtungsbezogen bereits umgesetzt ist.

Kinder und Jugendliche und ihre Bezugspersonen

- Welche Möglichkeiten bestehen für die Kinder und Jugendlichen und ihre Bezugspersonen, Beschwerden zu platzieren?
- Wie wird mit den Beschwerden umgegangen, das heißt, welche Abläufe sind hier etabliert?
- Funktioniert dieses Beschwerdesystem aus Ihrer Sicht? Wenn nein: warum nicht?
- Wie werden die Kinder und Jugendlichen sowie deren Bezugspersonen über die Beschwerdewege informiert?
- Was könnte am Beschwerdesystem verbessert werden?

Mitarbeitende

- Welche Möglichkeiten bestehen für Sie als Mitarbeiterin/Mitarbeiter, Beschwerden zu platzieren?
- Wie wird mit Beschwerden umgegangen, das heißt, welche Abläufe sind hier etabliert?
- Funktioniert dieses Beschwerdesystem aus Ihrer Sicht? Wenn nein: warum nicht?
- Wie werden die Mitarbeitenden, wie wurden Sie, beim Eintritt in die Einrichtung über die Beschwerdewege informiert?
- Was könnte am Beschwerdesystem verbessert werden?

5.6 Interventionsplan zum Umgang mit Fehlverhalten von Mitarbeitenden

Elisa König und Ulrike Hoffmann

5.6.1 Was ist das?

Ein Interventionsplan ist ein schriftlich fixiertes Verfahren zum Umgang mit Fehlverhalten von Mitarbeitenden. Wenn nun an die Erarbeitung eines Interventionsplanes gedacht wird, ist es zunächst notwendig, sich deutlich zu machen, welche Differenzierungen im Vorgehen für einen umfassenden Interventionsplan notwendig sind. Die Überlegungen am Runden Tisch Sexueller Kindesmissbrauch und auch die Handlungsleitfäden zum Umgang mit sexualisierter Gewalt in Institutionen des Bundesministeriums für Familie, Senioren, Frauen und Jugend (BMFSFJ) und des Bundesministeriums der Justiz (BMJ) (RTKM 2011) fokussierten sich auf (Verdachts-)Fälle von sexualisierter Gewalt in Institutionen. Sehr viel häufiger zeigt sich Fehlverhalten in der Institution aber als fachliches Fehlverhalten oder als (sexuelle) Grenzverletzung. Auch diesen „leichteren" Formen von Fehlverhalten muss aber etwas entgegengesetzt werden bzw. eine Reaktion darauf erfolgen.

Unterschiede bestehen zwischen den beiden genannten Formen in folgenden Punkten:

- **Intentionalität:** Während sexuelle Grenzverletzungen oder z. B. sexistische Sprache häufig aus Gedankenlosigkeit, mangelnder Reflexion des eigenen fachlichen Verhaltes oder Unwissen, z. B. über die Schamgrenzen von Kindern und Jugendlichen, oder in einer institutionellen „Kultur der Grenzverletzungen" unbeabsichtigt entstehen, sind sexuelle Übergriffe und sexualisierte Gewalt gezielte Handlungen, die bewusst und in aller Regel auch unter Kenntnis des damit zugefügten Unrechts erfolgen. Zu beachten ist aber, dass Grenzverletzungen bisweilen durch Täter und Täterinnen auch gezielt genutzt werden, um sexuelle Übergriffe anzu-bahnen und den Widerstand von Kindern zu testen. Es ist also notwendig, sich den Hinter-grund der Handlungen anzuschauen bzw. den Mitarbeiter/die Mitarbeiterin „im Auge zu behalten".

- **Schwere der Handlungen:** Sexuelle Über-griffe und sexualisierte Gewalt meint schwer-wiegendere Handlungen als fachliches Fehl-verhalten oder Grenzverletzungen. Sie kön-nen auch strafrechtlich relevant sein und müssen somit in ihren Konsequenzen für die Täter und Täterinnen auch andere Fol-gen haben als fachliches Fehlverhalten oder Grenzverletzungen.

- **Konsequenzen:** Während bei sexuellen Grenzverletzungen oder ähnlichen Hand-lungen neben einem Gespräch durch die Leitungsebene mit dem/der Mitarbeitenden, um das Fehlverhalten deutlich zu machen, Maßnahmen wie Fortbildungen, fachliche An-leitungen, Teamgespräche oder ähnliche „pä-dagogische" Maßnahmen infrage kommen, ist dies bei sexuellen Übergriffen/sexualisier-ter Gewalt nicht der Fall. Hier müssen in aller Regel arbeitsrechtliche sowie ggf. auch straf-rechtliche Konsequenzen gezogen werden.

Interne Gewalthandlungen können Abläufe in Institutionen nachhaltig negativ beeinflussen und lösen häufig Reaktionsweisen aus, die nicht den Regeln fachlichen Handelns entsprechen. Ein vorab erstellter Interventionsplan, auch „Handlungsplan", „Handlungsleitfaden", „Inter-ventionsstandard", „Interventionskonzept" oder „Notfallplan" genannt, kann dabei unter-stützen, diesen herausfordernden Situationen besonnen und fachlich korrekt zu begegnen. Es geht also darum, im Sinne eines Algorithmus Abläufe bei einem (Verdachts-)Fall zu formulie-ren, das heißt, wer in dieser Situation was und wann zu tun hat. Zu wissen, was im Fall eines Falles zu tun ist, erleichtert Mitarbeitenden die Bereitschaft, genau hinzusehen, Anhaltspunkte für Gewalterfahrungen zu erkennen und ihnen nachzugehen. Ziel ist es, einen Handlungsablauf zu erstellen, der bestmöglich den Schutz und die Rechte Betroffener sicherstellt, durch klare Vor-gaben Handlungssicherheit und Orientierung für die Mitarbeitenden in der Institution schafft und praktisch gut umsetzbar ist.

5.6.2 Hinweise zum Vorgehen bei der Erstellung

Zentraler Bezugspunkt des Interventionsplans muss das Kindeswohl sein. Bei der Entwicklung eines Interventionsplans sollten vor dem Hinter-grund dieser Prämisse folgende Aspekte berück-sichtigt werden:

- (Krisen-)Kommunikation, also die Defini-tion von Abläufen zur Informationsweiter-gabe. Dies bezieht sich sowohl auf den Informationsfluss innerhalb der Institution, also entlang der Hierarchien, auf die Infor-mation von Patientinnen/Patienten und deren Bezugspersonen/Angehörige, der Fachkräfte in der Einrichtung, als auch nach extern zu Behörden und in die Öffentlichkeit (Stich-wort „Öffentlichkeitsarbeit"). Die grundsätz-liche Frage ist, welche Informationen werden wann von wem an wen genau weitergegeben. Dazu gehört auch:
  - Informationen für die Mitarbeitenden zu geltenden Schweigepflichtregelungen, Offenbarungsbefugnissen und Offen-barungspflichten sowie zum Datenschutz.
  - Beschreibung, an welchem Punkt der Fall-bearbeitung welche einrichtungsinternen und/ oder -externen Akteurinnen/Akteure und Netzwerke mit ihrem jeweiligen spezi-fischen Wissen und Können hinzugezogen werden sollen/müssen (z. B. Personal-abteilung, Rechtsabteilung, Jugendamt, Be-ratungsstelle).
  - Formulierung von Kriterien für eine abge-wogene Entscheidung, ob und wann Straf-ermittlungsbehörden eingeschaltet werden.
- Unterscheidung des Vorgehens in Abhängig-keit der Form des Vorfalls (z. B. Grenzver-letzung – Übergriff – strafrechtlich rele-vante Handlungen) und der Opfer- und Täter-schaft-Konstellation (Erwachsene/Fachkraft, Jugendliche/Kinder). So sind beispielsweise

andere Handlungsschritte angezeigt, wenn ein jugendlicher Patient sexuell übergriffig gegen einen anderen minderjährigen Patienten ist, als wenn eine Fachkraft sich gegenüber einer minderjährigen Patientin übergriffig verhält. Wichtig ist dabei, in jedem Fall mit der Haltung „Im Zweifel für den Kinderschutz" vorzugehen. Auch wenn man (noch) nicht genau weiß, ob und gegebenenfalls was genau passiert ist, können manche Handlungsschritte schon eingeleitet werden (z. B. Hilfsangebote in die Wege leiten).

- Unterscheidung der Handlungsschritte nach den drei möglichen Szenarien: Verdacht bewahrheitet sich, Verdacht lässt sich weder verifizieren noch falsifizieren, Verdacht stellt sich als Falschbeschuldigung heraus.
- Beschreibung von Sofortmaßnahmen (z. B. zum Schutz für das betroffene Kind oder im Umgang mit beschuldigter Fachkraft, wie etwa eine Beurlaubung).
- Beschreibung des Umgangs mit den betroffenen Kindern und Jugendlichen sowie deren Bezugspersonen: Information, Besprechung des weiteren Vorgehens, Besprechung von Hilfe- und Unterstützungsbedarfen.
- Beschreibung des Umgangs mit dem (mutmaßlichen) Täter/der (mutmaßlichen) Täterin: Information, Gespräch, Konsequenzen.
- Beachtung der Vorgaben, Möglichkeiten und Grenzen von arbeits- bzw. dienst- und strafrechtlichen Maßnahmen sowie Schritten in Bezug auf den mutmaßlichen Täter bzw. die mutmaßliche Täterin.
- Definition von Unterstützungsangeboten für alle Beteiligten.
- Dokumentation: Was ist wann, wie und wo zu dokumentieren? Wo und in welcher Form werden die Informationen abgelegt? Wer hat Zugriff darauf? Wie werden die Informationen aufbewahrt? Wann werden diese gelöscht?
- Definition allgemeiner Standards in der Planung und Durchführung von Handlungsschritten, z. B. Ruhe bewahren, Wünsche der Betroffenen beachten.

Wichtig ist, sich klar zu machen, dass Intervention in der Regel kein linearer Ablauf ist, bei dem ein Handlungsschritt zwangsläufig auf den nächsten folgt, sondern es sich vielmehr um einen zirkulären Prozess handelt, in dem die aktuelle Situation immer wieder eingeschätzt und darauf abgestimmte Handlungsschritte eingeleitet werden.

Grundsätzlich sollte ein Interventionsplan nicht nur die Konstellation von Übergriffen durch Fachkräfte auf Kinder und Jugendliche berücksichtigen, sondern auch andere Konstellationen von Übergriffen: unter den Kindern und Jugendlichen, unter den Fachkräften, von den Kindern und Jugendlichen auf die Fachkräfte (z. B. Anspucken, Beleidigen, körperliche Angriffe). Am letztgenannten Beispiel sieht man, dass hier der „klassische Pfad" eines Interventionsplanes bei sexualisierter Gewalt in Institutionen thematisch verlassen wird, jedoch ist es unbedingt notwendig, auch solche Vorkommnisse in geeigneter Form aufzugreifen. Dies muss nicht zwingend im Interventionsplan sein, sondern kann auch in anderer Form bearbeitet und (schriftlich) niedergelegt werden.

Im Sinne der „Institution als Kompetenzort" sollte es auch unbedingt Überlegungen dazu geben, welche Schritte zu gehen sind, wenn sexualisierte Gewalt in einem Setting außerhalb der Institution bekannt wird (z. B. Kind berichtet über Übergriffe in der Familie). In vielen großen Kliniken gibt es Kinderschutzgruppen, die sich spezifisch mit dieser Fallkonstellation auseinandersetzen und hier zu Rate gezogen und/oder in die Weiterbearbeitung des Falles einbezogen werden können. Dort, wo es solche Gruppen nicht gibt, ist es sinnvoll, sich Ansprechpersonen zu suchen (z. B. im Jugendamt, in einer Fachberatungsstelle), bei denen im Akutfall Beratung und Unterstützung eingeholt werden kann.

Zudem ist in Bezug auf das Fehlverhalten eine Fokussierung nur auf sexuelle Grenzverletzungen/Übergriffe/Gewalt nicht sinnvoll. So darf z. B. nicht nur eine sexualisierte Sprache mit Maßnahmen geahndet werden, dies muss natürlich auch rassistische oder anderweitig gruppenbezogen menschenfeindliche Sprache umfassen. In Bezug auf Gewalt ist z. B. notwendig, auch auf körperliche oder emotionale

Gewalt zu reagieren. Auch hier gilt: Dies muss nicht zwingend im Interventionsplan berücksichtigt werden, sondern kann auch in anderer Form bearbeitet und (schriftlich) niedergelegt werden.

Die Entwicklung eines Interventionsplans sollte als ein gemeinsamer Prozess von unterschiedlichen Akteurinnen/Akteuren einer Institution (Leitungskräfte, interessierte Mitarbeitende aus verschiedenen Bereichen, z. B. aus dem klinischem und Sozialdienst, Personalabteilung, Rechtsabteilung) und am besten mit Unterstützung einer Fachberatungsstelle gestaltet werden. Durch eine gemeinsame Erarbeitung kann bereits eine Sensibilisierung für das Thema, ein Wissenszuwachs und eine erhöhte Akzeptanz sowie praktische Tauglichkeit des Plans erreicht werden. Dabei kann natürlich eine Orientierung an schon bestehenden Standards anderer Institutionen oder des Trägers erfolgen, allerdings sollten diese nicht einfach übernommen, sondern passgenau für die eigene Institution weiterentwickelt werden. Zudem sollten die Abläufe und Regelungen des Interventionsplans in regelmäßigen Abständen reflektiert und kontinuierlich aktualisiert werden.

5.6.3 Kontextbezogene Unterschiede

Die Ausführungen sind für alle Settings in gleicher Weise gültig.

5.6.4 Praxistipps/Empfehlungen

Die Herausforderung bei Interventionen bei einem Verdachtsfall liegt darin, dass die Situationen, die einen Verdacht begründen, oft uneindeutig sind und unklar ist, was tatsächlich passiert ist. Diese fehlende Sicherheit darf jedoch nicht dazu führen, dass gar nicht gehandelt wird, denn Nicht-Handeln kann im Zweifelsfall das Nicht-Schützen eines gewaltbetroffenen Kindes oder Jugendlichen bedeuten. Das macht die Auseinandersetzung mit Handlungsabläufen genau für diese Situationen im Vorfeld so wichtig, da sie ohne Zeitdruck und unter Abwägung verschiedener Möglichkeiten und Perspektiven vollzogen werden können.

Um den Interventionsplan sowohl dem Personal als auch Eltern, Kindern und Jugendlichen bekannt und zugänglich zu machen, sollten entsprechende Informationswege genutzt werden, z. B. Veranstaltungen, Rundschreiben oder im Rahmen von Mitarbeitenden- bzw. Elterngesprächen. Die Mitarbeitenden sollten darüber hinaus Schulungen zum Interventionsplan erhalten, um Inhalte und Maßnahmen des Interventionsplans sowie seine konkrete Anwendung in der Praxis zu vermitteln.

5.6.5 Anwendungsbereich

Ein präventiver Umgang mit Fehlern sollte nicht erst bei den Formen von Fehlverhalten beginnen, die so gravierend sind, dass ein arbeitsrechtliches Einschreiten oder andere schwerere Sanktionen notwendig werden, sondern bereits viel früher. Es ist notwendig und wichtig, in einer Institution eine Fehlersensibilität und Fehlerkultur zu entwickeln. Überall wo Menschen handeln, passieren Fehler, und häufig kann man im Nachhinein erkennen, wo in einer Situation anders hätte gehandelt werden sollen. Auch „Beinahe-Fehler", wenn z. B. etwas suboptimal verlaufen ist oder gerade noch einmal gut gegangen ist, sowie Fehlverhalten, dass sich z. B. auf fachliche Mängel des Mitarbeitenden zurückführen lässt, sind eine große Chance für das Lernen in Institutionen und Teams. Dies zu nutzen, um Abläufe zu verbessern, trägt sehr viel stärker dazu bei, Institutionen insgesamt sicherer zu machen als Sanktionen und Abmahnungen nach einem tatsächlich geschehenen Fehler.

Aufgabe 1
Überlegen Sie sich Situationen aus Ihrem Alltag, Ihrer Berufserfahrung etc. zu fachlichem Fehlverhalten, Grenzverletzungen, (sexuellen) Übergriffen. Überlegen Sie, wie in der konkreten Situation in Ihrer Institution weiter verfahren wird. Ist für alle Konstellationen ein Vorgehen festgelegt?

- **Wenn ja:** Ist dieses Vorgehen so sinnvoll? Kennen Sie Ihre Aufgaben? Ist Ihnen in den Abläufen etwas unklar? Wenn Sie Ihre Aufgaben nicht kennen und/oder bezüglich der Abläufe Unklarheiten bestehen, was können Sie tun/wen können Sie ansprechen, um dies zu ändern?
- **Wenn nein:** Welche Aspekte sind nicht abgedeckt? Welches Vorgehen wäre aus Ihrer Sicht hier sinnvoll? Wie können die Defizite bearbeitet werden? An wen können Sie sich wenden? Was können Sie selbst einbringen, um hier zu einem verbesserten Ablauf zu kommen?

Aufgabe 2

Häufig besteht in der Praxis eine Hemmung, Kolleginnen und Kollegen auf Fehlverhalten anzusprechen oder Kritik an Abläufen und Strukturen zu äußern. Hierfür gibt es vielfältige Gründe. Bitte kreuzen Sie in der linken Spalte aus den nachfolgend genannten Aspekten diejenigen an, die auf Sie zutreffen. Die Aspekte sind alphabetisch geordnet und sollen keine wie auch immer geartete Gewichtung nahelegen (Tab. 5.4).

Wie in der rechten Spalte zu sehen ist, wurden die Antworten Kategorien zugeordnet. Die Zuteilung zu den Kategorien soll Ihnen eine Hilfestellung dabei geben, Ihre eigenen Hürden und Gründe besser einzuschätzen:

- Kategorie A: Harmonie bewahren oder herstellen
- Kategorie B: Selbstschutz, Wahrung eigener Interessen
- Kategorie C: Schutz der Kolleginnen/Kollegen
- Kategorie D: Resignation
- Kategorie E: Systemische Hürden, hinderliche Fehlerkultur
- Kategorie F: Eigene Unsicherheit, mangelndes Wissen

(Bitte beachten Sie: Einige der Antwortoptionen waren nicht ganz trennscharf einzuordnen und hätten auch zu anderen Kategorien gepasst.)

Nachfolgend können Sie eintragen, von welcher Kategorie Sie wie viele Antworten angekreuzt haben.

Kategorie	Anzahl zugehöriger Antworten	Davon von mir angekreuzt
A: Harmonie bewahren oder herstellen	5	
B: Selbstschutz, Wahrung eigener Interessen	5	
C: Schutz der Kolleginnen/Kollegen	3	
D: Resignation	2	
E: Systemische Hürden, hinderliche Fehlerkultur	5	
F: Eigene Unsicherheit, mangelndes Wissen	3	

Wenn Sie die von Ihnen angekreuzten Punkte betrachten, wo sehen Sie Ihre hauptsächlichen Hürden, und was müsste sich ändern, damit Sie Fehlverhalten melden oder Kritik an Abläufen und Strukturen äußern würden?

- An meiner eigenen Einstellung
- Bei meinen Kolleginnen und Kollegen
- Bei meinen Vorgesetzten
- Im Team insgesamt
- In den (Beschwerde-)Strukturen in meiner Einrichtung

Aufgabe 3

Bei der Erstellung eines Interventionsplans für das Vorgehen in einem (vermuteten) Fall von (sexualisierter) Gewalt sind viele Aspekte zu berücksichtigen. Mit Unterstützung von Tab. 5.5 können Sie sich für den Interventionsplan in Ihrer Einrichtung anschauen, ob alle relevanten Aspekte berücksichtigt wurden. Wenn es in Ihrer Einrichtung noch keinen Interventionsplan gibt, kann die Tab. 5.5 Sie dabei unterstützen, bei der Erstellung eines Interventionsplans alle relevanten Punkte zu berücksichtigen.

Bewerten Sie die in Tab. 5.5 aufgeführten Merkmale eines Interventionsplans zum Umgang mit Verdachtsfällen in Einrichtungen in

Tab. 5.4 Gründe für Nicht-Ansprechen von Fehlern im Arbeitskontext. (Fragebogen in adaptierter und ergänzter Form nach Employee Silence Scale (Knoll und van Dick 2012))[3]

Meine Gründe	„Ich habe bei der Arbeit kritische Themen/Fehler von Kolleginnen/Kollegen nicht angesprochen, …"	Kategorie
	… damit die/der Andere keinen Ärger bekommt	C
	… um andere nicht bloßzustellen	C
	… um Konflikte zu vermeiden	A
	… um mich gegenüber Kolleginnen/Kollegen und Vorgesetzten nicht angreifbar zu machen	B
	… um nicht die Beziehung zu Kolleginnen/Kollegen und/oder Vorgesetzten zu gefährden	A
	… um nicht die Gefühle von Kolleginnen/Kollegen und/oder Vorgesetzten zu verletzen	A
	… weil andere ebenfalls nichts sagen	B
	… weil ich Angst vor negativen Konsequenzen oder Nachteilen habe	B
	… weil ich auf den Job angewiesen bin und deshalb keine Schwierigkeiten möchte	B
	… weil ich die Erfahrung gemacht habe, dass sich nach Beschwerden nichts ändert	D
	… weil ich die Kollegin/den Kollegen gerne mag	C
	… weil ich in der Vergangenheit schlechte Erfahrungen mit dem Ansprechen von kritischen Sachen gemacht habe	E
	… weil ich mir nicht sicher bin, ob ich ausreichende fachliche Kompetenzen habe, die Situation richtig einzuordnen	F
	… weil ich mit meiner Rückmeldung/Kritik ohnehin kein Gehör finde	D
	… weil ich nicht als „Kollegenschwein"/Denunziant gelten will	A
	… weil ich nicht als Querulantin/Querulant gelten will	A
	… weil ich nicht einschätzen kann, wie meine Kritik aufgenommen werden wird	F
	… weil ich nicht weiß, was genau mit meiner Beschwerde passieren wird	F
	… weil ich nicht weiß, ob meine Vorgesetzten überhaupt dafür offen sind, dass Kritik geäußert wird	E
	… weil ich weiß, dass ich keine Unterstützung anderer Kolleginnen/Kollegen bei meiner Beschwerde bekommen werde	E
	… weil ich weiß, dass meine Vorgesetzten nicht offen für Vorschläge, Bedenken und Ähnliches sind	E
	… weil nicht erwartet wird, dass ich mich einbringe	E
	… weil sonst nur unnötiger Aufwand auf mich zukommt	B

Bezug darauf, ob Sie für den Interventionsplan in Ihrer Einrichtung zutreffen.

Für die Punkte, bei denen Sie JA ankreuzen: Zentraler Bezugspunkt des Interventionsplans muss das Kindeswohl sein. Überlegen Sie also auch hier nochmal, ob die definierten Maßnahmen die bestmögliche Lösung für betroffene Kinder/Jugendliche darstellen und passen Sie diese falls notwendig an.

Für die Punkte, bei denen Sie NEIN ankreuzen: Überlegen Sie, wie diese Punkte noch in den Interventionsplan eingebracht werden können.

5.7 Konzept für Aufarbeitung

Elisa König

5.7.1 Was ist das?

Unter „Aufarbeitung" wird die langfristige, zukunftsorientierte Auseinandersetzung mit institutionellem Versagen verstanden. An die-

---

[3]Die Tabelle steht unter https://doi.org/10.1007/978-3-662-64461-4_5 auch als Downloadmaterial zur Verfügung.

Tab. 5.5 Übersicht zur Überprüfung der Aspekte eines Interventionsplans. (Angepasste und ergänzte Version aus König et al. 2018, S. 529/530, ©Springer, mit freundlicher Genehmigung)[4]

Treffen folgende Punkte auf den Interventionsplan Ihrer Einrichtung zu?	JA	NEIN
Einrichtungsinterne Informationsweitergabe – Institutionshierarchie		
Es ist festgelegt, welche Ebenen (z. B. Träger, Vorgesetzte) zu welchem Zeitpunkt informiert werden müssen		
Einrichtungsinterne Informationsweitergabe – Verschiedener Akteurinnen/Akteure		
Es ist festgelegt, wann Kinder und Jugendliche, Bezugspersonen und Mitarbeitende über was informiert werden		
Öffentlichkeitsarbeit		
Es ist festgelegt, wer für Öffentlichkeitsarbeit zuständig ist		
Öffentlichkeitsarbeit		
Es ist festgelegt, welche Informationen zu welchem Zeitpunkt weitergegeben werden dürfen		
Offenbarungsbefugnisse und Meldepflichten		
Es ist beschrieben, welche Schweigepflichtregelungen, Offenbarungsbefugnisse und Meldepflichten vorliegen (z. B. gegenüber dem zuständigen Jugendamt) und wie diese zu erfüllen sind. Über Regelungen zum Datenschutz wird aufgeklärt		
Einbezug spezifischer Expertise		
Es ist definiert, wann welche einrichtungsinternen und/oder -externen Akteurinnen/Akteure und Netzwerke mit ihrem jeweiligen spezifischen Wissen und Können hinzugezogen werden sollen (z. B. Personalabteilung, Rechtsabteilung, Jugendamt, Beratungsstelle)		
Externe Unterstützung		
Das frühzeitige Hinzuziehen von externer Beratung und Unterstützung ist Bestandteil der festgelegten Handlungsschritte		
Einschaltung der Strafermittlungsbehörden		
Es ist festgelegt, ob und wann Strafermittlungsbehörden eingeschaltet werden		
Einzuleitende Handlungsschritte		
Es ist aufgeführt, welche Handlungsschritte einzuleiten sind		
Sofortmaßnahmen		
Es werden Maßnahmen beschrieben, die sofort zu treffen sind (z. B. zum Schutz für das betroffene Kind)		
Zuständigkeitsbereiche		
Es ist festgelegt, wer im festgelegten Ablauf wofür zuständig ist		
Unterscheidung der Handlungsschritte nach Grad des Verdachtes		
Die definierten Handlungsschritte sind in Bezug auf den Härtegrad des Verdachtes (z. B. vager Verdacht und hinreichend konkreter Verdacht) ausdifferenziert		
Unterscheidung der Handlungsschritte nach Konstellation		
Die definierten Handlungsschritte sind in Bezug auf die Konstellation des Übergriffes ausdifferenziert. Dies betrifft sowohl den Täter/die Täterin, also ist es ein Übergriff durch Mitarbeitende, als auch ein Übergriff durch eine Person außerhalb der Institution, der in der Institution bekannt wird oder ein Übergriff unter den Kindern und Jugendlichen, also auch die Frage, ob es sich um eine Grenzverletzung handelt oder um einen (sexuellen) Übergriff		

(Fortsetzung)

---

[4] Die Tabelle steht unter https://doi.org/10.1007/978-3-662-64461-4_5 auch als Downloadmaterial zur Verfügung.

Tab. 5.5 (Fortsetzung)

Treffen folgende Punkte auf den Interventionsplan Ihrer Einrichtung zu?	JA	NEIN
Umgang mit betroffenen Kindern/Jugendlichen		
Es ist festgelegt, wie der Umgang mit den betroffenen Kindern/Jugendlichen zu gestalten ist, z. B. in welcher Art und Weise mit diesen über das weitere Vorgehen gesprochen bzw. diese informiert werden. Zentral bei der Ausgestaltung ist die Wahrung der Selbstbestimmungsrechte Betroffener		
Umgang mit den Eltern/Bezugspersonen der betroffenen Kinder/Jugendlichen		
Es ist festgelegt, wie der Umgang mit den Eltern/Bezugspersonen der betroffenen Kinder/Jugendlichen zu gestalten ist, z. B. in welcher Art und Weise mit diesen über das weitere Vorgehen gesprochen wird bzw. diese informiert werden		
Umgang mit dem (mutmaßlichen) Täter/der (mutmaßlichen) Täterin		
Es gibt Vorgaben für den Umgang mit dem (mutmaßlichen) Täter/der mutmaßlichen Täterin, z. B. wie und in welcher Weise mutmaßliche Täter/Täterinnen informiert und befragt werden		
Rechtliche Schritte		
Es gibt Vorgaben zu arbeits- bzw. dienst- und strafrechtlichen Maßnahmen und Schritten in Bezug auf den mutmaßlichen Täter bzw. die mutmaßliche Täterin		
Rechtliche Schritte		
Es gibt Informationen zu geltenden Schweigepflichtregelungen sowie zum Datenschutz		
Dokumentation		
Es ist festgelegt, wie die getroffenen Entscheidungen und eingeleiteten Schritte zu dokumentieren sind. Hilfreich für die Dokumentation kann die Erstellung eines Formulars sein, in welchem alle relevanten Punkte als Vorlage aufgeführt sind		
Dokumentation		
In den Ausführungen zur Dokumentation wurden Aspekte des Datenschutzes und das Gewährleisten von Vertraulichkeit berücksichtigt		
Unterstützungsangebote		
Es sind Unterstützungsangebote definiert für:		
Betroffene Kinder/ Jugendliche		
Die Bezugs- und Kontaktpersonen der betroffenen Kinder/Jugendlichen		
Die Mitarbeitenden		
Die Leitungskräfte		
Nicht betroffene Kinder und Jugendliche		
Anmerkung: Beachten Sie bei Beratungs- und Unterstützungsangeboten, dass mit den jeweiligen Stellen und Personen Kooperationen und Absprachen bestehen		
Informationsweitergabe an nicht betroffene Kinder und Jugendliche und deren Eltern		
Es ist festgelegt, wie mit der Informationsweitergabe an nicht betroffene Kinder und Jugendliche und deren Eltern verfahren wird		
Rehabilitation		
Es sind Schritte dazu definiert, wie eine fälschlicherweise verdächtige Person rehabilitiert werden kann		
Allgemeine Standards		
Es sind allgemeine Standards in der Planung und Durchführung von Handlungsschritten formuliert (wie Ruhe bewahren, Wünsche der Betroffenen berücksichtigen etc.)		

ser Stelle meint „Aufarbeitung" nicht die institutionelle oder gesellschaftliche Aufarbeitung von Fällen sexualisierter Gewalt, wie sie strukturell z. B. durch die Aufarbeitungskommission (https://www.aufarbeitungskommission.de/) durchgeführt wird. Vielmehr wird sich auf die direkte Nachbereitung von Fällen bezogen. Das umfasst die Anerkennung der stattgefundenen Vorfälle und dem damit verbundenen Leid, die Auseinandersetzung damit, in welcher Kultur die Vorfälle in der Institution stattgefunden haben bzw. ermöglicht wurden, Übernahme der Verantwortung für Fehler der Vergangenheit sowie die Bereitschaft, aus diesen zu lernen und vorhandene Strukturen und Konzepte im Sinne eines verbesserten Kinderschutzes (weiter) zu entwickeln. Ein Aufarbeitungskonzept hält Handlungsempfehlungen für eine solche Aufarbeitung fest.

5.7.2 Hinweise zum Vorgehen bei der Erstellung

Welche Maßnahmen in einer Einrichtung im Rahmen eines Aufarbeitungsprozesses eingeleitet werden, muss im Hinblick auf das Geschehene, die Wünsche der Betroffenen und die Rahmenbedingungen, wie finanzielle Ressourcen, abgewogen werden. Ein Aufarbeitungskonzept sollte vorrangig von Leitungspersonen unter Mitarbeit einer Projektgruppe o. Ä. verfasst werden. Inhaltlich sollte ein Aufarbeitungskonzept folgende Punkte beinhalten:

- Wie kann der Aufarbeitungsprozess öffentlich bekannt gemacht werden, sodass man Betroffene erreichen und mit ihnen in Kontakt treten kann? Und wie können Beteiligungsstrukturen für Betroffene gestaltet und ihre Vernetzung gefördert werden? Sich mit diesen Aspekten auseinanderzusetzen und Möglichkeiten zu erarbeiten, signalisiert, dass die Institution den Aufarbeitungsprozess ernst nimmt und Betroffene beteiligt werden. Dafür sind vielfältige Kommunikationskanäle bzw. -zugänge nötig, sodass Betroffene ihr Anrecht auf Aufarbeitung und Beteiligung auch realisieren können.

- Wie können welche realistischen finanziellen und personellen Ressourcen bereitgestellt werden (z. B. für Kosten für Aufarbeitungsteam, psychosoziale Begleitung der Betroffenen, Veranstaltungen etc.)?
- Wie kann ein interdisziplinäres Fachteam bestehend aus externen Fachkräften sowie Fachkräften des Leitungsteams der Klinik (keine Personen, die zuvor Personalverantwortung oder Fachaufsicht für den Beschuldigten/die Beschuldigte hatte bzw. Fehler im Krisenmanagement nach der Aufdeckung gemacht hat) gebildet werden, welchem die Verantwortung und die Koordination für die Aufklärung obliegt?
- Welche Ziele verfolgt die Aufarbeitung? Welche Vorfälle und damit verbundenen Aspekte sollen untersucht werden (z. B.: Was ist geschehen? Wer sind die Täter/Täterinnen und arbeiten sie heute noch mit Kindern oder Jugendlichen? Wer waren die Mitwissenden, die nicht gehandelt haben? Welche institutionellen Strukturen und Mechanismen haben die Gewalthandlungen ermöglicht? Welche Folgen haben die Gewalttaten für Betroffene? Was hätte es gebraucht, um die Kinder besser zu schützen?)? Welcher Zeitraum? Welche Orte sind Gegenstand der Aufarbeitung?
- Wie können parteiliche Hilfs- und Unterstützungsangebote für alle unmittelbar und mittelbar betroffenen Kinder, Jugendlichen sowie deren Angehörige und Mitarbeitende sichergestellt werden?
- Welche rechtlichen Fragen müssen bedacht und geklärt werden (z. B. in Bezug auf Persönlichkeitsrechte, Datenschutz, Arbeits-, Personal- oder Strafrecht; letztere unabhängig von einer strafrechtlichen Verurteilung)? Welche externe (juristische) Expertise könnte einbezogen werden?
- Im Falle eines Strafermittlungsverfahrens: Information der Betroffenen über die Möglichkeit einer anwaltlichen Vertretung im Rahmen der Nebenklage sowie Angebote der sozialpädagogischen Prozessbegleitung.
- Wie können alternative Behandlungsplätze o. Ä. für Patientinnen/Patienten in anderen Einrichtungen organisiert werden?

- Wie kann eine unabhängige juristische und/oder sozialwissenschaftliche Untersuchung der Fälle eingeleitet werden? Deren Aufgaben umfassen beispielsweise die Ermittlung der Fakten der (sexuellen) Gewalthandlungen bzw. Misshandlungen, deren Folgeproblematiken und Belastungen von Betroffenen und Angehörigen sowie Auswirkungen der Misshandlungen auf institutionelle Dynamiken (z. B. Teamspaltungen, Schweigegebote, Ausgrenzung), Identifikation struktureller und fachlicher Gefährdungsfaktoren für die Gewalthandlungen, Vorschläge für eine Überarbeitung des Schutzkonzeptes (s. unten).
- Wie kann die Rehabilitation von Mitarbeitenden im Falle von nachgewiesenen falschen Beschuldigungen sichergestellt werden (s. Baustein „Rehabilitationskonzept")?
- Sollten Räumlichkeiten neu gestaltet werden?
- Welche (Weiter-)Entwicklung des institutionellen Schutzkonzeptes ist nötig? Dafür können folgende Fragen hilfreich sein: Welche institutionellen Strukturen haben die Gewalthandlungen begünstigt bzw. nicht verhindert? Was sind personenspezifische Aspekte, die bedingt haben, dass es zu dem Fall gekommen ist? Wo haben Personen weggeschaut oder Probleme nicht gemeldet und warum? Falls es einen Interventionsplan gab: Waren die definierten Abläufe praxistauglich und zielführend? An welchen Punkten sind Verbesserungen notwendig? Falls es keinen Interventionsplan gab: Wie müsste dieser ausgestaltet sein, dass er hilfreich gewesen wäre? Wer kann wie zeitnah einen Interventionsplan erstellen?
- Wie kann eine angemessene Anerkennung des erfahrenen Leids, Entschädigung und Entschuldigung aussehen? Dafür ist der Austausch mit den Betroffenen unabdingbar.
- Soll ein Ort zur Erinnerung in der Institution geschaffen werden? Wie könnte dieser aussehen?
- Wie können Betroffene und externe Fachpersonen in den Prozess einbezogen werden?

5.7.3 Kontextbezogene Unterschiede

Die Ausführungen sind für alle Settings in gleicher Weise gültig.

5.7.4 Praxistipps/Empfehlungen

Bei einem Aufarbeitungsprozess ist es ratsam, den Austausch mit den Betroffenen, den Angehörigen, den Mitarbeitenden sowie den Kindern und Jugendlichen über deren Erwartungen an die Aufarbeitung der Fälle zu suchen. Das Verständnis für die einzelnen Positionen kann bei der Umsetzung der Aufarbeitung unterstützend sein, auch wenn immer beachtet werden sollte, dass vermutlich nicht allen Erwartungen genügt werden kann. Wichtig ist hierbei, die Gründe für das Vorgehen und die Entscheidungen transparent darzulegen.

Für die Einbindung externer Fachkräfte in den Aufarbeitungsprozess (z. B. im Rahmen des oben genannten interdisziplinären Fachteams) sind Fachberatungsstellen, Präventionsbeauftragte oder ähnliche Ansprechpersonen geeignet. Adressen von Fachberatungsstellen finden sich im Hilfeportal Sexueller Missbrauch (https://www.hilfeportal-missbrauch.de/startseite.html).

Die Unabhängige Kommission zur Aufarbeitung sexuellen Kindesmissbrauchs hat eine Übersicht von Aufarbeitungsberichten veröffentlicht (Unabhängige Kommission 2017).

5.7.5 Anwendungsbereich

Ein sexueller Übergriff oder auch ein anderer Vorfall im Kontext von Kindeswohlgefährdung passiert nicht plötzlich, es gibt immer Situationen, Prozesse, Umstände etc., die zu dem Ereignis geführt haben. Wichtig ist es deshalb, diese Entwicklung nachzukonstruieren und daraus zu lernen. Auch haben solche Fälle oft einen Einfluss auf die Arbeit in der Einrichtung, z. B. auf Dynamiken im

Team oder das institutionelle Selbstverständnis. Es lohnt sich deshalb immer, Fälle aufzuarbeiten. Die Erkenntnisse sollten in die Optimierung des bestehenden Schutzkonzeptes einfließen. Wenn noch kein Schutzkonzept besteht, sollte dies zum Anlass genommen werden, ein Schutzkonzept zu entwickeln.

Aufgabe 1
Wenn es zu einem Fall in einer Einrichtung gekommen ist, sollten die strukturellen und personenbezogenen Faktoren analysiert werden, die zu dem Fall geführt oder diesen begünstigt haben. Denken Sie an einen Fall von (sexualisierter) Gewalt in Ihrer Einrichtung. Überlegen Sie, inwieweit die in Tab. 5.6 genannten Faktoren zu dem Fall geführt oder diesen begünstigt haben und was getan werden kann, um den/die Faktor/en zu verändern.

Aufgabe 2
Die Aufarbeitung von Fällen sollte immer auch dazu führen, die Abläufe bei der Bearbeitung des nächsten Falles zu optimieren. Mit den in der Tab. 5.7 genannten Punkten können Sie den Fallverlauf unter den Gesichtspunkten, was gut und was weniger gut gelaufen ist, analysieren und nachfolgend überlegen, wie die Aspekte, die weniger gut gelaufen sind, optimiert werden können und wie der Interventionsplan entsprechend anzupassen ist.

5.8 Konzept zur Rehabilitation zu Unrecht beschuldigter Mitarbeitender

Elisa König

5.8.1 Was ist das?

Personen, die zu Unrecht einer Misshandlung beschuldigt wurden, sind oft äußerst belastet. Es ist deshalb sehr wichtig, ein Konzept zu entwickeln, wie diese innerhalb der Einrichtung rehabilitiert werden können. Unter Rehabilitation wird verstanden, dass für andere erkennbar wird, dass Beschuldigungen sich nicht als wahr erwiesen haben, und damit die Person (oder die Klinik) als unschuldig gelten muss. Ein Rehabilitationskonzept bündelt Aspekte zum Umgang mit Falschbeschuldigungen in Bezug auf 1) die fälschlich beschuldigte Person, 2) die beschuldigende Person und 3) die Klinik sowie das Umfeld der Klinik.

Tab. 5.6 Strukturelle und personenbezogene Faktoren

Strukturelle Faktoren	Personenbezogene Faktoren
• Hierarchien	• Persönliche oder fachliche Defizite bei Leitungspersonen
• Arbeitsbedingungen	• Persönliche oder fachliche Defizite bei Mitarbeitenden
• Arbeitsabläufe	• Problematische persönliche Haltungen von Personen
• Bauliche Strukturen	• Personen haben nicht gemeldet
• Mangelnde Qualifizierung	• Personen haben nicht gehandelt
• Fehlerkultur	• Personen haben falsch gehandelt

Tab. 5.7 Aufarbeitung eines Falles von sexualisierter Gewalt in einer Institution – Analyse des Fallverlaufes

Fragestellungen	JA	NEIN
Die Meldung des Falles ist gut gelaufen. Die Meldeketten wurden eingehalten		
Die Planung der Intervention ist gut gelaufen		
Die Durchführung der Intervention ist gut gelaufen		
Der Interventionsplan hat sich als praktisch gut anwendbar erwiesen		
Die im Interventionsplan definierten Abläufe waren praxistauglich und zielführend		
Die Partizipation der Betroffenen und ihrer Bezugspersonen ist gut gelaufen		
Die Kommunikation mit den Betroffenen und ihren Bezugspersonen ist gut gelaufen		
Die Kommunikation mit anderen Beteiligten (Mitarbeitende, Presse, Öffentlichkeit, mutmaßlicher/mutmaßliche Täter/Täterin etc.) ist gut gelaufen		

5.8.2 Hinweise zum Vorgehen bei der Erstellung

Die Voraussetzung für eine gelungene Rehabilitation ist die transparente, sachlich korrekte und faire Aufklärung des Falls unter Berücksichtigung des Schutzes der betroffenen Patientin/des betroffenen Patienten.

Ein Rehabilitationskonzept sollte sinnvollerweise von einer Leitungsperson in Absprache mit der Personalabteilung und dem Personalrat erstellt werden. Inhaltliche Aspekte umfassen in Bezug auf

1. die fälschlich beschuldigte Person:
Unterstützung der Person, die nachweislich zu Unrecht beschuldigt wurde, bei der Reintegration in die Arbeit durch z. B.:
   - Klärung formaler Notwendigkeiten wie Löschung eines Vorgangs aus der Personalakte, Beendigung einer vorläufigen Suspendierung o. Ä. oder Zurverfügungstellung eines rechtlichen Beistandes für den Beschuldigten/die Beschuldigte, um z. B. Kostenerstattung für die Rechtsverfolgung oder Ansprüche auf Schadensersatz, Schmerzensgeld oder Geldentschädigungen zu prüfen.
   - Aktives Ansprechen der Person, welche Folgen dies für ihre zukünftige Arbeit haben wird (z. B. Ängste und Unsicherheiten in speziellen Situationen). Bei Bedarf sind entsprechende Unterstützungsmöglichkeiten (wie Supervision) für die Betroffenen vorzuhalten.
   - Klärung der Frage, ob der/die fälschlich Angeschuldigte und die Person, die die Beschuldigung vorgebracht hat, im gleichen Setting zusammen bleiben und gemeinsam weitergearbeitet wird. Es sollte eine aktive und transparente Kommunikation über eingeleitete Schritte stattfinden, ggf. ist auch zu erwägen, dem/der fälschlich Beschuldigten ein Angebot auf Arbeitsplatzwechsel zu machen.
2. die beschuldigende Person:

   - Bei einer bewusst vorgenommenen Falschbeschuldigung ist die Person dafür in die Verantwortung zu nehmen. Motive und Beweggründe für die Falschbeschuldigung sollten identifiziert und adäquat adressiert werden. Gegebenenfalls kann ein Entschuldigungsschreiben förderlich sein.
   - Handelt es sich nicht um eine bewusst vorgenommene Falschbeschuldigung, kann die Situation Anlass bieten, Verhaltensleitlinien trennschärfer zu formulieren oder Melde- und Beschwerdewege sowie den Interventionsstandard zu überprüfen. Das offene Ansprechen der Person von erlebten Unstimmigkeiten o. Ä. sollte positiv anerkannt werden.
3. die Klinik und das Umfeld der Klinik:
   - Transparente Kommunikation darüber, dass sich eine Beschuldigung klar als unbegründet erwiesen hat – je nach Bekanntheitsgrad der Beschuldigung betrifft das die sachgerechte Information der Beschäftigten, Eltern (auch nicht betroffener Patientinnen/Patienten), Kinder und Jugendlichen sowie der Öffentlichkeit.
   - Skizzierung und Erläuterung des Aufklärungsprozesses.
   - Entwicklung einer Strategie der Presse- und Öffentlichkeitsarbeit, am besten unter Einbezug neutraler Dritter.
   - Aktive Thematisierung der problematischen Situation bei den Mitarbeitenden (Informationen über Tatsachen und Sachstand; Raumgeben für Gefühle wie Ängste, Sorgen, Wut; Einfordern einer Perspektivübernahme für die fälschlich beschuldigte Person; Antizipation zukünftiger schwerer Situationen und Umgang damit etc.) und den Patientinnen/Patienten (offene Gesprächsrunden, um Gefühle, Unsicherheiten, Fragen und Unklarheiten Raum zu geben; Projektarbeit mit dem Thema, was passiert, wenn eine Person für etwas beschuldigt wird, das sie nicht getan hat etc.)

- Klärung der Frage, wann und wie neutrale Dritte eingebunden werden können, um den Prozess zu begleiten.
- Formulierung von Standards für Dokumentation.

5.8.3 Kontextbezogene Unterschiede

Die Ausführungen sind für alle Settings in gleicher Weise gültig.

5.8.4 Praxistipps/Empfehlungen

Damit sich die positive Wirkung eines Rehabilitationskonzeptes entfalten kann, sollte sichergestellt werden, dass Mitarbeitende darüber informiert sind, dass es ein solches Konzept gibt und was es grob beinhaltet. Dafür bieten sich verschiedene Strategien an (z. B. kontinuierliche Thematisierung in Fortbildungsveranstaltungen, Hinweis auf Konzept im Intranet etc.).

Rehabilitation findet vor allem im Kopf statt. Die Mitarbeitenden sollten bei einem konkreten Fall deshalb angeregt werden, zu diskutieren, was aus der Sicht jedes/jeder Einzelnen notwendig ist, damit der/die zu Unrecht beschuldigte Kollege/ Kollegin wieder als unbelastet angesehen wird. Hilfreich kann es hierfür sein, ein „Urteil von außen", z. B. durch eine Fachberatungsstelle, einzuholen, da externe Stellen aufgrund der Nichtzugehörigkeit zur Institution manchmal als objektiver wahrgenommen werden.

5.8.5 Anwendungsbereich

Aufgabe 1
Mitarbeitende, die zu Unrecht eines (sexuellen) Übergriffs beschuldigt wurden, sind oft äußerst belastet. Es ist deshalb sehr wichtig, ein Konzept zu entwickeln, wie diese innerhalb der Einrichtung rehabilitiert werden können, auch wenn Rehabilitation nur bedingt von außen verordnet werden kann, sondern vor allem mit wieder gewonnenem Vertrauen zu tun hat. Mit der Tab. 5.8 können Sie anhand verschiedener Aspekte Überlegungen zusammenstellen.

Aufgabe 2
Rehabilitation ist vor allem „Kopfsache" und kann nur schwer von außen angewiesen werden. Um zu Unrecht beschuldigte Kolleginnen/ Kollegen erfolgreich zu rehabilitieren, sollte sich im Team/in der Mitarbeiterschaft darüber ausgetauscht werden, was dazu notwendig ist. Reflektieren Sie, welche Aspekte für Sie persönlich wichtig wären, um einen Kollegen/eine Kollegin wieder als unbelastet anzusehen.

5.9 Maßnahmen zur baulichen Gestaltung und Raumgestaltung

Sabine Müller

5.9.1 Bedeutung von Maßnahmen zur baulichen Gestaltung und Raumgestaltung

Erkenntnisse hinsichtlich der Bedeutung von Architektur, Einrichtung und Ausstattung von Kliniken für Kinder und Jugendliche finden bisher langsam und erst in den letzten drei bis vier Jahren Beachtung in der Fachwelt und den jeweiligen Institutionen. Vor allem bei Neu- oder Umbauten stützt man sich jedoch zunehmend auf Ergebnisse hinsichtlich „Healing Environment" bzw. „Evidence-Based Design", um zum einen den Genesungsprozess der Patientinnen/ Patienten zu unterstützen, zum anderen deren Wohlbefinden und das der Mitarbeitenden zu steigern sowie die Qualität der therapeutischen Arbeit zu verbessern (Becker 2018). Ganz konkret gibt es zudem Hinweise darauf, dass die Anzahl von Zwangsmaßnahmen durch eine veränderte bauliche Gestaltung (mehr Raum pro Patientin/Patient, hochwertige Ausstattung, Helligkeit, Rückzugsmöglichkeiten, Aufenthalt an der frischen Luft) reduziert werden kann (Dresler et al. 2015).

Tab. 5.8 Rehabilitation – Erfassung der Umsetzung von Aspekten eines Rehabilitationskonzeptes in der Institution[5]

Aspekte	Wird berücksichtigt	Wird noch nicht berücksichtigt, ist aber sinnvoll	Ist nicht sinnvoll oder nicht umsetzbar
In Bezug auf die fälschlich beschuldigte Person			
Klärung formaler Notwendigkeiten (z. B. Löschung eines Vorgangs aus der Personalakte, Beendigung einer vorläufigen Suspendierung)			
Zurverfügungstellung eines rechtlichen Beistandes für die fälschlich beschuldigte Person			
Aktive Kommunikation mit der fälschlich beschuldigten Person, welche Folgen die Falschbeschuldigung für die zukünftige Arbeit haben wird			
Vorhalten von Unterstützungsangeboten			
Festlegung eines Vorgehens bei misslungener Rehabilitation (z. B. Angebot eines Arbeitsplatzwechsels)			
Bei einer bewusst vorgenommenen Falschbeschuldigung: Identifikation von Motiven und Beweggründen für die Falschbeschuldigung und adäquate Reaktionen darauf; ggf. Verfassen eines Entschuldigungsschreibens			
Bei keiner bewusst vorgenommenen Falschbeschuldigung: Überprüfung von Schutzmaßnahmen (Verhaltensleitlinien, Melde- und Beschwerdewege, Interventionsstandard)			
In Bezug auf die Klinik und das Umfeld der Klinik			
Transparente und sachgerechte Kommunikation über Falschbeschuldigung an verschiedene Akteurinnen/Akteure			
Skizzierung und Erläuterung des Aufklärungsprozesses			
Entwicklung einer Strategie der Presse- und Öffentlichkeitsarbeit, am besten unter Einbezug neutraler Dritter			
Aktive Thematisierung der problematischen Situation bei den Mitarbeitenden			
Aktive Thematisierung der problematischen Situation bei den Patientinnen/Patienten			
Klärung der Frage, wann und wie neutrale Dritte eingebunden werden können, um den Prozess zu begleiten			

[5] Die Tabelle steht unter https://doi.org/10.1007/978-3-662-64461-4_5 auch als Downloadmaterial zur Verfügung.

5.9.2 Bedürfnisse von Kindern und Jugendlichen in Kliniken und Empfehlungen bzgl. architektonischer Maßnahmen

Die Ausstattung von Kliniken, in welchen sich Kinder und Jugendliche über mehrere Wochen bis Monate aufhalten, sollte sich an deren Bedürfnissen orientieren. Diese sind neben Orientierung, Sicherheit und Geborgenheit sowie Rückzugsmöglichkeiten auch Aufenthalt an der frischen Luft/Zugang zur Natur, Bewegungs- und Spielanreize sowie altersangemessene Beschäftigungsmöglichkeiten. Insbesondere Kinder und Jugendliche, deren Bewegungsradius außerhalb der Station ggf. vorübergehend eingeschränkt ist, da sie beispielsweise körperliche Einschränkungen haben, infektionsgefährdet, desorientiert oder suizidal sind, sollten unbedingt die Möglichkeit haben, sich innerhalb eines gesicherten oder geschützten Geländes an der frischen Luft zu betätigen. Ideal wäre diesbezüglich etwa eine ebenerdige Einheit z. B. als Rundlauf um einen gesicherten Innenhof. Zudem sollten Kinder und Jugendliche die Möglichkeit haben, sich Räume „zu eigen" zu machen, u. a., um sichtbar an der Behandlung zu partizipieren und sich mit ihr zu identifizieren – auch wenn es sich nur über eine vorübergehende Lebenssituation in der Klinik handelt. Hierzu können beispielsweise Magnettafeln im Patientenzimmer dienen, die selbst gestaltet werden können und bzgl. Gemeinschaftsräumen die Möglichkeit, je nach Bedarf der Gruppe Möbel umzustellen, Räume vorübergehend zu teilen oder zu dekorieren. Die Wahrung der Privat- und Intimsphäre sollte bzgl. Ausstattung und auch Verhalten der Mitarbeitenden sehr umsichtig erfolgen. Dazu können Sichtschutzfolien an Fenstern, Vorhänge und selbstverständliches Warten auf ein „Herein" nach Klopfzeichen, aber auch Hinweisschilder („Bitte nicht stören") und deren Beachtung dienen. Zimmer, in welchen Patientinnen/Patienten körperlich untersucht werden, sollten insbesondere über Sichtschutz und Schutz vor Störungen verfügen, zudem sollten ungestörte Räume für Besuchspersonen und Gespräche mit weiteren Dritten, z. B. Richterinnen/Richter, Mitarbeitende des Jugendamts o. Ä. zur Verfügung stehen. Türen sollten schalldicht sein, Fenster gut gedämmt, um ggf. Straßenlärm abzuhalten. Zudem sollte die positive Wirkung von Licht und Farben genutzt werden. Fördernd für Wohlbefinden und Gesundheit sind auch Vorkehrungen für ein gutes Raumklima und eine angenehme Raumtemperatur (Becker 2018).

Mitarbeitende sollten sich bei den Kindern und Jugendlichen aufhalten und sich nicht in einem Stationsstützpunkt abschotten. Dieses Ziel kann durch eine geeignete Einrichtung der Station unterstützt werden. Zudem sollten Kinder und Jugendliche sich nicht als Bittsteller oder als störend empfinden, wenn sie Anliegen an die Mitarbeitenden haben. Diesbezüglich könnten auch in Altbeständen klassische Stationsstützpunkte umgestaltet werden, um evtl. den Charakter einer Hotelrezeption zu gewinnen.

Empfehlenswert sind aktuell zu haltende Informationsflächen, um für Transparenz bzgl. anwesender Mitarbeitender, Tagesplänen und Ansprechpartnerinnen/-partner (z. B. für Beschwerden) zu sorgen. Insgesamt ist für eine hochwertige Ausstattung zu sorgen. Beschädigungen sollten rasch repariert werden.

5.9.3 Besonderheiten in kinder- und jugendpsychiatrischen Akutbereichen

Für geschlossene bzw. fakultativ schließbare kinder- und jugendpsychiatrische (Akut-)Stationen ist zu beachten, dass diese möglichst ebenerdig liegen sollten, um z. B. Fensterstürze bzw. gefährliche Folgen von Fluchtversuchen zu vermeiden. Die Schließanlage und der Umgang damit können eine erhebliche Bedeutsamkeit bzgl. des Gefühls von (Ohn-)Macht haben. Insgesamt ist bekannt, dass das Konzept von offenen Türen in der Psychiatrie zur Deeskalation und zur Verminderung von Zwangsmaßnahmen beiträgt (Lang 2013). Kliniken für Kinder und Jugendliche sollten über vielfältige räumliche Möglichkeiten zur Deeskalation und zum Spannungsabbau verfügen. Dazu gehören auch hochwertig ausgestattete, ansprechende, gepolsterte Räume mit wenig/keinen Verletzungsmöglichkeiten. Um Fixierungen möglichst zu vermeiden, sollten diese Räume so ausgestattet und gesichert sein, dass sie zeitweise auch als Raum für einen Aufenthalt gegen den Willen eines Kindes oder iner/ eines Jugendlichen dienen können und eine unmittelbare Aufsicht weiterhin gewährleisten. Zudem sollten beim Betrieb von Akutstationen Erkenntnisse zu suizidpräventiver Architektur beachtet werden, insbesondere Sicherung von potenziellen Sprung- sowie Reduzierung von Strangulationsmöglichkeiten, z. B. durch die Verwendung von Materialien mit Sollbruchstellen.

5.9.4 Besonderheiten im pädiatrischen Setting

Im pädiatrischen Setting bestehen Einschränkungen der oben genannten Bedürfnisse von Kindern und Jugendlichen häufig hinsichtlich geeigneter Aufenthaltsmöglichkeiten außerhalb des Bettes (wenn aus medizinischen Gründen möglich) sowie Anregungen zur altersangemessenen Beschäftigung und Einhaltung einer Tagesstruktur. Spielzimmer sind zwar oft vorhanden, jedoch nicht für alle Patientinnen und Patienten zugänglich und geeignet. Zudem sind in der Personalplanung für die Pädiatrie üblicherweise keine Ressourcen für pädagogische Mitarbeitende vorgesehen, die sich mit den Kindern z. B. im Sinne von gemeinsamem Spiel beschäftigen und hinsichtlich Interaktionen im Spielzimmer beaufsichtigen und unterstützen. Häufig wird zur Betreuung des Kindes ein Elternteil stationär mitaufgenommen. Hierbei ist hilfreich, die Bedingungen für diese Person z. B. hinsichtlich Schlaf- und Aufenthaltsmöglichkeit, Verpflegung, Privatsphäre etc. zu optimieren, um Stress und ggf. Spannungen zwischen Elternteil und betreutem Kind zu minimieren. Insgesamt sollten pädiatrische Einheiten für Kinder und Jugendliche ansprechend und anregend gestaltet sein. So sollten ggf. ehrenamtliche Mitarbeitende für die Betreuung von Kindern mit Bedarf rekrutiert werden.

5.9.5 Limitationen

Die Umsetzung obiger oder ähnlicher Empfehlungen wird häufig erschwert durch die primäre bauliche Situation, fehlende finanzielle Möglichkeiten/Kostendruck, Brand- und Sicherheitsvorschriften sowie Datenschutzaspekte etc. Häufig wird auch die Notwendigkeit für Veränderungen von der Klinikleitung nicht gesehen bzw. unterschätzt, welche Auswirkungen die Umgebung auf die Gesamtsituation hat. Hier gilt es, die Bedeutung von baulichen Maßnahmen aufzuzeigen und nachhaltig für eine entsprechende Umsetzung von Verbesserungen ggf. auch mit Hinweis auf Positivbeispiele (s. unten) zu sorgen.

5.9.6 Praxisbeispiel

Als ein Beispiel für ein gelungenes innenarchitektonisches Konzept in einer Klinik für Kinder- und Jugendpsychiatrie in der Schweiz kann „Burg Lino" gelten, welches 2015 mit dem silbernen Sonderpreis der Jury des KlinikAwards prämiert wurde (Wöckel et al. 2018). Dabei greifen Klinik-, Architektur- und Kommunikationskonzept ineinander. Ein Drache ist der Hauptschutzpatron der Klinik, und es gibt sieben weitere speziell entworfene Identifikationsfiguren für die einzelnen Stationen, die sich in Wandgrafiken wiederfinden und das Gemeinschaftsgefühl stärken sollen. Farbcodes und interaktive Elemente schaffen mit Lichteffekten eine angenehme Atmosphäre. Nach der Umgestaltung kam es zu einer Abnahme der Verweildauern bei gleichzeitiger Zunahme der stationären Aufnahmen. Die Autorinnen und Autoren vermuten einen Zusammenhang zwischen diesen Veränderungen und einem höheren Commitment der Patientinnen/Patienten, einer höheren Akzeptanz und gleichzeitig geringeren Gewaltbereitschaft der Patientinnen/Patienten sowie einer höheren Zufriedenheit bei den Mitarbeitenden im multiprofessionellen Team (Becker 2018). Diese Ergebnisse sind u. a. geeignet, die noch häufig kursierende, jedoch überholte Einschätzung, dass es in der Klinik nicht „zu schön" für die Kinder und

Jugendlichen sein sollte, um ggf. einen zu langen Aufenthalt oder ein Verharren in dysfunktionalem Verhalten nicht zu begünstigen, zu widerlegen (Becker et al. 2018).

5.10 Umgang mit Zwangsmaßnahmen

Sabine Müller

5.10.1 Definition von Zwangsmaßnahmen

▶ Wichtig
Definition von Zwangsmaßnahmen (ZM).

= alle Maßnahmen, die gegen den ausdrücklichen Willen oder den Widerstand der Betroffenen,

bei Kommunikationsunfähigkeit auch gegen ihren mutmaßlichen Willen durchgeführt werden.

Zu unterscheiden sind freiheitsentziehende Maßnahmen, unterbringungsähnliche Maßnahmen

mit freiheitsentziehender Wirkung und Zwangsbehandlungen. Videoüberwachung gegen den Willen des Betroffenen und Festhalten sind nicht gesetzlich geregelte „Graubereiche" (Fegert und Müller 2020, s. Abb. 5.1).

Abzugrenzen von freiheitsentziehenden Maßnahmen sind freiheitsbeschränkende Maßnahmen. Diese dienen z. B. zur altersentsprechenden Beaufsichtigung im Rahmen der Wahrnehmung der Aufsichtspflicht und müssen nicht genehmigt werden. Darunter fällt z. B das Verschließen des Hauses in der Nacht oder beschränkte Ausgangszeiten für Minderjährige. Die Abgrenzung ist im Einzelfall zu prüfen und altersabhängig. Was für ein Kind Freiheitsbeschränkung ist, ist evtl. für eine Jugendliche schon Freiheitsentzug.

5.10.2 Indikation für Zwangsmaßnahmen

Gründe für den Einsatz von Zwangsmaßnahmen im Kindes- und Jugendalter sind insbesondere die akute Eigen- und Fremdgefährdung, z. B. im Sinne von akuter Suizidalität oder massiver Aggressivität Dritten gegenüber, z. B. aufgrund eines akuten Erregungszustandes. Eine akute Gefährdung kann

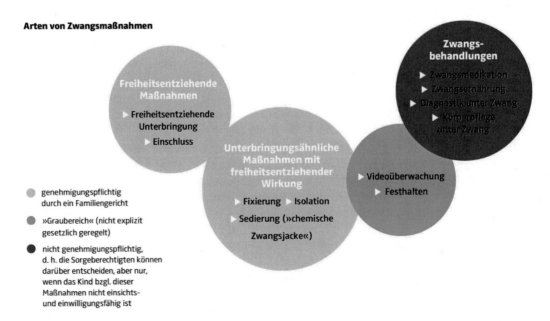

Abb. 5.1 Arten von Zwangsmaßnahmen. (Nach Fegert und Müller 2020, © PsychiatrieVerlag, mit freundlicher Genehmigung)

auch durch mangelnde Urteils- und Steuerungs-
fähigkeit, z. B. im Rahmen einer psychotischen
Symptomatik, entstehen. Im Gegensatz zum Erwachsenenalter kann es bei Minderjährigen auch
aufgrund chronischer Gefährdungsaspekte zum
Einsatz von Zwangsmaßnahmen im Sinne einer
Unterbringung gegen den Willen der Betroffenen
kommen, z. B bei anhaltendem Schulabsentismus,
Trebegängertum, anhaltendem Substanzgebrauch
oder der Ablehnung einer dringend notwendigen
stationären Behandlung, z. B. bei Vorliegen einer
Anorexie oder einer schizophrenen Psychose.
Zwangsmaßnahmen sind nur legitimiert, wenn sie
primär dem Kindeswohl dienen.

5.10.3 Zwangsmaßnahmen als Ultima Ratio und notwendige Abwägungen

Generell muss die Prävention von Zwangsmaßnahmen im Mittelpunkt der Bemühungen stehen.
Hierzu sind Maßnahmen auf unterschiedlichen
Ebenen erforderlich: Von personeller Ausstattung,
baulichen Gegebenheiten (siehe hierzu auch
Abschn. 5.9) über Aus- und Weiterbildung von
Mitarbeitenden (z. B. in Deeskalationstechniken)
und Beziehungsgestaltung bis hin zu psychotherapeutischen und pharmakologischen Interventionen und (standardisierter) Nachbesprechung
von Zwangsmaßnahmen (siehe hierzu auch den
Leitfaden im Abschn. „Anwendungsbereich")
(Mahler et al. 2021; Wullschleger et al. 2018).

Zudem sind eine Güterabwägung und Prüfung der Verhältnismäßigkeit der Maßnahmen
erforderlich: Ist das Kindeswohl erheblich gefährdet? Sind alle anderen möglichen, weniger
einschneidenden Maßnahmen ausgeschöpft? Ist
das Behandlungsziel überhaupt durch Zwang er-
reichbar? Ist die geplante Maßnahme notwendig
und verhältnismäßig?

5.10.4 Rechtsgrundlagen

Die rechtliche Absicherung der Zwangsmaßnahme ist entweder das Bürgerliche Gesetzbuch (BGB) oder nach Landesgesetzen sicherzustellen. Gerade akut kranke oder schwer
psychisch beeinträchtigte Jugendliche sind in
ihrer Entscheidungsfähigkeit häufig erheblich
eingeschränkt. Die Personensorgeberechtigten
treffen hier als natürliche und rechtliche Ver-
treterinnen/Vertreter für Kinder und Jugendliche die entsprechenden Behandlungsentscheidungen, grundsätzlich auch Entscheidungen
bzgl. Zwangsmaßnahmen. Hinsichtlich einer
freiheitsentziehenden Unterbringung ist eine Genehmigung des Familiengerichts notwendig;
hier ist der § 1631b BGB (siehe nachstehende
Übersicht) die einschlägige Rechtsnorm. Seit
dem 01.10.2017 sind auch unterbringungsähnliche Maßnahmen mit freiheitsentziehender Wirkung bei Kindern in Kliniken oder Heimen, wie
Fixierung und sedierende Medikamente (z. B.
Benzodiazepine bei Aggression), richterlich ge-
nehmigungspflichtig, womit eine Gesetzeslücke
zumindest zu großen Teilen geschlossen wurde.
Zuvor konnten nämlich Eltern z. B. über eine
stark eingreifende Maßnahme wie eine Fixierung
ohne richterliche Genehmigung entscheiden, was
z. B. bei Abhängigkeit von Heim- oder Klinik-
plätzen kritikwürdige Situationen ermöglichte.

> **§ 1631b BGB: Freiheitsentziehende Unterbringung und freiheitsentziehende Maßnahmen**
> 1. Eine Unterbringung des Kindes, die mit
>   Freiheitsentziehung verbunden ist, bedarf
>   der Genehmigung des Familiengerichts.
>   Die Unterbringung ist zulässig, solange
>   sie zum Wohl des Kindes, insbesondere
>   zur Abwendung einer erheblichen Selbst-
>   oder Fremdgefährdung, erforderlich ist
>   und der Gefahr nicht auf andere Weise,
>   auch nicht durch andere öffentliche Hil-
>   fen, begegnet werden kann. Ohne die Ge-
>   nehmigung ist die Unterbringung nur zu-
>   lässig, wenn mit dem Aufschub Gefahr
>   verbunden ist; die Genehmigung ist un-
>   verzüglich nachzuholen.
> 2. Die Genehmigung des Familien-
>   gerichts ist auch erforderlich, wenn dem
>   Kind, das sich in einem Krankenhaus,
>   einem Heim oder einer sonstigen Ein-
>   richtung aufhält, durch mechanische Vor-

richtungen, Medikamente oder auf andere Weise über einen längeren Zeitraum oder regelmäßig in nicht altersgerechter Weise die Freiheit entzogen werden soll.

Darüber hinaus sind Unterbringungen nach Psychisch-Kranken-Gesetzen nach Landesrecht und strafrechtliche Unterbringung auch zur gutachterlichen Abklärung möglich. Eine vorübergehende Unterbringung mit Zwang ist auch nach § 42 SGB VIII möglich. Diese Norm regelt die Inobhutnahme gegen den Willen des Kindes für kurze Zeit bei Vorliegen entsprechender Voraussetzungen.

Zwangsbehandlungen wie Medikation der Grunderkrankung (z. B. Neuroleptika bei Schizophrenie) oder Zwangsernährung (z. B. bei Anorexie) bleiben weiterhin alleinig in der Entscheidung der Sorgeberechtigten. Zu beachten ist jedoch, dass eine Zwangsbehandlung auch auf Wunsch der Sorgeberechtigten grundsätzlich nicht möglich ist, wenn der/die sich widersetzende Minderjährige in Bezug auf diese Maßnahme einwilligungsfähig ist (BGB § 1631b, Bamberger et al. 2018).

5.10.5 Ablauf und Begründung des Verfahrens

Erfolgt ein Antrag der Sorgeberechtigten auf Unterbringung minderjähriger Kinder oder Jugendlicher in einer kinder- und jugendpsychiatrischen Klinik oder einer Jugendhilfeeinrichtung gegen deren Willen, dann wird der/die behandelnde Facharzt/Fachärztin für Kinder- und Jugendpsychiatrie vom Gericht um eine Stellungnahme gebeten. Bei einem Hauptsacheverfahren wird ein Gutachten in Auftrag gegeben. Es erfolgt das Hinzuziehen eines Verfahrensbeistands/einer Verfahrensbeiständin, ggf. auch des Jugendamts und eine Anhörung der Betroffenen und der Sorgeberechtigten. Zudem bestehen Einspruchsmöglichkeiten für Betroffene.

Durch die Notwendigkeit der Genehmigung der Unterbringung gegen den Willen des Kindes nach § 1631b BGB durch das Familiengericht soll ein Missbrauch eines solchen massiven Eingriffs

in Grundrechte verhindert werden. Zum Beispiel, dass Eltern ihre Kinder schon dann in eine geschlossene Einrichtung verbringen, wenn bei sinnvoller Wahrnehmung des elterlichen Sorgerechts eine Problemlösung auf weniger schwerwiegende Weise erreicht werden kann. Die Genehmigungsfähigkeit der Elternentscheidung durch das Familiengericht hängt zentral davon ab, ob der Gefährdung durch nichts anderes mehr („auch nicht durch öffentliche Hilfen") als einer freiheitsentziehenden Unterbringung begegnet werden kann (Müller et al. 2017).

5.10.6 Was ist bei der Anwendung von Zwangsmaßnahmen zu beachten?

Wenn nach einer gründlichen Güterabwägung die Entscheidung für Zwangsmaßnahmen erfolgt, ist sicherzustellen, dass diese angekündigt und begründet werden sowie so schonend und so kurz wie möglich angewendet und die Notwendigkeit regelmäßig überprüft wird. Die Dokumentation muss unmittelbar und lückenlos erfolgen (siehe hierzu beispielhaft ein Protokoll für Zwangsmaßnahmen im Abschn. „Anwendungsbereich"). Bei einer Fixierung ist eine durchgehende, persönliche 1:1 Betreuung durch Fachpersonal erforderlich. Insgesamt muss bzgl. des Umgangs mit Zwangsmaßnahmen gelten, dass in ihren Freiheitsrechten eingeschränkte Patientinnen/Patienten eine intensive, fachkundige Behandlung und Betreuung erhalten sollen und ihre weiteren Rechte keinesfalls eingeschränkt sein dürfen (Kontakt- und Kommunikationsmöglichkeiten, Beschwerdemöglichkeiten, Besuche, persönliche Gegenstände etc.).

5.10.7 Anwendungsbereich

In Abb. 5.2, 5.3 und 5.4 finden Sie beispielhafte Vorlagen für die Nachbesprechung und Protokollierung von Zwangsmaßnahmen sowie die Einbettung und Ankündigung von Zwangsmaßnahmen bei Selbst- und Fremdgefährdung im Rahmen eines Notfallplans auf Station.

Leitfaden zur Nachbesprechung von Zwangsmaßnahmen

- Freiheit in der Gestaltung der Nachbesprechung ist wichtig. Alle Fragen sollten aber gestellt werden.

Einleitung und individuelle Berichte:

Wann kam es zur Zwangsmaßnahme und welche Zwangsmaßnahme wurden angewendet?

→ Patient/in schildert Situation aus seiner/ihrer Perspektive
→ Eine Person aus dem Team schildert Situation aus seiner/ihrer Perspektive.
(falls anwesend: → Angehörige/r bzw. Bezugsperson des Patienten schildert eigenes Befinden)
Jede/r versucht, seine Gefühle/Befindlichkeiten in der Situation zu äußern (auch Rückmeldung vom Team)

Leitfrage / Erzählaufforderung	Vertiefende Fragen
Welche Alternativen gab es zu der Zwangsmaßnahme?	• Was glauben Sie, hätte die Zwangsmaßnahme verhindern können? • Was hätte das Personal anders machen können? (erst Patient*in fragen, dann Mitarbeiter*in) • Hätten Sie sich als Patient*in anders verhalten können in der Situation?
Was hätte dem Patienten/der Patientin gutgetan?	• Hätte es etwas gegeben, das die Situation erleichtert hätte? (z.B. Interaktion mit Personal, Nahrung, etwas zu trinken, Musik, etc.)
Was hat sich der Patient/die Patientin nach der Beendigung der Zwangsmaßnahme gewünscht?	• Hätte es etwas gegeben, das die Situation erleichtert hätte? (z.B. Interaktion mit Personal, Nahrung, etwas zu trinken, Musik, etc.) • Wie und wann haben die Mitarbeiter*innen die Entscheidung getroffen, dass die Zwangsmaßnahme beendet werden kann/soll? • Ist für Sie als Patient*in der Zeitpunkt der Beendigung der Zwangsmaßnahme nachvollziehbar?

Lieselotte Mahler, Alexandre Wullschleger, Antje Wilfer, Martin Nietert, Andreas Gervink
Psychiatrische Universitätsklinik der Charité im St. Hedwig-Krankenhaus

Abb. 5.2 Leitfaden zur Nachbesprechung von Zwangsmaßnahmen. (© Lieselotte Mahler, Alexandre Wullschleger, Antje Wilfer, Martin Nietert, Andreas Gervink sowie der PsychiatrieVerlag, mit freundlicher Genehmigung)

Ist im Nachhinein der Grund für die Durchführung der Zwangsmaßnahme deutlich geworden?	• Können Sie als Patient*in nachvollziehen, warum die Entscheidung für das Durchführen einer Zwangsmaßnahme getroffen wurde? • Ist für Sie verständlich warum sich die Mitarbeiter*innen hilflos/bedroht/verängstigt gefühlt haben? • Ist für Sie als Mitarbeiter*in die Entscheidung für die Durchführung der Zwangsmaßnahme nachvollziehbar? • Ist für Sie als Mitarbeiter*in verständlich geworden warum der/die Patient*in aggressiv/angespannt reagiert hat?
Ist eine weitere Zusammenarbeit möglich?	• Was brauchen Sie als Patient*in für eine gelingende Zusammenarbeit auf Station und für die Zukunft danach? • Was brauchen Sie als Mitarbeiter*in/Team für eine gelingende Zusammenarbeit in der Zukunft?

Perspektiven öffnen:

Können Aspekte der Nachbesprechung in einem Krisenplan bzw. einer Behandlungsvereinbarung niedergeschrieben werden?

Lieselotte Mahler, Alexandre Wullschleger, Antje Wilfer, Martin Nietert, Andreas Gervink
Psychiatrische Universitätsklinik der Charité im St. Hedwig-Krankenhaus

Abb. 5.2 (Fortsetzung)

Klinik für Kinder- und Jugend- psychiatrie/Psychotherapie UNIVERSITÄTSKLINIKUM ULM	Notfallplan	Intern

Wenn Du Dich oder andere gefährdest, d. h. zum Beispiel:

> Dir selbst stark wehtust, Dich stark verletzt oder versuchst, Dir etwas anzutun,
> Andere angreifst,
> Dinge massiv zerstörst, so dass es eine Gefahr für Dich oder andere darstellen kann

Patientendaten

dann gehen wir nach diesem Plan vor:

1.Stufe

Wir (PED) gehen mit Dir in Kontakt und <u>klären gemeinsam</u>, was nötig ist, damit Dir und anderen nichts passiert. Wir versuchen, Dich zu unterstützen, Dich mit <u>Strategien/Skills</u> zu beruhigen. Vielleicht ist es nötig, dass eine Betreuungsperson bei Dir bleibt und Du Dich eine Zeitlang nicht in der Gruppe aufhältst.

2. Stufe

Die <u>Stationsärztin/der Stationsarzt bzw. AVD</u> wird hinzugezogen und spricht auch mit Dir. Vielleicht können dann noch weitere <u>Dinge geklärt/veranlasst</u> werden, die Dir helfen. Möglicherweise bietet man Dir auch <u>ein Medikament</u> als Saft oder Tablette an.

3. Stufe

Wenn es Dir mit unserer Unterstützung nicht gelingt, das Verhalten, mit dem Du Dich oder andere gefährdest, zu stoppen und Du das Medikament ablehnst oder das nicht ausreicht, dann kann es sein, dass wir Dich <u>festhalten oder Du mit Gurten am Bett</u> daran gehindert wirst, Dich weiter zu gefährden.

Wir achten darauf, Dich bei allem so gut wie möglich zu informieren und jegliche Maßnahme, in die Du nicht freiwillig einwilligst **nur im absoluten Notfall und so kurz wie möglich** anzuwenden.

Patient*in

Sorgeberechtigte*r

PED

Therapeut*in

Bearbeiterin	Freigabe	Version/Datum (letzte Änderung)
S. Müller	S. Müller, M. Allroggen, M. Dockhorn	01.07.2021

Abb. 5.3 Notfallplan. (© Klinik für Kinder- und Jugendpsychiatrie Ulm, mit freundlicher Genehmigung)

Klinik für Kinder- und Jugend- psychiatrie/Psychotherapie UNIVERSITÄTSKLINIKUM ULM	Anordnung und Dokumentation einer Zwangsmaßnahme (ZM)	Intern

(Patientendaten)

Akute Selbst- oder Fremdgefährdung	Zwangsmaßnahme	Rechtsgrundlage für ZM
Suizidale Handlungen	Fixierung	§ 1631b BGB
Andere selbstgefährdende Handlungen	Festhalten	PsychKHG
Vital bedrohliche Unterernährung	Zwangsmedikation	Rechtfertig. Notst. § 34 StGB
Fremdgefährdung	Zwangsernährung	§ 42 SGB VIII
		Einverständnis Eltern

Begründung für Zwangsmaßnahme (Beschreibung der akuten Selbst- oder Fremdgefährdung, erfolgte Maßnahmen zur Deeskalation, Reaktion des Pat., explizite Begründung für erfolgte ZM):

Ärztliche Anordnung durch (Datum, Unterschrift):

Maßnahme Kürzel*	Beginn Datum / Uhrzeit	ÄrztIn Hz	PED Hz	Ende Datum / Uhrzeit	ÄrztIn Hz	PED Hz

*FE=Festhalten, F= Fixierung, ZMed.=Zwangsmedikation, ZE=Zwangsernährung

Probleme/Komplikationen:
Psych. und somat. Befund Pat. nach Beendigung ZM:
Richterliche Genehmigung: (F, ZMed., ZE):
Sorgeberechtigte informiert:
Nachbesprechung:
Über Einspruchsrecht aufgeklärt (F):
Kenntnisnahme Protokoll OA/OÄ:

-> Originalprotokoll in Pat.-Akte; eine Kopie an OA/OÄ/SL zur zentralen Dokumentation

Bearbeiterin	Freigabe	Version/Datum (letzte Änderung)
S. Müller	S. Müller, M. Allroggen, M. Dockhorn	01.07.2021

Abb. 5.4 Anordnung und Dokumentation einer Zwangsmaßnahme. (© Klinik für Kinder- und Jugendpsychiatrie Ulm, mit freundlicher Genehmigung)

Literatur

Allroggen M, Gerke J, Rau T, Fegert JM (2016) Umgang mit sexueller Gewalt. Eine praktische Orientierungshilfe für pädagogische Fachkräfte in Einrichtungen für Kinder und Jugendliche. Universitätsklinikum Ulm. https://www.uniklinik-ulm.de/fileadmin/default/Kliniken/Kinder-Jugendpsychiatrie/Dokumente/Sprich_mit_Handlungsempfehlungen.pdf. Zugegriffen: 23. März 2022

Bamberger HG, Roth H, Hau W, Poseck R (2018) Beck'scher Online-Kommentar Bürgerliches Gesetzbuch, Bd 48. München

Baum H (2012) Raster für die Entwicklung einer Konzeption für Kindertagesstätten. https://www.kindergartenpaedagogik.de/fachartikel/kita-leitung-organisatorisches-teamarbeit/oeffentlichkeitsarbeit-konzeptionsentwicklung/2239. Zugegriffen: 23. März 2022

Becker M (2005) Personalentwicklung – Bildung, Förderung und Organisationsentwicklung in Theorie und Praxis. Schäffer-Poeschel, Stuttgart

Becker K (2018) Bedeutung der Architektur in der und für die Kinder- und Jugendpsychiatrie. Z Kinder Jugendpsychiatr Psychother 47:5–8

Becker K, Schmidtke A, Glasow N (2018) Suizidpräventive Architektur in der Kinder- und Jugendpsychiatrie. Z Kinder Jugendpsychiatr Psychother 47:9–18

Dresler T, Rohe T, Weber M, Strittmatter T, Fallgatter A (2015) Effects of improved hospital architecture on coercive measures. World Psychiatry 14:105–106

Enders U, Schlingmann T (2018) Nachhaltige Aufarbeitung aktueller Fälle sexuellen Missbrauchs. In: Fegert JM, Kölch M, König E, Harsch D, Witte S, Hoffmann U (Hrsg) Schutz vor sexueller Gewalt und Übergriffen in Institutionen. Für die Leitungspraxis in Gesundheitswesen, Jugendhilfe und Schule. Springer, Berlin, S 299–311

Aktionskomitee Kind im Krankenhaus (AKIK) Bundesverband e.V. (2018) Die EACH-Charta mit Erläuterungen. https://s98b01a2823055e5f.jimcontent.com/download/version/1566393583/module/12016794960/name/EACH-CHARTA_Erla%CC%88uterungen.pdf. Zugegriffen: 04. Dez. 2022

Fegert JM, Müller S (2020) Der Umgang mit Zwang in der Kinder- und Jugendpsychiatrie und Psychotherapie. Psychosoziale Umschau 35(4):26–28

Fegert JM, Kölch M, König E, Harsch D, Witte S, Hoffmann U (Hrsg) (2018) Schutz vor sexueller Gewalt und Übergriffen in Institutionen – Für die Leitungspraxis im Gesundheitswesen, Jugendhilfe und Schule. Springer, Berlin

Fegert JM, Hoffmann U, König E (2020) Institutionelle Schutzkonzepte zur Prävention sexuellen Kindesmissbrauchs. In: Kölch M, Rassenhofer M, Fegert JM (Hrsg) Klinikmanual Kinder- und Jugendpsychiatrie und -psychotherapie, 3. Aufl. Springer, Berlin, S 669–682

Geschäftsstelle des Unabhängigen Beauftragten für Fragen des sexuellen Kindesmissbrauchs (2013) Handbuch Schutzkonzepte sexueller Missbrauch. Befragungen zum Umsetzungsstand der Empfehlungen des Runden Tisches „Sexueller Kindesmissbrauch". Bericht mit Praxisbeispielen zum Monitoring 2012–2013. https://beauftragter-missbrauch.de/fileadmin/Content/pdf/Presse_Service/Publikationen/UBSKM_Handbuch_Schutzkonzepte.pdf. Zugegriffen: 23. März 2022

Kappler S, Hornfeck F, Pooch MT, Kindler H, Tremel I (2019) Kinder und Jugendliche besser schützen – Der Anfang ist gemacht. Schutzkonzepte gegen sexuelle Gewalt in den Bereichen: Bildung und Erziehung, Gesundheit, Freizeit. https://www.dji.de/fileadmin/user_upload/bibs2019/28116_UBSKM_DJI_Abschlussbericht.pdf. Zugegriffen: 23. März 2022

Knoll M, Van Dick R (2012) Do i Hear the whistle...? A first attempt to measure four forms of employee silence and their correlates. J Bus Ethics 113(2):349–362

Kölch M, Fegert JM (2018) Umgang mit Fehlverhalten und Verdachtsfällen. In: Fegert JM, Kölch M, König E, Harsch D, Witte S, Hoffmann U (Hrsg) Schutz vor sexueller Gewalt und Übergriffen in Institutionen. Für die Leitungspraxis in Gesundheitswesen, Jugendhilfe und Schule. Springer, Berlin, S 231–239

Kölch M, König E (2018) Verhaltensleitlinien und pädagogische Konzepte. In: Fegert JM, Kölch M, König E, Harsch D, Witte S, Hoffmann U (Hrsg) Schutz vor sexueller Gewalt und Übergriffen in Institutionen. Für die Leitungspraxis in Gesundheitswesen, Jugendhilfe und Schule. Springer, Berlin, S 205–215

Kölch M, König E, Fegert JM (2018) Rehabilitation nach Missbrauchsvorwürfen. In: Fegert JM, Kölch M, König E, Harsch D, Witte S, Hoffmann U (Hrsg) Schutz vor sexueller Gewalt und Übergriffen in Institutionen. Für die Leitungspraxis in Gesundheitswesen, Jugendhilfe und Schule. Springer, Berlin, S 279–285

König E, Hoffmann U, Witte S, Harsch D, Kölch M, Fegert JM (2018) Arbeitsblatt 8: Pädagogisches Konzept im Kontext professionellen Kinderschutzes. In: Fegert JM, Kölch M, König E, Harsch D, Witte S, Hoffmann U (Hrsg) Schutz vor sexueller Gewalt und Übergriffen in Institutionen – Für die Leitungspraxis im Gesundheitswesen, Jugendhilfe und Schule. Springer, Berlin, S 513–520

Lang U (2013) Innovative Psychiatrie mit offenen Türen. Springer, Berlin

Mahler L, Wullschleger A, Oster A (2021) Nachbesprechung von Zwangsmaßnahmen. Ein Praxisleitfaden. Psychiatrie, Köln

Müller S, Salgo L, Kölch M, Fegert JM (2017) Zwangsmaßnahmen in der psychiatrischen Behandlung. Psychotherapeut 62(1):3–11

Raithelhuber E, Schröer W (2015) Agency. In: Otto H-U, Thiersch H (Hrsg) Handbuch Soziale Arbeit, Reinhardt, München, S 49–58

Rau T, Liebhardt H (2018) Partizipationsmöglichkeiten und Beschwerdemanagement. In: Fegert JM, Kölch M, König E, Harsch D, Witte S, Hoffmann U (Hrsg) Schutz vor sexueller Gewalt und Übergriffen in Institutionen. Für die Leitungspraxis in Gesundheitswesen, Jugendhilfe und Schule. Springer, Berlin, S 217–227

RTKM (2011) Runder Tisch Sexueller Kindesmissbrauch in Abhängigkeits- und Machtverhältnissen in privaten und öffentlichen Einrichtungen und im familiären Bereich. Abschlussbericht. http://www.bmfsfj.de/blob/93204/2a2c26eb1dd477abc63a6025bb1b24b9/abschlussbericht-runder-tisch-sexueller-kindesmissbrauch-data.pdf. Zugegriffen: 23. März 2022

UBSKM (Unabhängiger Beauftragter für Fragen des sexuellen Kindesmissbrauchs) (2021) Verhaltenskodex. https://baden-wuerttemberg.schule-gegen-sexuelle-gewalt.de/fileadmin/Inhalte/PDF/Formulierungsvorschl%C3%A4ge/290716_Formulierungsvorschlaege_Verhaltenskodex_1_.pdf. Zugegriffen: 23. März 2022

Unabhängige Kommission zur Aufarbeitung sexuellen Kindesmissbrauchs (2017) Aufarbeitungsberichte zum Thema Sexueller Kindesmissbrauch. https://beauftragter-missbrauch.de/fileadmin/Content/pdf/Widget_Aufarbeitung/Aufarbeitungsberichte_20171218.pdf. Zugegriffen: 23. März 2022

Unabhängige Kommission zur Aufarbeitung sexuellen Kindesmissbrauchs (2020) Rechte und Pflichten: Aufarbeitungsprozesse in Institutionen. Empfehlungen zur Aufarbeitung sexuellen Kindesmissbrauchs. https://www.aufarbeitungskommission.de/wp-content/uploads/Empfehlungen-Aufarbeitung-sexuellen-Kindesmissbrauchs_Aufarbeitungskommission-2020.pdf. Zugegriffen: 23. März 2022

Unabhängiger Beauftragter für Fragen des sexuellen Kindesmissbrauchs (o. J.). II Interventionsplan. https://www.schule-gegen-sexuelle-gewalt.de/bestandteile/. Zugegriffen: 23. März 2022

Vereinte Nationen (1989) UN-Kinderrechtskonvention: Konvention über die Rechte des Kindes. https://www.unicef.de/blob/194402/3828b8c72fa8129171290d-21f3de9c37/d0006-kinderkonvention-neu-data.pdf. Zugegriffen: 23. März 2022

Winter V, Wolff M (2018) Intervention. In: Fegert JM, Kölch M, König E, Harsch D, Witte S, Hoffmann U (Hrsg) Schutz vor sexueller Gewalt und Übergriffen in Institutionen. Für die Leitungspraxis in Gesundheitswesen, Jugendhilfe und Schule. Springer, Berlin, S 241–250

Witte S, Prayon-Blum V, Kliemann A (2018) Personalentwicklung. In: Fegert JM, Kölch M, König E, Harsch D, Witte S, Hoffmann U (Hrsg) Schutz vor sexueller Gewalt und Übergriffen in Institutionen. Für die Leitungspraxis in Gesundheitswesen, Jugendhilfe und Schule. Springer, Berlin, S 137–147

Wöckel L, Rung D, Bachmann S, Dietschi H, Wild D (2018) Burg Lino – Ein innenarchitektonisches Konzept zur Verbesserung der stationären Behandlung in der Kinder- und Jugendpsychiatrie. Z Kinder Jugendpsychiatrie Psychother 47:19–26

Wullschleger A, Vandamme A, Ried J, Pluta M, Montag C, Mahler L (2018) Standardized debriefing of coercive measures on psychiatric acute wards: a pilot study. Psychiatr Prax 46(3):128–134

Evaluation von Schutzkonzepten

6

Ulrike Hoffmann und Marc Allroggen

Wie bereits in den generellen Hinweisen zur Umsetzung von Schutzkonzepten (Kap. 3) ausgeführt, sind durch die Einbettung der Verpflichtung zur Umsetzung von Schutzkonzepten in die QM-Richtlinie des G-BA nun alle Kliniken und Praxen verpflichtet, entsprechende Konzepte zu entwickeln. In der Richtlinie sind zu den umzusetzenden Elementen Vorgaben gemacht worden (siehe Tab. 6.1).

Die mit dem G-BA-Beschluss gesetzte Verpflichtung zur Umsetzung von Schutzkonzepten ist grundsätzlich zu begrüßen, da hierdurch erstmals das Signal gesetzt wird, dass das Thema Gewaltprävention und -schutz selbstverständlicher Teil von Organisations- und Qualitätsentwicklung in Institutionen sein muss.

Damit Schutzkonzepte funktionieren, ist es aber notwendig, dass sich das gesamte System mit dem Thema auseinandersetzt, dass eine Sensibilisierung der Leitungsebene und der Mitarbeitenden stattfindet, dass das Schutzkonzept in der Institution gelebt wird. Entsprechend darf die Regelung des G-BA nicht dazu führen, dass das Schutzkonzept als reine „Checkliste" im Rahmen der Zertifizierung erstellt und abgehakt wird, ohne dass eine tatsächliche Qualitätsentwicklung mit veränderten Strukturen, Abläufen und Einstellungen im Alltag stattfindet. Ob und wie sich dies entwickelt, wird sich erst im Verlauf zeigen (Hoffmann et al. 2021).

Eng mit der Frage der Qualitätsentwicklung von Schutzkonzepten ist auch deren Evaluation verbunden, also die Frage nach der Qualität der getroffenen Maßnahmen. Dabei wird deutlich, dass es äußerst schwierig ist, Indikatoren für eine erfolgreiche Umsetzung von Schutzmaßnahmen zu bestimmen. Die Frage, was macht eine Schutzmaßnahme zu einer guten oder erfolgreichen Schutzmaßnahme, ist auch von Seiten der Forschung noch wenig beleuchtet. Es gibt keine etablierten Instrumente und Methoden – meist werden eher Haltung und Einsatz der Leitung und der Mitarbeitenden ausschlaggebend sein, Schutzkonzepte zu entwickeln und stetig zu verbessern.

Prinzipiell kann die Evaluation eines Schutzprozesses auf mehreren Ebenen erfolgen. Ein Ansatz ist die Erfassung des Vorhandseins von

Ergänzende Information Die elektronische Version dieses Kapitels enthält Zusatzmaterial, auf das über folgenden Link zugegriffen werden kann https://doi.org/10.1007/978-3-662-64461-4_6.

U. Hoffmann (✉) · M. Allroggen
Klinik für Kinder- und Jugendpsychiatrie/Psychotherapie, Universitätsklinikum Ulm, Ulm, Deutschland
E-Mail: ulrike.hoffmann@uniklinik-ulm.de

M. Allroggen
E-Mail: marc.allroggen@uniklinik-ulm.de

Tab. 6.1 Mindestanforderungen an die Elemente eines Schutzkonzeptes gegen (sexualisierte) Gewalt bei Kindern und Jugendlichen laut der QM-Richtlinie des G-BA

Durchführung einer Gefährdungsanalyse	
1) Prävention	• Information und Fortbildung der Mitarbeitenden • Entwicklung wirksamer Präventionsmaßnahmen • Selbstverpflichtung und Verhaltenskodex • Altersangemessene Beschwerdemöglichkeit • Vertrauensvoller Ansprechpartner sein • Spezielle Vorgaben zur Personalauswahl
2) Interventionsplan	• Bei Verdachtsfällen • Bei aufgetretenen Fällen • Bei Fehlverhalten von Mitarbeitenden
3) Aufarbeitung	• Handlungsempfehlungen zum Umgang mit aufgetretenen Fällen entwickeln

einzelnen Elementen eines Schutzkonzeptes, so wie es in der Befragung durch das Deutsche Jugendinstitut erfolgt ist (siehe Kap. 2) und wie es auch die Regelung des G-BA jetzt vorgibt. Diese Form der Evaluation hat den Vorteil, dass sie einfach durchzuführen ist und zumindest einen Anhalt zum Umsetzungsstand eines Schutzprozesses bietet. Gleichzeitig erlaubt diese Form der Evaluation jedoch keine Aussage, wie wirksam das Schutzkonzept ist und wie es im Alltag tatsächlich umgesetzt wird.

Ein zweiter Ansatz wäre eine Aussage über die Wirksamkeit der Maßnahmen durch die Messung der Abnahme von der als Schutzziel definierten Form der Gewalt. Dies ist jedoch methodisch in der Regel kaum möglich bzw. zumindest sehr aufwendig. Zum einen müsste eine regelmäßige (Dunkelfeld-)Erhebung erfolgen, die das Auftreten von bestimmten Formen von Gewalt erfasst (z. B. Gewalt gegenüber Kindern durch Mitarbeitende, sexuelle Belästigung am Arbeitsplatz). Neben der Frage der Validität entsprechender Erhebungen müsste aber auch das zu erfassende Merkmal häufig genug auftreten, um eine Reduktion messbar zu machen und somit eine Wirksamkeit nachzuweisen. Hinzu kommt, dass damit auch in der Regel keine Aussage getroffen werden kann, welche der installierten Elemente nun zu einer eventuellen Reduktion geführt haben. Zudem muss auch berücksichtigt werden, dass es möglicherweise in Zusammenhang mit dem Schutzprozess auch zu einer Sensibilisierung der Adressatinnen und

Adressaten gekommen ist und somit Grenzverletzungen verstärkt wahrgenommen und berichtet werden. Unabhängig von einer Dunkelfelderhebung kann allerdings auch die differenzierte Erfassung von bekannt gewordenen Fällen einen Einblick in die Wirksamkeit von Schutzmaßnahmen bieten. Aus ihnen kann abgeleitet werden, ob es wiederholt zu bestimmten Ereignissen oder Konstellationen kommt, wie gut Intervention und Aufarbeitung gelungen sind und welche Auswirkungen es für die Einrichtung hatte. Voraussetzung hierfür ist eine im günstigsten Fall mit dem Qualitäts- und Risikomanagement einheitliche und verbindliche Dokumentation dieser Fälle.

Ein dritter Ansatz umfasst die qualitative Bewertung von Elementen von Schutzprozessen. Folgend werden Überlegungen dargestellt, welche Ansatzmöglichkeiten Einrichtungen zur Verfügung stehen, ihre Schutzmaßnahmen dementsprechend zu überprüfen (Hoffmann et al. 2021): Die Nutzungshäufigkeit kann sicherlich als ein Indikator für die Evaluation von Schutzkonzepten herangezogen werden. Das heißt, es gilt regelmäßig zu überprüfen, ob etablierte Schutzmaßnahmen von der intendierten Adressatengruppe tatsächlich genutzt werden. Ein Beschwerdesystem kann zum Beispiel nur dann seine Schutzwirkung entfalten, wenn Kinder und Jugendliche damit erreicht werden, wenn sie sich trauen, eine Beschwerde zu tätigen oder sich mit ihren Anliegen an die Patientenfürsprecherin/den Patientenfürsprecher zu wenden.

Auch für einen Interventionsplan wird nach der Anwendung in einem konkreten Fall oder bei Verdacht eine Aussage darüber gemacht werden können, ob er hilfreich und praktikabel war. Für andere Elemente ist nicht so einfach festzustellen, ob sie in der umgesetzten Weise gut und sinnvoll sind. Eine partizipative Erstellung mag z. B. dazu beitragen, dass ein Leitbild überhaupt gelingen kann, jedoch macht auch diese keine Aussage darüber, ob die im Leitbild formulierten Aspekte im Alltag der Institution gelebt werden. Das heißt, entscheidend ist nicht, was schriftlich festgehalten wurde, sondern inwieweit sich die Mitarbeitenden damit identifizieren und ihr Handeln entsprechend den Grundsätzen ausrichten. Das sollte sich darin niederschlagen, dass sich die Kinder und Jugendlichen in der Einrichtung wohl und sicher fühlen, sie das Gefühl haben, dass sie in Entscheidungen einbezogen und ihre Anliegen ernst genommen werden.

Die Nutzung einer Schutzmaßnahme setzt natürlich voraus, dass den entsprechenden Adressatengruppen diese Schutzmaßnahme überhaupt bekannt ist. Dies könnte z. B. durch regelmäßige kurze (schriftliche oder mündliche; systematische oder formlose) Befragungen erhoben werden (z. B. „Wissen Sie, dass es einen Verhaltenskodex gibt?", „Wissen Sie, wo dieser zu finden ist?", „Wissen Sie, was in dem Verhaltenskodex festgehalten ist?" etc.). Weiterhin können durch verschiedene Formate (Befragungen, Diskussions-/Gesprächsrunden, Projekttage etc.) Rückmeldungen und Erfahrungen der Gruppe der Adressatinnen/Adressaten mit den entsprechenden Schutzmaßnahmen eingeholt werden (z. B. „Finden Sie das pädagogische Konzept für Ihre Arbeit hilfreich?", „Was würdest Du Dir wünschen, damit Du Dich in dieser Klinik wohler fühlst?" etc.). Manchmal werden auch konkrete Situationen Anlässe dafür geben, die Schutzmaßnahme in Bezug darauf zu evaluieren, wie praxistauglich und hilfreich sie ist, z. B. sollte ein Handlungsplan für Verdachtsfälle im Nachgang daraufhin überprüft werden, wo es in den Abläufen Unklarheiten oder Schwachstellen gab und welche Weiterentwicklungen nötig sind.

Ein Beispiel für ein partizipatives Element bzw. eine Möglichkeit, Jugendliche zu ihren Erfahrungen systematisch zu befragen, bietet das kostenlose Selbstevaluationstool „Fragen an dich" (https://fragen-an-dich.de/). Damit haben Institutionen die Möglichkeit, zu überprüfen, welche ihrer Präventionsmaßnahmen bei den Jugendlichen ankommen und wie sie diese bewerten. Zunächst meldet sich eine Vertreterin/ ein Vertreter der Institution auf der Homepage an und erhält anschließend einen Link, der an die Jugendlichen weitergeleitet werden kann. Bei diesem Link handelt es sich um einen Online-Fragebogen, der für Jugendliche ab 14 Jahren konzipiert ist. Das Ausfüllen des Fragebogens dauert etwa zehn Minuten und kann am PC, über Smartphone oder Tablet erfolgen. Die Befragung und Auswertung erfolgen anonym. Die Ergebnisse werden in zusammengefasster Form anhand von Tabellen und Grafiken bereitgestellt (UBSKM 2017).

Nicht zuletzt können auch Rückmeldungen von externen Kontrollgremien wie den Besuchskommissionen der Länder oder der Nationalen Stelle zur Verhütung von Folter genutzt werden, um festgestellte Mängel zu beheben und Schutzmaßnahmen zu verbessern (vgl. dazu auch Baumann und Osterfeld 2018).

Zum jetzigen Zeitpunkt muss daher festgestellt werden, dass eine übergreifende Evaluation eines Schutzprozesses eine Herausforderung darstellt. Sinnvoll scheint daher eine Kombination von Maßnahmen zur Erfassung von etablierten Elementen von Schutzkonzepten einerseits und einer Prozessevaluation einzelner Elemente von Schutzkonzepten. Dazu gehört auch die Überprüfung, ob installierte Maßnahmen (z. B. Thematisierung von Gewaltprävention im Einstellungsgespräch) auch langfristig umgesetzt werden.

Wie die Darstellung des Schutzprozesses gemäß den Vorgaben des G-BA zukünftig aussehen soll, ist zum jetzigen Zeitpunkt noch nicht festgelegt. Ausgehend von den o. g. Überlegungen haben wir einen Vorschlag erarbeitet, wie eine entsprechende Dokumentation für die einzelnen Punkte aussehen kann (Tab. 6.2).

Tab. 6.2 Beispiel zur Dokumentation der Mindestanforderungen an die Elemente eines Schutzkonzeptes gegen (sexualisierte) Gewalt bei Kindern und Jugendlichen laut der QM-Richtlinie des G-BA[1]

Vorgaben des G-BA		Konkrete Umsetzung in der Klinik/Praxis
Durchführung einer Risikoanalyse		Durchgeführt Jan–Mai 2020 Methoden: schriftliche Mitarbeiterbefragung; Fokusgruppen Patienten; Top-down-Analyse durch Schutzkonzeptegruppe Information Mitarbeitende: Juli 2020
Prävention	Information und Fortbildung der Mitarbeitenden	Schwerpunktveranstaltung Schutzkonzept 08/2020 und 10/2020 Fortlaufende Fortbildung zu den Themen Sex, Gewalt, Medienpädagogik etc. Regelmäßige Seminare zu Deeskalation
	Entwicklung wirksamer Präventionsmaßnahmen	Fortlaufende Angebote im Rahmen der Gruppentherapie für Patienten zum Thema Kinderrechte, Empowering etc. Workshops mit Patienten/Eltern
	Selbstverpflichtung und Verhaltenskodex	Leitbild und Verhaltenskodex erstellt (12/2020) (Überarbeitung geplant 2023)
	Altersangemessene Beschwerdemöglichkeit	Zentrales Beschwerdemanagement, lokale Beschwerdemöglichkeiten (Kummerkasten, elektronische Beschwerde) liegen vor; Patientenfürsprecher; Kooperation mit externen Beratungsstellen als neutrale Ansprechpartner etabliert (02/2021)
	Vertrauensvoller Ansprechpartner sein	Hinweise für Adressaten in Bezug auf Kinderschutz und Beschwerdemöglichkeiten (Flyer, Plakate, Aufnahmemappe) Schulung und Information der Mitarbeitenden, wie mit Hinweisen auf Misshandlung etc. umgegangen werden kann
	Spezielle Vorgaben zur Personalauswahl	Erweitertes Führungszeugnis, Thematisierung Schutzkonzept im Vorstellungsgespräch; spezifisches Einarbeitungskonzept
Interventionsplan	Bei Verdachtsfällen	Liegt vor (02/2020) (Überprüfung 2023 geplant) (differenziert für Gewalt durch Mitarbeitende, Peer-Gewalt, externe Gewalt)
	Bei aufgetretenen Fällen	Liegt vor (04/2020) (Überprüfung 2023 geplant) (differenziert für Gewalt durch Mitarbeitende, Peer-Gewalt, externe Gewalt)
	Bei Fehlverhalten von Mitarbeitenden	Liegt vor (05/2020) (Überprüfung 2023 geplant)
Aufarbeitung	Handlungsempfehlungen zum Umgang mit aufgetretenen Fällen entwickeln	In Erarbeitung, Abstimmung mit Personalrat steht aus

---

[1] Die Tabelle steht unter https://doi.org/10.1007/978-3-662-64461-4_6 auch als Downloadmaterial zur Verfügung.

Literatur

Baumann AE, Osterfeld M (2018) Prävention von Folter und Misshandlung. In: Fegert JM, Kölch M, König E, Harsch D, Witte S, Hoffmann U (Hrsg) Schutz vor sexueller Gewalt und Übergriffen in Institutionen. Für die Leitungspraxis in Gesundheitswesen, Jugendhilfe und Schule. Springer, Berlin, S 361–374

Hoffmann U, Fegert JM, König E, Maier A, Herberhold M (2021) Entwicklung von Schutzkonzepten gegen (sexuelle) Gewalt im medizinisch-therapeutischen Bereich. Kindheit und Entwicklung 30:227–235. https://doi.org/10.1026/0942-5403/a000356. Zugegriffen: 23. März 2022

UBSKM (2017) Selbstevaluationstool „Du bist gefragt." https://fragen-an-dich.de/. Zugegriffen: 23. März 2022

Überlegungen zum Transfer der Schutzkonzeptentwicklung auf andere Zielgruppen und Kontexte im medizinischen Bereich

Ulrike Hoffmann und Maik Herberhold

7.1 Übertragung auf den Bereich der Behandlung, Pflege und Betreuung von erwachsenen Personen

Im Fokus unserer Ausführungen zu den Elementen und zur Umsetzung von Schutzkonzepten stehen Kinder und Jugendliche und der stationäre medizinische Bereich. Gewalt ist jedoch nicht nur bei diesen Gruppen und in diesem Kontext ein Problem, sondern auch bei erwachsenen Patientinnen und Patienten und dem folgend in Kontexten, in denen diese betreut werden, wie Betreuungseinrichtungen für Menschen mit Behinderung, in der Pflege von Seniorinnen und Senioren oder in der Erwachsenenkrankenpflege. Auch wenn die Datenlage in Deutschland hierzu, ebenso wie bei Gewalt gegen Kinder und Jugendliche, eher dürftig ist, so zeigen doch die vorhandenen Erhebungen aus der Pflege von alten Menschen sowie der Betreuung von Menschen mit Behinderung eine hohe Gewaltbetroffenheit der betreuten Personen (z. B. BMFSFJ 2013; Hirsch 2016; Von Hirschberg et al. 2009; Weidner et al. 2017). Dies gilt auch hier für alle Formen von Gewalt, nicht nur für sexualisierte.

Bei Menschen mit Behinderung bestehen bereits im Kindesalter zahlreiche Gefährdungsfaktoren für das Erleben von (sexualisierter) Gewalt, wie unter anderem eine starke Abhängigkeit von den sie pflegenden Personen und Einrichtungen, geringe Möglichkeiten, sich zu beschweren, kaum Wissen über ihren Körper, Sexualität und ihre Rechte sowie zum Teil kognitive und verbale Defizite, die es erschweren, über das Erlebte zu sprechen. Viele dieser Risikofaktoren bleiben auch im Erwachsenenalter bestehen und somit auch das deutlich erhöhte Risiko, hier wiederum Gewalt zu erleben (UBSKM 2021). Im Bereich der Pflege alter Menschen sind ein großer Teil der genannten Gefährdungsfaktoren für Menschen mit Behinderung ebenfalls wiederzufinden, wie z. B. die starke Abhängigkeit von den sie betreuenden Personen und die kognitiven und verbalen Defizite (etwa im Kontext einer demenziellen Erkrankung). Für beide Gruppen spielt auch die zum Teil vorhandene soziale Isolation mit wenig Außenkontakten eine Rolle (nochmal verstärkt im Kontext der Corona-Pandemie).

Grundsätzlich ist davon auszugehen, dass alle Personen, die sich in medizinische oder pflege-

U. Hoffmann (✉)
Klinik für Kinder- und Jugendpsychiatrie/
Psychotherapie, Universitätsklinikum Ulm, Ulm,
Deutschland
E-Mail: ulrike.hoffmann@uniklinik-ulm.de

M. Herberhold
Praxis für Kinder- und Jugendpsychiatrie und
-psychotherapie, Bochum, Deutschland
E-Mail: herberhold@bkjpp.de

risch betreuende Einrichtungen begeben müssen, in unterschiedlichem Grad vulnerabel sind – entsprechend ist es auch für alle diese Einrichtungen sinnvoll und wichtig, Schutzkonzepte gegen (sexualisierte) Gewalt zu entwickeln. Dabei ist es hilfreich, eine Perspektive einzunehmen, die davon ausgeht, dass Personen, die medizinische Hilfe in Anspruch nehmen, bei allen Ansprüchen an eine gute Aufklärung, nicht auf Augenhöhe kommunizieren können. Es fehlt das notwendige Fachwissen, um die Notwendigkeit aller Maßnahmen überblicken zu können. Hinzu kommt eine ausgeprägte Abhängigkeit, die dazu führt, dass möglicherweise auch Grenzverletzungen in Kauf genommen werden, um entsprechende Hilfe zu bekommen.

Notwendig für die Entwicklung ist es, die vorgestellten Elemente von Schutzkonzepten in Bezug auf diese Zielgruppen und Kontexte zu durchdenken. Nachfolgend werden Hinweise dazu gegeben, welche Faktoren hier im Speziellen in den Blick genommen werden können und sollten.

Gefährdungsanalyse

Die in Kap. 4 vorgestellte Einteilung von Gefährdungsfaktoren kann auch in Kontexten mit erwachsenen Betreuten genutzt werden.

Zu beachten ist bei der Analyse insbesondere noch der Umgang mit Macht und Abhängigkeiten, wenn die betreuten Personen langfristig oder dauerhaft in der Institution untergebracht sind, sowie mögliche Einschränkungen bezüglich der kognitiven und sprachlichen Ausdrucksmöglichkeiten (z. B. bei Menschen mit Demenz, Menschen mit kognitiven Einschränkungen oder Mehrfachbehinderungen).

Leitbild

Die in Abschn. 5.1 „Leitbild" vorgestellten Aspekte eines Leitbildes können gut auf andere Zielgruppen oder Kontexte übertragen werden. Statt von Kinderschutz kann globaler von Gewaltschutz gesprochen werden. In allen Institutionen sollte der Aspekt der Gewaltvermeidung und eines respektvollen und achtsamen Umganges miteinander adressiert werden.

Für die Integration zielgruppenspezifischer Themen in das Leitbild sollte die besondere Vulnerabilität der Zielgruppe der eigenen Einrichtung reflektiert und im Leitbild direkt adressiert werden. So stehen z. B. in der Pflege von Seniorinnen und Senioren womöglich der Umgang mit kognitiven Einschränkungen der Bewohnerinnen und Bewohner mehr im Vordergrund, bei Menschen mit Behinderung haben Themen wie z. B. Inklusion und Recht auf ein selbstbestimmtes Leben eine größere Bedeutung.

Verhaltensleitlinien

Verhaltensleitlinien sollten auf Grundlage einer institutionsspezifischen Gefährdungsanalyse abgeleitet werden. Die in Abschn. 5.2 „Verhaltensleitlinie" genannten Aspekte, die in Verhaltensleitlinien aufgegriffen werden können, gelten für erwachsene Patientinnen und Patienten genauso und ebenso ist es hier auch wichtig, über die Ausgestaltung der Themen mit den Mitarbeitenden und den Adressatinnen und Adressaten ins Gespräch zu kommen.

Die benannten Maßnahmen zur Erstellung und Verbreitung können gut auf andere Kontexte und Zielgruppen übertragen werden.

Personalentwicklung

Ausgehend davon, dass alle Personen, die in medizinischen Kontexten behandelt oder betreut werden, aufgrund ihrer Situation eine gewisse Vulnerabilität aufweisen, ist die Thematik des Schutzes vor Gewalt auch für alle medizinischen Bereiche relevant. Dementsprechend kann für den Bereich der Personalentwicklungsmaßnahmen statt des Themas Kinderschutz das Thema Gewaltschutz in Vorstellungsgesprächen und in der täglichen Arbeit angesprochen werden, auch entsprechende Fortbildungen sind für viele Bereiche hochrelevant (so z. B. für die Pflege von Seniorinnen/Senioren oder in der Erwachsenenpsychiatrie).

Pädagogisches Konzept

Bei der Betreuung von Erwachsenen wird ein pädagogisches Konzept in der Regel keine Rolle spielen. Eine Ausnahme kann die Betreuung von Menschen mit Behinderung sein. Relevant könnten hier insbesondere die Vermittlung von Rechten sowie sexualpädagogische Maßnahmen sein. Generell müsste aber auch geprüft werden, welche Standards und Regeln in Bezug auf den Umgang mit digitalen Medien gelten (z. B. Posts von Station, Bildaufnahmen im Krankenhaus) und damit verbundenen Gefahren (z. B. Persönlichkeitsrechte Dritter). In psychiatrischen Kliniken ist zudem das Vorliegen eines milieutherapeutischen Konzeptes notwendig, bei dem ebenfalls z. B. der Umgang der Patientinnen und Patienten untereinander, der Umgang mit Suchtmitteln und Medien sowie die Tagesstrukturierung aufgegriffen wird.

Beschwerdeverfahren, Partizipation

Wie bereits ausgeführt, hängen die Möglichkeiten, sich zu beteiligen und sich zu beschweren, von verschiedenen Faktoren ab. Dies ist zum einen die Liegedauer bzw. die Dauer des Betreuungsverhältnisses, zum anderen Alter und (kognitive) Möglichkeiten der betreuten Personen.

Die genannten Faktoren treffen auch für die Betreuung von erwachsenen Klientinnen und Klienten zu. Insbesondere für Personen, die keine oder nur eingeschränkte Möglichkeiten haben, sich zu äußern und/oder sich in einem starken Abhängigkeitsverhältnis zu den betreuenden Personen befinden, ist es schwierig, ihre Rechte anzusprechen und sich zu beschweren. Dies gilt z. B. für untergebrachte Patienten in psychiatrischen Kliniken. Bei der Implementierung eines Beschwerdesystems muss dies deshalb bedacht werden. Zentral ist (auch) hier eine Haltung der Einrichtung, den Klientinnen und Klienten für sie nutzbare Optionen zu schaffen, Beschwerden ernst zu nehmen und Gewalt durch Fachkräfte nicht zu dulden. Hierzu gehört aber seitens der Einrichtung (sowie der Gesellschaft!) auch, strukturelle Ursachen von Gewalt, wie etwa ein zu geringer Personalschlüssel, unzureichende Qualifikationen von Betreuungspersonen, eine unzureichende Arbeitsausstattung, anzugehen.

Interventionsplan zum Umgang mit Fehlverhalten von Mitarbeitenden

Beim Interventionsplan gelten vollumfänglich die Ausführungen in Abschn. 5.6 „Interventionsplan" zum Umgang mit Fehlverhalten von Mitarbeitenden. Zu bedenken ist, dass insbesondere im Bereich der Pflege von alten Menschen und Menschen mit Behinderung noch Überlegungen zum Umgang mit finanzieller Ausbeutung notwendig sind. Weiterhin ist zu berücksichtigen, wie mit freiheitsentziehenden Maßnahmen umgegangen wird. So sind in vielen Pflegeeinrichtungen Bettgitter, Fixierungen und medikamentöse Ruhigstellung weit verbreitet, zum Teil auch aufgrund der bereits genannten strukturellen Ursachen, wie etwa Mangel an Pflegekräften. Auch diese Maßnahmen und der Umgang damit müssen sich in einem Interventionsplan niederschlagen und es muss eine Beschäftigung damit in der Institution (im Kontext der Haltungsentwicklung) erfolgen.

Aufarbeitung

Bezüglich der Aufarbeitung von Fällen bestehen in den notwendigen Überlegungen und der Rückkopplung der Ergebnisse in das Schutzkonzept kaum Unterschiede (siehe Abschn. 5.7 „Konzept für Aufarbeitung"). Zu bedenken ist allerdings, dass die gewaltbetroffenen Menschen, insbesondere wenn es sich um Menschen mit Behinderung sowie Seniorinnen/Senioren handelt, in der Regel in der Einrichtung verbleiben, in denen sie aktuell die Gewalt erlebt haben. Umso wichtiger ist es, sie vor Reviktimisierung zu schützen und alles zu tun, damit sie sich in der Einrichtung sicher fühlen.

Rehabilitation

Auch bezüglich der Rehabilitation bestehen in den notwendigen Überlegungen kaum Unterschiede. Zu bedenken ist jedoch auch hier, dass die Klientinnen und Klienten, die eine Falschbeschuldigung ausgesprochen haben, insbesondere wenn es sich um Menschen mit Behinderung sowie Seniorinnen/Senioren handelt, in der Regel in der Einrichtung verbleiben. Es muss zwischen der fälschlich beschuldigten betreuenden Person und der betreuten Person ein Umgang gefunden werden, der für beide Seiten tragbar ist, denn in der Regel können sich beide nicht aus dem Weg gehen.

Institution als Kompetenzort

Wie bereits mehrfach ausgeführt, sollten Institutionen Schutzorte und Kompetenzorte sein. Immer wieder werden auch erwachsene Personen in medizinische Einrichtungen kommen oder auch im Alter oder bei Behinderung in eine Pflegeeinrichtung, die im Laufe ihres Lebens bereits Gewalt, z. B. als Kind sexuelle Übergriffe, erlebt haben, in einer gewalttätigen Paarbeziehung gelebt haben, in einem Heim oder einem anderen Pflegeverhältnis misshandelt wurden, im Kontext von Krieg und Vertreibung vergewaltigt wurden.

Pflegehandlungen und Untersuchungen, aber auch die Abhängigkeit an sich oder die Unterbringung in einer Einrichtung, können solche Gewalterlebnisse reaktivieren. Nicht alle diese Personen können sich noch dazu äußern oder möchten dies. Es ist deshalb notwendig, dass sich auch Fachkräfte in Einrichtungen, die erwachsene Personen betreuen, ein Grundwissen über das Thema Trauma aneignen, um ein Verhalten der betreuten Personen, das auf Gewalterlebnisse hindeutet, einordnen und dies bei (Pflege-)Maßnahmen berücksichtigen zu können.

Ebenso ist es notwendig, für Anzeichen von (häuslicher) Gewalt sensibel zu sein, wenn Erwachsene ins Krankenhaus kommen, sowie hier zu wissen, wie solche Themen angesprochen und welche Hilfen angeboten werden können.

7.2 Übertragung auf die Umsetzung von Schutzkonzepten im ambulanten Gesundheitsbereich

Ein weiterer wichtiger Kontext von Transfer ist die Übertragung der Elemente von Schutzkonzepten in den ambulanten Bereich, also in den Bereich von Praxen niedergelassener Ärztinnen/Ärzte und Psychotherapeutinnen und -therapeuten sowie in Institutsambulanzen.

Wie in Abschn. 2.1 bereits dargestellt, wurden in der Evaluation des DJI zur Umsetzung von Schutzkonzepten im medizinischen Bereich (Kappler et al. 2019) für den ambulanten Gesundheitsbereich fünf Elemente abgefragt, die nur in zwei Fällen deckungsgleich mit den für Kliniken abgefragten Elementen sind, sodass keine umfassende Vergleichbarkeit der Ergebnisse hergestellt werden kann. Abgefragt wurden für den ambulanten Gesundheitsbereich folgende Elemente:

1. Spezifische Fortbildungen für die Befragten und deren Beschäftigte
2. Berücksichtigung der Wünsche und Bedürfnisse von Kindern und Jugendlichen im Behandlungs- bzw. Therapiesetting
3. Schriftlich festgehaltene Verhaltensregeln zum Umgang mit minderjährigen Patientinnen und Patienten
4. Beschwerdeverfahren bei Fällen sexualisierter Gewalt
5. Nutzung von Leitfäden zur Wahrnehmung von Anhaltspunkten für sexualisierte Gewalt an Kindern und Jugendlichen

Aus den unterschiedlichen Abfragen könnte abgeleitet werden, dass vermutet wird, die definierten Elemente von Schutzkonzepten seien nicht 1:1 auf den ambulanten Bereich übertragbar und umsetzbar oder, dass vielleicht auch andere Erwartungen für den Bereich Kinderschutz an Praxen bestehen als an Kliniken. Im Ergebnis der Evaluation zeigte sich dann auch, dass Praxen ihren Schwerpunkt stark auf der Perspektive „Institution als Kompetenzort" haben und weniger darauf, dass sie auch zum Tatort von Übergriffen werden könnten. Zu diesem Ergebnis könnte jedoch auch das Befragungsformat beigetragen haben.

Generell bestehen zwischen ambulanten und stationären Settings deutliche strukturelle Unterschiede. Hierzu gehören z. B.:

- Im ambulanten Gesundheitsbereich wird häufig die Therapie von einer einzigen Person durchgeführt, entweder weil es sich um eine psychiatrisch-psychotherapeutische Praxis mit nur einer Ärztin/Therapeutin/einem Arzt/Therapeuten handelt oder weil in Praxen, die Behandlungsteams aufweisen (z. B. in der kinder- und jugendpsychiatrischen Sozialpsychiatrie), sich regelhaft nur eine Person in der Behandlungssituation mit der Patientin/dem Patienten befindet. Dies schränkt die Möglichkeiten für Kontrolle (z. B. Mehraugenprinzip) und die Platzierung von Beschwerden, aber auch den Schutz der Mitarbeitenden erheblich ein.

- Im ambulanten Gesundheitsbereich ist der einzelne (Termin-)Kontakt mit den Patientinnen und Patienten kürzer.

- Die Behandlungs- und darauf aufbauend auch Vertrauens- und Abhängigkeitsverhältnisse gestalten sich anders als im klinischen Bereich: z. B. bleiben Kinderärztinnen/-ärzte und Kinder- und Jugendpsychiaterinnen/-psychiater oft über Jahre im Kontakt mit einer Familie und den heranwachsenden Kindern und auch in der Kinder- und Jugendlichenpsychotherapie gestaltet das besondere Behandlungssetting ein besonders intensives Vertrauens- und Abhängigkeitsverhältnis. Dies kann eine „Betriebsblindheit" auslösen (man kennt die Familie schon so lange und kann sich nicht vorstellen, dass es hier zu Gewalt oder sexuellen Übergriffen kommt), aber auch die Sensibilität für möglichen Missbrauch durch einen Therapeuten/eine Therapeutin bei den Patientinnen/Patienten und Sorgeberechtigten senken.

- Wenn es in einer Praxis nur ein kleines Team gibt, sind auch die Ressourcen für die Erstellung eines Schutzkonzeptes noch begrenzter als im klinischen Bereich, wo dies auch bereits eine Herausforderung darstellt. In einer kleinen Praxis sind viele Abläufe nicht formalisiert durchstrukturiert und auch nicht schriftlich fixiert, sodass die Entwicklung von Leitbildern, Handlungskonzepten und Haltungen oft eher in der Interaktion der Beteiligten entstehen und nur punktuell (z. B. in Supervisionen, wenn diese stattfinden) strukturiert und intensiviert reflektiert werden. Dies gilt umso mehr, wenn die Praxis gar kein Team umfasst, sondern eine klassische Einzelpraxis einer Behandlerin/einem Behandler (Arzt/Ärztin oder Psychotherapeutin/Psychotherapeut) ist.

- In den wenigsten Praxen gibt es überdies ein formalisiertes Beschwerdemanagement, über das die Patientinnen und Patienten informiert werden – es wird auf die persönliche Ansprache der Ärztin/Therapeutin, des Arztes/Therapeuten gesetzt. Andererseits sind ambulante Patientinnen/Patienten und ihre Sorgeberechtigten geringer als stationäre Patientinnen/Patienten von einrichtungsinternen Beschwerdesystemen abhängig, da sie sich in einer direkteren Interaktion mit der behandelnden Therapeutin/dem behandelnden Therapeuten befinden und ein formalisiertes Beschwerdemanagement dann „künstlich" die direkte Kommunikation ersetzen würde und möglicherweise sogar als Hürde wahrgenommen werden könnte. Ambulante Patientinnen/Patienten, die nach ihren Terminen nach Hause gehen, können anders als stationäre Patientinnen/Patienten auf externe Unterstützung zurückgreifen. Zudem haben sie auch stärker als stationäre Patientinnen/Patienten die Möglichkeit, die Behandlerin/den Behandler zu wechseln. Auch wenn Patientinnen/Patienten und ihre Sorgeberechtigten inzwischen oft gerade im ambulanten Bereich selbstbewusster als früher gegenüber Ärzten/Ärztinnen und Therapeutinnen/Therapeuten auftreten und Unzufriedenheiten mitteilen, bestehen allerdings gerade beim Zugang zu Facharztpraxen teilweise lange Wartezeiten auf Termine und regional zum Teil wenig Ausweichmöglichkeiten, was die Hürde, sich über Missstände zu beschweren, erhöhen kann.

Unter Berücksichtigung dieser strukturellen Besonderheiten stellt sich die Frage, welche Elemente von Schutzkonzepten in Praxen in welcher Form sinnvoll umgesetzt werden können und welche Adaptionen hierfür notwendig sind. Grundlage jeder Entwicklung von Schutzmaßnahmen ist auch in diesem Bereich die Entwicklung einer Haltung, dass Übergriffe, gleich welcher Art, nicht geduldet werden. Da Praxen viele Kinder und Jugendliche erreichen, haben sie die Möglichkeit, mit einer gewaltpräventiven Haltung viele Personen anzusprechen. Umso wichtiger ist es, nicht nur deutlich zu machen, dass die Praxis sich mit dem Thema Gewalt auseinandersetzt und ein sicherer Ort sein möchte, sondern auch, dass Kinder und Jugendliche hier Hilfe finden können, wenn sie, z. B. in der Familie, Gewalt erleben. Hierzu sollten die Praxen ermutigt werden, in ihren öffentlichen Auftritten (Praxiswebseite) und den Praxisräumen (z. B. Wartezimmer) das Thema gezielt anzusprechen und die eigenen Bemühungen zur Gewaltprävention offensiv mitzuteilen.

Die Aufgaben im Umgang mit (sexualisierter) Gewalt übersteigen in der Regel die Möglichkeit der einzelnen Praxis. Umso wichtiger ist es, mit anderen Akteuren zu kooperieren und sich Zugang zu weiterführenden Hilfen zu verschaffen. Eine solche externe Unterstützung, z. B. durch eine Fachberatungsstelle, ist auch für die Implementierung eines Schutzkonzeptes in der Praxis ratsam. Hierzu muss sicherlich noch Bewusstsein bei ambulant tätigen Behandlerinnen und Behandlern geschaffen werden.

Bei der Umsetzung eines Schutzkonzeptes ist es auch im ambulanten Setting unabdingbar, kritische Situationen aus dem Arbeitsalltag zu identifizieren. Unter kritischen Situationen sind solche zu verstehen, die sich eignen, missbräuchliche Abhängigkeiten zu den betreuten Kindern und Jugendlichen herzustellen oder das professionelle Nähe-Distanz-Verhältnis nicht einzuhalten. In Praxen mit einem Behandlungsteam sollte reflektiert werden, wie gegenseitige Hilfe, aber auch Kontrolle aussehen sollte. Bereitschaft dazu ist sicher darüber zu erreichen, die im ambulanten Kontext vorhandene, aber selten geäußerte Unsicherheit, möglicherweise auch Zielscheibe unberechtigter Vorwürfe zu werden, zu adressieren und eine gute, Sicherheit gebende Hilfs- und Kontrollstruktur zu entwickeln. Auf dieser Basis können dann kritische Situationen reflektiert werden. Darauf aufbauend kann die ansonsten einsam konfrontierend oder überfordernd erlebte Problemsituation gemeinsam aufgearbeitet und überlegt werden, wie mit dieser aktuellen Situation umgegangen werden soll und wie ähnliche Problemsituationen in Zukunft vermieden werden können. Wird dies niedrigschwellig praktiziert (also auch bei Konflikt- und Problemsituationen, die noch nicht die Schwelle von Gewalt erreicht haben), kann ein tiefergehendes Bewusstsein für Problemsituationen geschaffen werden, das hilft, diese zu verhindern.

Hinweise für die konkrete Umsetzung eines Schutzkonzeptes im ambulanten Bereich bietet eine Online-Fortbildung der kassenärztlichen Bundesvereinigung (Webseite: https://www.kbv.de/html/).

Literatur

Bundesministerium für Familie, Senioren, Frauen und Jugend (BMFSFJ) (2013) Lebenssituation und Belastungen von Frauen mit Beeinträchtigungen und Behinderungen in Deutschland –Kurzfassung. Broschüre. BMFSFJ, Berlin. https://www.bmfsfj.de/resource/blob/94206/1d3b0c4c545bfb04e28c-1378141db65a/lebenssituation-und-belastungen-von-frauen-mit-behinderungen-langfassung-ergebnisse-der-quantitativen-befragung-data.pdf. Zugegriffen: 23. März 2022

Hirsch R (2016) Gewalt gegen alte Menschen. Bundesgesundheitsblatt 1(59):105

Kappler S, Hornfeck F, Pooch MT, Kindler H, Tremel I (2019) Kinder und Jugendliche besser schützen – der Anfang ist gemacht. Schutzkonzepte gegen sexuelle Gewalt in den Bereichen: Bildung und Erziehung, Gesundheit, Freizeit. https://www.dji.de/fileadmin/user_upload/bibs2019/28116_UBSKM_DJI_Abschlussbericht.pdf. Zugegriffen: 23. März 2022

UBSKM (2021) Risikofaktoren für eine besondere Gefährdung. https://beauftragter-missbrauch.de/praevention/was-ist-sexueller-missbrauch/risikofaktoren-fuer-eine-besondere-gefaehrdung. Zugegriffen: 23. März 2022

Von Hirschberg KR, Zeh A, Kähler B (2009) Gewalt und Aggression in der Pflege. Berufsgenossenschaft für Gesundheitsdienst und Wohlfahrtspflege – BGW. www.bgw-online.de/DE/Arbeitssicherheit-Gesundheitsschutz/Grundlagen-Forschung/GPR-Medientypen/Downloads/BGW08-00-113-Gewalt-und-Aggression-in-der-Pflege-Kurzueberblick_Download.pdf?__blob=publicationFile. Zugegriffen: 23. März 2022

Weidner F, Tucman D, Jacobs P (2017) Studie zu „Gewalt in der Pflege". Eine fast alltägliche Erfahrung. Die Schwester Der Pfleger, Heft 09/2017. www.bibliomed-pflege.de/zeitschriften/die-schwester-der-pfleger/heftarchiv/ausgabe/artikel/sp-9-2017-wenn-pflege-zu-gewalt-fuehrt/33055-eine-fast-alltaegliche-erfahrung/. Zugegriffen: 23. März 2022

Praxisbeispiele

Marc Allroggen, Oriana Clasen, Barbara Frey,
Katja Kauczor-Rieck, Michael Kölch,
Stephanie Lehmann-Kannt und Eva Möhler

8.1 Entwicklung eines Schutzkonzeptes als langfristig angelegter Prozess in einer Klinik für Kinder- und Jugendpsychiatrie am Beispiel der KJP Ulm

Marc Allroggen und Barbara Frey

8.1.1 Schutzorientierung von Beginn an

Bereits bei der Eröffnung der Klinik für Kinder- und Jugendpsychiatrie des Universitätsklinikum Ulm im Jahre 2001, lange bevor das Thema also in den Fokus einer breiteren Öffentlichkeit geriet, wurden aufgrund der langjährigen Forschungsaktivität des Ärztlichen Direktors Professor Jörg M. Fegert in diesem Bereich Elemente von Schutzkonzepten bei der konzeptionellen und räumlichen Gestaltung berücksichtigt. Zu diesen Elementen, die immer noch als Best-Practice-Beispiele wahrgenommen werden (Zerbe et al. 2020), gehören beispielsweise die Gestaltung des Flurbereichs des Gebäudes der Akutstationen, wo kindgerecht aufbereitete Auszüge aus der UN-Kinderrechtskonvention in sechs verschiedenen Sprachen an den Wänden angebracht sind, oder eine Direktverbindung über eine Gegensprechanlage auf den fakultativ geschlossenen Stationen zu den regionalen Jugendämtern und dem Patientenfürsprecher (siehe Abb. 8.1). Die Idee hinter dieser Anlage war, dass gerade Kinder und Jugendliche,

M. Allroggen (✉) · B. Frey
Universitätsklinikum Ulm, Klinik für Kinder- und Jugendpsychiatrie/Psychotherapie, Ulm, Deutschland
E-Mail: marc.allroggen@uniklinik-ulm.de

B. Frey
E-Mail: barbara.frey@uniklinik-ulm.de

O. Clasen · K. Kauczor-Rieck
Universitätsklinikum des Saarlandes, Klinik für Kinder- und Jugendpsychiatrie, Psychosomatik und Psychotherapie, Homburg, Deutschland
E-Mail: oriana.clasen@uks.eu

K. Kauczor-Rieck
E-Mail: katja.rieck@uks.eu

M. Kölch
Universitätsmedizin Rostock, Klinik für Psychiatrie, Neurologie, Psychosomatik und Psychotherapie im Kindes- und Jugendalter, Rostock, Deutschland
E-Mail: michael.koelch@med.uni-rostock.de

S. Lehmann-Kannt
Universitätsklinikum des Saarlandes, Kliniken für Kinder- und Jugendmedizin, Homburg/Saar, Deutschland
E-Mail: stephanie.lehmann@uks.eu

E. Möhler
Universitätsklinikum des Saarlandes, Klinik für Kinder- und Jugendpsychiatrie, Psychosomatik und Psychotherapie, Homburg, Deutschland
E-Mail: eva.moehler@uks.eu

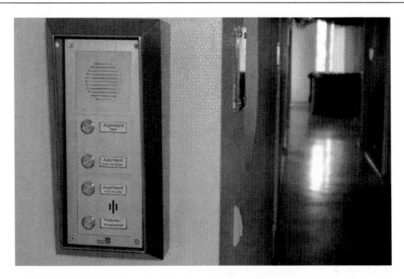

Abb. 8.1 Beschwerdetelefon in der Klinik für Kinder- und Jugendpsychiatrie/Psychotherapie Ulm. (©Klinik für Kinder- und Jugendpsychiatrie Ulm, mit freundlicher Genehmigung)

die gegen ihren Willen untergebracht sind, unabhängig von den sie betreuenden Erwachsenen die Möglichkeit eines Zuganges zu Dritten außerhalb der Klinik haben sollen. Diese Anlage ist bis heute in Betrieb, hat aber in Zeiten, in denen auch Kinder ein eigenes Telefon besitzen und auch während des stationären Aufenthaltes nutzen können, an Bedeutung verloren.

In den folgenden Jahren fand zudem eine Vielzahl von Einzelprojekten und Implementierung von Schutzkonzeptbausteinen statt. Exemplarisch erwähnt werden soll hier z. B. auf Ebene des Personals das (regelmäßige) Einholen eines erweiterten Führungszeugnisses von allen Mitarbeitenden der Klinik sowie eine Anlage zum Arbeitsvertrag, in der auf die besondere Schutzbedürftigkeit und die Herausforderungen der Arbeit mit psychisch kranken Kindern und Jugendlichen hingewiesen wird. Auf Ebene der präventiven und partizipativen Maßnahmen wurde gemeinsam mit Patientinnen und Patienten sowie Schulkindern zudem durch eine Comiczeichnerin die Broschüre „Was ist denn schon normal?" erstellt, die kindgerecht über die Behandlung in der Klinik informiert (Piontkowski et al. 2010) (siehe Abb. 8.2).

Darüber hinaus sind viele Elemente der Beteiligung von Patientinnen und Patienten und deren Bezugspersonen seit vielen Jahren dauerhaft in die pädagogischen und therapeutischen Konzepte der Stationen integriert (z. B. Elternabende, Elterncafé, Patientenforum).

Hinzu kommen weitere Projekte mit den Patientinnen und Patienten wie „Was laberst du?", in der in angeleiteten Fokusgruppen in der Jugendlichengruppe die Kommunikation von Mitarbeitenden gegenüber Patientinnen und Patienten innerhalb der Klinik durch die Jugendlichen reflektiert wurde. Aus diesem Projekt erfolgten dann unmittelbare Konsequenzen mit dem Ziel, eine größere Transparenz und Beteiligung zu schaffen, indem Informationsmaterialien überarbeitet und ergänzt wurden (z. B. zum Thema: Wer ist an der Behandlung beteiligt?) (siehe Abb. 8.3), aber auch Visitenstrukturen z. B. durch Begrenzung der Teilnehmenden verändert wurden.

Andere präventive Maßnahmen wurden in den vergangenen Jahren dauerhaft implementiert wie z. B. ein regelmäßiges und verpflichtend durchgeführtes professionelles Deeskalationstraining sowie Übungen zum mechanischen Fixieren. Aber auch eine regelmäßige anonyme Befragung zur Behandlungszufriedenheit im Rahmen der stationären Behandlung wird als Instrument des Qualitätsmanagements und der Rückmeldung

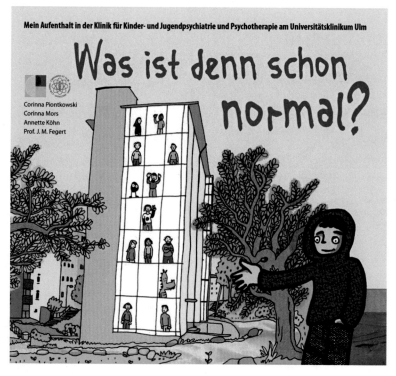

Abb. 8.2 Broschüre „Was ist denn schon normal?". (©Klinik für Kinder- und Jugendpsychiatrie Ulm, mit freundlicher Genehmigung)

eingesetzt (Keller et al. 2004, 2018). Im Jahr 2018 wurde diese Befragung auch auf den ambulanten Bereich ausgedehnt. Ergänzt wurden diese Aktivitäten durch eine breite Forschungstätigkeit zum Thema Schutzkonzepte in Institutionen, aus denen zahlreiche Publikationen sowie E-Learning-Angebote entstanden sind (z. B. Allroggen et al. 2018; Fegert et al. 2015, 2018; Fegert und Wolff 2015; Wolff et al. 2017).

8.1.2 Von der Maßnahmen- zur Prozessorientierung

Auf Basis der Einzelprojekte, bereits implementierten Maßnahmen und der Forschungsprojekte wurde ab dem Jahr 2017 der Prozess der Schutzkonzeptentwicklung durch eine strukturiertere Planung weiterer Maßnahmen und die Etablierung einer sich regelmäßig treffenden, interdisziplinären Schutzkonzeptgruppe unterstützt. Der

Ablauf dieses Prozesses seit dem Jahr 2017 soll nun im Folgenden dargestellt werden.

Etablierung einer Schutzkonzeptgruppe
In einem ersten Schritt wurde eine interdisziplinäre Arbeitsgruppe gebildet, mit Mitarbeitenden aus den Bereichen der klinischen Versorgung (Ärzte/Ärztinnen, Psychotherapeutinnen/Psychotherapeuten und Mitarbeitende des Pflege- und Erziehungsdienstes) sowie Mitarbeitenden aus Forschungsgruppen, die sich mit der Thematik bereits auseinandergesetzt haben. Diese Gruppe traf sich in den folgenden Monaten regelmäßig, um zunächst die Schutzziele zu definieren und dann die konkreten Umsetzungsschritte zu planen (siehe Abb. 8.4). Dabei war es wichtig, dass der ärztliche Direktor eng in den Prozess eingebunden wurde und diesen konsequent unterstützte.

Als Schutzziele wurden dabei sowohl der Schutz der Patientinnen und Patienten (und ihrer

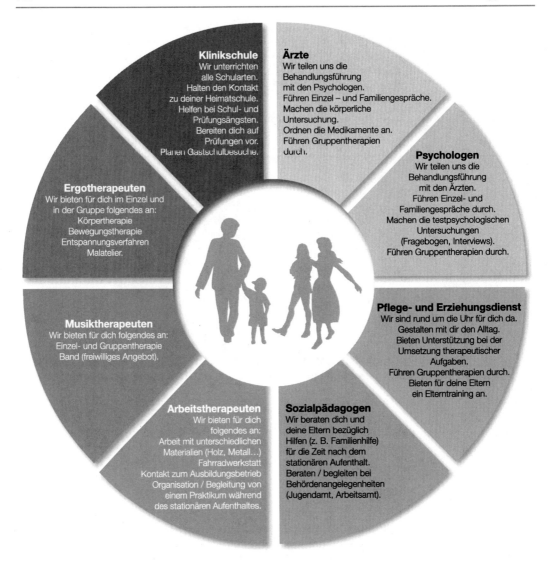

Abb. 8.3 Übersicht der an der Behandlung beteiligten Berufsgruppen. (©Klinik für Kinder- und Jugendpsychiatrie Ulm, mit freundlicher Genehmigung)

Bezugspersonen) als auch der Mitarbeitenden vor allen Formen von Gewalt definiert.

Durchführung einer Gefährdungsanalyse als erster Schritt des Schutzprozesses

Mittels einer Gefährdungsanalyse unter Einbezug sowohl der Patientinnen und Patienten als auch der Mitarbeitenden sollte zunächst der Schutz- und Veränderungsbedarf innerhalb der Klinik erfasst werden, um erste notwendige Handlungsschritte abzuleiten. Hierzu wurde ein umfassender partizipativer Ansatz gewählt, der in den folgenden Abschnitten dargestellt werden soll, um durch den Perspektivwechsel (Blick der Adressatinnen/Adressaten auf die Institution) auch Problembereiche zu identifizieren, an die bislang durch die Schutzkonzeptgruppe nicht gedacht wurde. Ziel war es also, mit den Adressatinnen und Adressaten eines Schutzkonzeptes in einen Austausch über dieses zu kommen.

Der ärztliche Direktor der KJPP informiert alle Mitarbeitenden der Klinik über
die Arbeitsgruppe (AG) „Schutzkonzept,
deren Funktion und Aktivitäten.

Die Arbeitsgruppe erstellt einen Ablauf-
plan für Fachkräfte der Klinik für den
Fall einer Grenzüberschreitung (Gewalt
gegenüber Patienten/Mitarbeitenden).
Diskussion in der Leitungsrunde
(Reviewverfahren

Arbeitspaket 1
Auftaktveranstaltung für Mitarbeitende (Vorträge, Workshops)

Arbeitspaket 2
Arbeitsgruppe mit Jugendlichen der
beiden Jugendstationen (zuständig
für Arbeitspaket: Mitglieder der AG
„Schutzkonzept" und Mitarbeitende aus
dem Pflege- und Erziehungsdienst)

Arbeitspaket 3
Arbeitsgruppe mit Kindern der Kinderstation und der Tagesklinik (zuständig
für Arbeitspaket: Mitglieder der AG
„Schutzkonzept" und Mitarbeitende aus
dem Pflege- und Erziehungsdienst)

Dokumentation der Arbeitspakete 1-4

Arbeitspaket 4
Arbeitsgruppe mit verschiedenen Berufsgruppen/Bereichen (Co-Therapeuten, Ärzte, Mitarbeitende der Klinikschule, Pflege- und Erziehungsdienst, Patientenfürsprecher, Mitarbeitende der Ambulanz, Eltern etc.)

Im Vordergrund stehen die Wissensvermittlung und das aktive gemeinsame Entwickeln von
Haltung für die Arbeit mit den uns anvertrauten Kindern und Jugendlichen.

Arbeitspaket 5
Materialerstellung und Konzeptualisierung „Schutzkonzept"

Arbeitspaket 6
Abschlussveranstaltung, Materialvorstellung

Abb. 8.4 Geplante Arbeitsschritte des Schutzkonzeptprozesses. (©Klinik für Kinder- und Jugendpsychiatrie Ulm,
mit freundlicher Genehmigung)

Projekt „Auf der Suche nach den verschwundenen Kinderrechten"

Im Frühjahr 2018 wurde mit sechs Kindern der Tagesklinik und Kinderstation im Alter von 8–10 Jahren an drei Vormittagen ein Programm zum Thema Kinderrechte durchgeführt. Ziel des Programms war es, Kindern in verständlicher, spielerischer Art und Weise ihre Rechte in der Klinik aufzuzeigen, Möglichkeiten der Beteiligung im Klinikalltag praktisch einzuüben, Kinder zu stärken, ihre Bedürfnisse gegenüber Mitarbeitenden zu formulieren sowie Grenzverletzungen und die Missachtung von Bedürfnissen mitteilen zu können und für die Mitarbeitenden Ideen, Anregungen und Wünsche der Kinder zu erfahren und im Alltag besser wahrnehmen zu können. Auf spielerische Art und Weise wurde den Kindern und Jugendlichen das Thema Kinderrechte vermittelt, aber auch Möglichkeiten, sich Unterstützung zu holen. Ergänzt wurde das Programm durch ein Training zur Selbstbehauptung. Das Programm wurde durch zwei Mitarbeitende konzipiert und durchgeführt. Neben dem Ziel, von den Kindern Hinweise auf notwendige Veränderungen und Verbesserungen zu erhalten, enthielt das Programm auch bereits Elemente zur Stärkung der Interessen von Kindern (Empowering). Aufgrund der kindgerechten Darstellung konnten das Material und insbesondere die praktischen Übungen von den Kindern gut angenommen werden. Die Vermittlung von Wissensinhalten zum Thema Kinderrechte gestaltete sich hingegen eher als schwierig. Hierbei spielte vor allen Dingen eine Rolle, dass das Programm sehr ambitioniert und lang war und einige Patientinnen und Patienten auch aufgrund bestehender psychopathologischer Auffälligkeiten (Aufmerksamkeitsstörungen, Unruhe) zum Teil überfordert waren. Aufgrund seiner modularen Aufbauweise kann das Projekt aber auch auszugsweise in den Klinikalltag integriert werden. Eine Verstetigung und ein Einsatz in adaptierter Form im Rahmen des sozialen Kompetenztrainings als regelmäßig durchzuführendes Programm für Kinder der Tagesklinik und der Kinderstation ist erfolgt. Zudem wurde auf der Basis dieser Arbeit auch „Das große Kinderrechte Spiel" entwickelt, das über eine Stiftung erworben werden kann (https://haensel-gretel.de/projekte/das-grosse-kinderrechte-spiel). Allerdings konnten in diesem Setting nur wenige Anregungen von den Kindern gesammelt werden in Bezug auf notwendigen Handlungsbedarf im Rahmen des anstehenden Schutzprozesses. Während das Programm zur Vermittlung von Wissen und Handlungsstrategien in Bezug auf Kinderrechte in modifizierter Form angewandt werden kann, ist es wenig geeignet, um eine Auseinandersetzung mit dem Thema im Rahmen einer Gefährdungsanalyse anzustoßen. Hier ist nach unseren Erfahrungen wahrscheinlich ein Zugang über kreatives Arbeiten vielversprechender. Eine Überarbeitung des Konzeptes und Anwendungserprobung ist im Rahmen von Folgeprojekten geplant.

Gefährdungsanalyse mit jugendlichen Patienten

Mit den Patientinnen und Patienten der Jugendstationen wurde im Frühjahr 2018 eine Gefährdungsanalyse erarbeitet. Hierbei ging es vor allen Dingen ebenfalls im Sinne des partizipativen Ansatzes darum, offen zu sein für die Anliegen der Jugendlichen und diese mittels eines kreativen Ansatzes zu erreichen. Zudem sollte eine Struktur geschaffen werden, die in Nachfolgeprojekten regelmäßig mit neuen Patientinnen und Patienten angewandt werden kann. Das Projekt wurde durch zwei Mitarbeiterinnen der Schutzkonzeptgruppe begleitet und konzipiert und von den Mitarbeitenden des Pflege- und Erziehungsdienstes der Stationen begleitet. Es erfolgten Vorgespräche mit den Mitarbeitenden der Station, die die Gruppenarbeit auf den Stationen begleiteten. Entsprechendes Informationsmaterial wurde erstellt für die Mitarbeitenden der Stationen, die Patientinnen und Patienten sowie deren Eltern. Das Projekt fand auf zwei Stationen statt. Nach der Durchführung auf der ersten Station stellten die Jugendlichen ihre Arbeiten auf der anderen Jugendstation vor, die dann die Arbeit fortsetzen. Anhand von häufig durch die Jugendlichen gestellten Fragen (FAQ) sollten Problembereiche identifiziert werden.

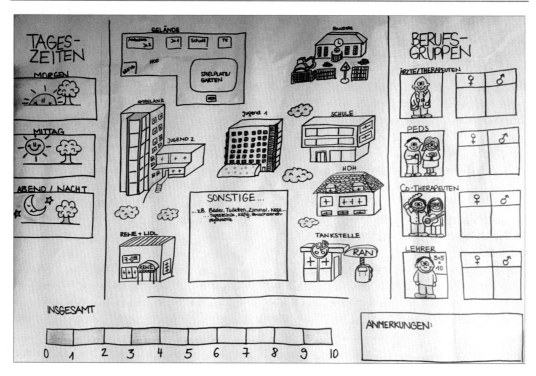

Abb. 8.5 Material zur Identifizierung sicherer und unsicherer Orte im Rahmen der Gefährdungsanalyse mit jugendlichen Patientinnen und Patienten. (©Klinik für Kinder- und Jugendpsychiatrie Ulm, mit freundlicher Genehmigung)

Inhaltlich standen dabei zwei Themenkomplexe der Jugendlichen im Mittelpunkt. Zum einen wurden mittels einer kreativ gestalteten Gefährdungsanalyse sichere und unsichere Orte im Klinikum identifiziert (siehe Abb. 8.5).

Bei dieser Arbeit zeigte sich, wie wichtig das Einbinden der Adressaten in die Gefährdungsanalyse ist, da neben sehr pragmatischen Aspekten, die die eigenen Gebäude betreffen (wie z. B. Sichtschutzfolien, Ausleuchtung, Zustand der Sanitäreinrichtungen), auch Risikoorte identifiziert wurden, die bislang von den Mitarbeitenden nicht mitgedacht worden sind (z. B. nahegelegene Ladengeschäfte oder Tankstellen), an denen sich die Jugendlichen oft aufhalten und daher von diesen auch als Teil der Klinik wahrgenommen wurden.

Der zweite zentrale Aspekt betraf vor allem eine aus Sicht der Jugendlichen zu verbessernde Transparenz in Bezug auf die Behandlung. Hier ging es vor allem darum, welche

Rolle und Funktion die unterschiedlichen Mitarbeitenden innerhalb des Behandlungsteams und der Behandlung haben, aber auch um Abläufe auf Station und Gruppenregeln, Nutzung von Smartphones oder stärkere Einbindung in Behandlungsentscheidungen. Das Thema Schutz vor Gewalt spielte hingegen für die Jugendlichen keine zentrale Rolle und wurde nur vereinzelt erwähnt. Alle Aspekte, die von den Jugendlichen aufgeführt wurden, wurden gesammelt und dokumentiert.

Die Bearbeitung der Thematik „Schutz vor Gewalt" stellte prinzipiell eine Herausforderung für alle Beteiligten dar. Die Jugendlichen mussten sich erst in die Rolle als Expertinnen und Experten hineinfinden und motiviert werden, was über das kreative Arbeiten aber gut gelang. Dennoch schien die Auseinandersetzung mit dem Thema Schutzkonzepte als solches für viele Jugendliche abstrakt zu bleiben, auch wenn ein sehr pragmatischer Ansatz verfolgt wurde und das Thema im Rahmen des Projektes auf den

„Stationsalltag" der Jugendlichen herunter-
gebrochen wurde. Trotz des sehr hohen Zeitauf-
wandes von mehreren Stunden kann die Arbeit
aber als lohnenswert angesehen werden, da sich
aus ihr einige sehr konkrete Handlungsaufträge
ergaben bezüglich der zu verändernden Strukturen, Abläufe und Informationsmaterialien. Nicht
unterschätzt werden sollte zudem der positive
Empowering-Effekt auf die Jugendlichen durch
die Auseinandersetzung mit dem Thema und die
Einbindung in die Schutzkonzeptarbeit.

Kick-off-Veranstaltung und Gefährdungsanalyse mit den Mitarbeitenden

Nach Abschluss der Arbeit mit den Kindern und
Jugendlichen wurden die Ergebnisse im April
2018 im Rahmen einer Veranstaltung für alle
Mitarbeitenden der Klinik vorgestellt. Diese Veranstaltung wurde als Kick-off-Veranstaltung
konzipiert und sollte den Startschuss signalisieren für eine breite Implementierung des Schutzkonzeptprozesses in der Klinik. Darüber hinaus
fand am Nachmittag der Kick-off-Veranstaltung
eine Gefährdungsanalyse mit den Mitarbeitenden
statt. Hierzu wurden berufsgruppenspezifische
Fokusgruppen gebildet mit dem Ziel, relevante
Aspekte und Themen für den Schutzkonzept-
prozess zu identifizieren. Die in den Fokusgruppen erarbeiteten Inhalte wurden im Forum
vorgestellt, diskutiert und dokumentiert. Zentrale
Themen der Mitarbeitenden neben dem Schutz
der Patientinnen und Patienten war das hohe Bedürfnis nach klaren Strukturen, Umgang mit
herausforderndem Verhalten von Patientinnen
und Patienten sowie Aspekte des Mitarbeiter-
schutzes, aber auch nach der Entwicklung einer
gemeinsamen grundlegenden Haltung und Kultur. Für diejenigen Mitarbeitenden, die an der
Kick-off-Veranstaltung nicht teilnehmen konnten, erfolgte im Mai 2018 noch einmal eine
klinikinterne Veranstaltung, bei der die Ergebnisse vorgestellt und diskutiert wurden.

Auswertung der Gefährdungsanalyse

Im Anschluss an die ausführliche Gefährdungsanalyse mit den Kindern, Jugendlichen und Mit-

arbeitenden wurden deren Ergebnisse in The-
men- und Arbeitspakete zusammengefasst und
versucht, konkret umsetzbare Maßnahmen abzuleiten bzw. zuzuordnen, was an Konzepten
bereits vorhanden ist (Potenzialanalyse). Dabei
wurden für eine bessere Strukturierung des Prozesses sieben Themenbereiche gebildet, innerhalb derer zentrale Inhalte und Arbeitspakete definiert wurden.

1. Patienten- und behandlungsbezogene Aspekte
   Innerhalb dieses Themenbereichs standen
   zwei wesentliche Aspekte im Mittelpunkt.
   Einerseits ging es um den Erwerb von mehr
   Handlungssicherheit und verbindlichen Vorgaben beim konkreten Umgang mit bestimmten Störungsbildern und Verhaltensweisen von Patientinnen und Patienten (und
   zum Teil der Angehörigen), die von den Mitarbeitenden als Herausforderung verstanden
   wurden, wie beispielsweise Suizidalität oder
   aggressives Verhalten von Eltern und Pa-
   tientinnen/Patienten, aber auch im Umgang
   mit beispielsweise komplizierten somatischen Nebendiagnosen und den damit verbundenen insbesondere pflegerischen Herausforderungen in der Kinder- und Jugendpsychiatrie. Der zweite zentrale Aspekt
   umfasst den Bereich (Umgang mit) Zwangsmaßnahmen bei Patientinnen und Patienten.
2. Rahmenbedingungen der Behandlung
   Unter diesem Themenkomplex wurden vor
   allem konzeptionelle Aspekte, die die Arbeit
   mit den Patientinnen und Patienten betreffen
   und als zentral für einen gelingenden Schutzprozess identifiziert wurden, subsumiert. So
   wurde der Bedarf formuliert, zwischen den
   unterschiedlichen Berufsgruppen noch einmal Abstimmung und Transparenz in der
   gegenseitigen Arbeit zu reflektieren. Zudem
   wurden Unsicherheiten im Umgang mit Berührungen angegeben, sowie darüber, wie die
   Balance zwischen Transparenz, Kooperation
   und Grenzsetzung in der Arbeit mit den Patientinnen und Patienten gelingen kann. Weitere angesprochene Aspekte betrafen beispielsweise konzeptionelle Überlegungen

der Gestaltung der Zusammenarbeit mit den Bezugspersonen, den Umgang mit Macht in der pädagogischen und therapeutischen Beziehung oder den Umgang mit Beziehungswünschen und Kontaktaufnahme über soziale Netzwerke durch Patientinnen und Patienten. Ebenso wurde hier der Wunsch nach dem Installieren eines niederschwelligen Beschwerdesystems, Veränderungen der Visitenstruktur, um den Patientinnen und Patienten einen geschützteren Rahmen zu bieten, sowie eine Überarbeitung der Informationsmaterialien für die Patientinnen und Patienten und deren Bezugspersonen eingeordnet. Insbesondere von den Patientinnen und Patienten wurde zudem der Wunsch nach mehr Transparenz bezüglich der Behandlungsabläufe und dauerhafter Partizipation innerhalb der Behandlung geäußert.

3. Bauliche Infrastruktur
Es wurden einige konkrete Verbesserungsvorschläge sowohl von Patientinnen und Patienten als auch Mitarbeitenden diesbezüglich rückgemeldet, die einfach umzusetzende Maßnahmen zur Verbesserung der Privatsphäre (z. B. Sichtschutzfolien an Fenstern, Erneuerung der Abtrennung der Nassbereiche) und der Ausleuchtung und Ausschilderung des Geländes betreffen. Aber auch Aspekte wie die Installation einer verbesserten Personennotrufanlage oder die Schaffung eines Deeskalationsraumes und eines funktionaleren Überwachungszimmers auf den Akutstationen wurden angesprochen.

4. Fehlerkultur
Großen Raum nahm in der Diskussion unter den Mitarbeitenden der Aspekt ein, wie mit wahrgenommenem Fehlverhalten von Mitarbeitenden umgegangen wird und umgegangen werden kann, aber auch mit Anschuldigungen gegenüber Mitarbeitenden durch Patientinnen und Patienten und deren Bezugspersonen.

5. Handlungsanleitungen und Dokumentation
Es wurden einige Themen identifiziert, bei denen eine Überarbeitung und Aktualisierung bzw. ein Erstellen von Handlungsleitung

als notwendig erachtet wurden. Dies umfasst beispielsweise die Bereiche Dokumentation, den Umgang mit sozialen Netzwerken, die Smartphone-Nutzung durch Patientinnen und Patienten, aber auch die Ausarbeitung und breite Implementierung von Handlungsleitfäden für den Umgang mit Verdachtsfällen sowie mit besonderen Vorkommnissen.

6. Forschungsbereich
Auch der Forschungsbereich des Klinikums wurde in die Schutzkonzeptgestaltung einbezogen. Als relevante Themen wurden beispielsweise Verhaltensregeln für wissenschaftliche Mitarbeitende bei der Probanden- und Patientenrekrutierung, die Gestaltung von Untersuchungen, aber auch das Bedürfnis, die Vernetzung und Kommunikation der klinischen und forschenden Bereiche zu verbessern, identifiziert.

7. Kultur der Achtsamkeit
Es bestand bei allen Beteiligten der Wunsch, nicht nur ein Bündel von Einzelmaßnahmen abzuarbeiten, sondern tatsächlich auch eine allgemeine Kultur der Offenheit und Akzeptanz zu schaffen, die von allen Mitarbeitenden gelebt und getragen werden kann.

Von der Analyse zur Aktion: Umsetzung von Maßnahmen

Die Auswertung der Gefährdungsanalyse zeigt, dass neben einigen sehr konkreten Arbeitsaufträgen insbesondere der Wunsch bestand, mehr Transparenz und Beteiligung in der gemeinsamen Arbeit mit den Patientinnen und Patienten zu etablieren sowie in einigen Bereichen auch Abläufe und Aufgaben klarer festzulegen und zu kommunizieren. Deutlich wurde aber auch der explizite Wunsch der Mitarbeitenden, eine wertschätzende und achtsame Grundhaltung als Grundlage des Schutzprozesses aktiv zu leben.

Durch die Schutzkonzeptgruppe und die Leitungsrunde der Klinik wurden entsprechende umschriebene Arbeitsaufträge definiert und umgesetzt bzw. verteilt. So wurden beispielsweise die Inhalte aus dem Themenkomplex „Patienten-

und behandlungsbezogene Aspekte" verstärkt in die konzeptionelle Arbeit auf den Stationen z. B. im Rahmen von Teamtagen einbezogen und entsprechende interne Leitlinien (z. B. zum Umgang mit Suizidalität, Notfallmedikation oder Zwangsmaßnahmen) (siehe auch Abschn. 5.10) aktualisiert.

Die Informationsmaterialien für die Patientinnen und Patienten und ihre Bezugspersonen wurden umfassend überarbeitet und auch um Informationen bezüglich externer Ansprechpartnerinnen/-partner für Beschwerden ergänzt (Themenkomplex Rahmenbedingungen der Behandlung). Auch die Rolle des externen Patientenfürsprechenden wurde in ihrer Bedeutung durch eine regelmäßig stattfindende Sprechstunde auf den Stationen gestärkt. Es erfolgte zudem die Entwicklung eines Konzeptes zur Nutzung von Smartphones durch die Patientinnen und Patienten während des stationären Aufenthaltes. Darüber hinaus wurden vermehrt Fortbildungen und Schulungen durchgeführt, z. B. zum Thema Sexualpädagogik oder zur gewaltfreien Kommunikation. Ergänzend wurden Elemente des Programms „Auf der Suche nach den Kinderrechten" in das soziale Kompetenztraining auf den Kinderstationen übernommen. Auch im Themenbereich „Handlungsanleitungen und Dokumentation" erfolgte die Entwicklung und Ausarbeitung von entsprechenden internen Leitlinien.

Andere Maßnahmen wurden eher kontrovers diskutiert und bislang nicht umgesetzt wie beispielsweise ein klassischer Kummerkasten, da die Erfahrungen aus früheren Jahren, als es dieses Instrument schon einmal gab, gezeigt haben, dass dieser de facto durch die Patientinnen und Patienten nicht konstruktiv genutzt wurde und daher auch durch die Mitarbeitenden zuletzt wenig zuverlässig geleert wurde. Aktuell gehen die Überlegungen eher dahin, ein anonymisiertes elektronisches Beschwerdesystem für Patientinnen und Patienten und Mitarbeitende zu etablieren.

Bezüglich notwendiger baulicher Maßnahmen konnten einfache Arbeiten rasch umgesetzt werden (siehe oben). Größere Vorhaben wie die Schaffung eines Deeskalationsraums brauchten hingegen eine längere konzeptionelle Entwicklungsphase, bei der die Patientinnen und Patienten bezüglich Gestaltung erneut eingebunden wurden und bei denen auch zunächst die Finanzierung der Maßnahme gesichert werden musste.

Konkrete Maßnahmen in Bezug auf das Schaffen einer Fehlerkultur und einer Kultur der Achtsamkeit sind natürlich deutlich schwieriger zu operationalisieren. Hier wird erst in den nächsten Jahren sichtbar werden, inwieweit tatsächlich eine entsprechende Haltung bei allen Mitarbeitenden etabliert werden kann. Dass dies allerdings durchaus gelingen kann, zeigt sich daran, dass das aktuelle Leitbild der Klinik durch die Mitarbeitenden ohne unmittelbare Leitungsbeteiligung erarbeitet wurde und die zentralen o. g. Aspekte eines partizipativen Ansatzes („Dazugehören") und einer Kultur der Achtsamkeit aufgreift.

Die Abb. 8.6 stellt den Prozess seit dem Jahr 2017 nochmal in der Übersicht grafisch dar.

Verstetigung des Prozesses

Obwohl in der Folge der intensiven Arbeit mit Patientinnen und Patienten sowie Mitarbeitenden bereits viele Bausteine von Schutzkonzepten umgesetzt werden konnten und insbesondere auch Bereiche beleuchtet wurden, die bei einem primären top-down-Prozess möglicherweise weniger Beachtung gefunden hätten, steht die eigentliche Herausforderung eines Schutzprozesses in einem Krankenhaus noch bevor. Hierbei handelt es sich um die dauerhafte Implementierung und Fortführung des Prozesses unter Alltagsbedingungen mit Zeit- und Aufgabendruck, Verdichtung von Prozessen und fluktuierenden Mitarbeitenden.

Um diesen Implementierungsprozess anzustoßen, wurden 2019 die Ergebnisse des bisherigen Prozesses in einer Kick-on-Veranstaltung allen interessierten Mitarbeitenden präsentiert. Ursprünglich war bei der Planung des Schutzprozesses diese Veranstaltung als Abschlussveranstaltung geplant. Um jedoch die Prozesshaftigkeit zu unterstreichen, wurde diese

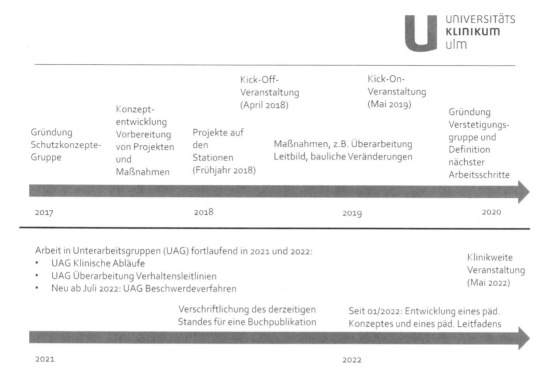

Abb. 8.6 Ablauf des Schutzprozesses seit dem Jahr 2017

als Auftakt für den weiteren Prozess genutzt. Bei dieser Veranstaltung wurde daher auch diskutiert, wie eine dauerhafte Implementierung erfolgreich stattfinden kann. Im Rahmen dieser und einer Folgeveranstaltung wurde daher entschieden, den starken partizipativen Ansatz weiter zu verfolgen. Die Schutzkonzeptgruppe, die den bisherigen Prozess gesteuert hat, wurde daher aufgelöst und 2020 durch eine Verstetigungsgruppe ersetzt. Diese Verstetigungsgruppe ist offen für alle interessierten Mitarbeitenden und soll letztlich selbstorganisiert zu bearbeitende Themenbereiche und Handlungsbedarfe identifizieren sowie Umsetzungsvorschläge erarbeiten und regelmäßig der Klinikleitung Bericht erstatten (bottom-up). Innerhalb der Verstetigungsgruppe haben sich dementsprechende Unterarbeitsgruppen gebildet, die sich mit Themen wie klinische Abläufe, Erstellen eines Verhaltenskodex oder Beschwerdemanagement auseinandersetzen. Geplant sind neben regelmäßigen Treffen der Gruppen auch

Veranstaltungen für alle Mitarbeitenden, in denen über die bisherigen Entwicklungen informiert und diskutiert werden kann. Zudem kann der seit 2018 erscheinende Kliniknewsletter, in dem regelmäßig über Veränderungen und Neuigkeiten innerhalb der Klinik informiert wird, für die Informationsweitergabe genutzt werden.

Inwieweit der begonnene Verstetigungsprozess gelingt, kann aktuell noch nicht sicher abgeschätzt werden, zumal dieser durch die 2020 begonnene Corona-Pandemie und der in der Folge stattgefundenen zumindest vorübergehenden Verschiebung von Ressourcen und inhaltlichen Schwerpunkten etwas ausgebremst wurde.

8.1.3 Fazit und Ausblick

Auch wenn bereits viele Bausteine von Schutzkonzepten seit vielen Jahren in der Klinik etabliert sind, kann der stark partizipative Ansatz im Rahmen der aktuellen Schutzprozessentwicklung trotz des hohen Einsatzes von Ressourcen als sehr gewinnbringend angesehen werden. Zum einen ist es gelungen, sowohl die Patientinnen und Patienten als auch die Mitarbeitenden in den Prozess einzubinden und ein Bewusstsein für die Thematik zu schaffen, zum anderen konnten viele neue Aspekte beleuchtet werden. Gleichzeitig zeigte sich aber auch, dass die eigentlichen, vordergründigen Themen von Schutzkonzepten, nämlich der Schutz vor (sexualisierter) Gewalt und Übergriffe, für die Jugendlichen keine besondere Rolle spielen. Vielmehr haben andere Aspekte wie Partizipation und Transparenz für die Patientinnen und Patienten eine sehr viel größere Bedeutung. Inwieweit dieser Umstand für eine Klinik positiv zu bewerten ist, da sich die Adressatinnen und Adressaten sicher fühlen und das Risiko für Gewalterfahrungen als gering einschätzen, oder noch stärker für die Thematik sensibilisiert werden muss, kann nicht abschließend beurteilt werden (Allroggen et al. 2016). Diesen Aspekt wollen wir bei weiterer Projekten mit den Jugendlichen noch einmal beleuchten und auch diskutieren, ob und wie für das Thema „Schutz vor Gewalt" eine noch stärkere Beteiligung und Einbindung der Jugendlichen zu erreichen ist. Insgesamt besteht sicherlich aber noch ein Bedarf, geeignete Möglichkeiten für die Einbindung von Kindern und Jugendlichen in den Prozess zu entwickeln.

Eine Herausforderung besteht aber vor allem darin, diesen doch sehr komplexen Prozess dauerhaft mit Leben zu füllen und gleichzeitig bei aller Kreativität, die daraus entsteht, auch die notwendige Strukturierung des Prozesses nicht aus den Augen zu verlieren. Um dies zu gewährleisten, ist begonnen worden, wesentliche Fort- und Weiterbildungsbausteine dauerhaft in das Fortbildungsangebot der Klinik zu integrieren, und geplant, alle Mitarbeitenden traumapädagogisch und traumatherapeutisch zu schulen. Zudem haben die Mitarbeitenden die Möglichkeit, die vom Klinikum entwickelten Online-Kurse zu diesen Themenbereichen zu absolvieren. Auf diesem Wege sollen gemäß einem

der Behandlungsschwerpunkte der Klinik alle Mitarbeitenden zu einer einheitlichen traumapädagogischen und -therapeutischen Grundhaltung gelangen. Diese soll dann Grundlage sein für die Entwicklung einer dauerhaften Kultur der Achtsamkeit, auf deren Boden weitere Maßnahmen zum Schutz, zur Unterstützung bzw. Qualifikation aller Adressatinnen und Adressaten installiert werden können.

8.2 Entwicklung eines Schutzkonzeptes als Reaktion auf Missbrauchsverdachtsfälle am Beispiel Universitätskliniken des Saarlandes

Stephanie Lehmann-Kannt, Oriana Clasen und Katja Kauczor-Rieck

8.2.1 Medizinischer Kinderschutz – Ausgangslage im Saarland und am UKS

Ärzte aller medizinischen Fachrichtungen können in unterschiedlichen Settings mit verschiedenen Formen von Gewalt an und Vernachlässigung von Kindern und Jugendlichen konfrontiert werden. 2010 erschien eine Empfehlung für Kinderschutz an Kliniken („Kinderschutzgruppen-Leitfaden") der Deutschen Gesellschaft für Kinderschutz in der Medizin (DGKiM) und der Deutschen Akademie für Kinder- und Jugendmedizin (DAKJ) mit der folgenden Aussage:

„Kinderschutz gehört in den Verantwortungsbereich aller Institutionen und Fachpersonen, die beruflich mit Kindern zu tun haben. In Kinderkliniken soll er integrierter Teil des Leistungsauftrages aller dort tätigen Disziplinen sein. Nach allen epidemiologischen Arbeiten ist Kindesmisshandlung zwar häufig, wird jedoch zu selten diagnostiziert. Die Diagnose und der nachfolgende Schutz der Opfer setzt verschiedenes voraus: Aufmerksamkeit, Bereitschaft

zur Diagnosestellung, fachliche Kenntnisse der verschiedenen Misshandlungsformen, rationale Diagnostik und Differenzialdiagnosen entsprechend aktueller (AWMF u. a.) Leitlinien und Empfehlungen der Fachgesellschaften, ein strukturiertes, fachgerechtes Vorgehen der Verdachtsabklärung, Kompetenzen in der Erfassung und Beurteilung von familiären Risiken und Ressourcen, Rechtssicherheit und die Bereitschaft zu multiprofessionellem Handeln."

Die Forderung, dass *„es als fachlichen Standard an jeder Kinder- und Jugendklinik ein den lokalen Strukturen angepasstes Vorgehen in Verdachtsfällen geben [soll]"* und hierfür eine *„strukturierte, verbindliche Leitlinie mit entsprechender Diagnostik und Dokumentation und die Etablierung einer Kinderschutzgruppe …"* gefordert sind, hat mittlerweile zur Gründung von über 170 Kinderschutzgruppen (KSG) beigetragen, also an nahezu jeder zweiten Kinderklinik in Deutschland (DGKiM und DAKJ 2016, S 3).

Durch die von der DGKiM seit 2017 angebotenen und bereits 90-mal erfolgreich durchgeführten Akkreditierung werden deren Arbeitsweise und die Strukturqualität überprüft.

Durch ein von der DGKiM vorgegebenes Ausbildungscurriculum sowie Mitarbeit innerhalb einer akkreditierten Kinderschutzgruppe können Medizinerinnen und Mediziner eine Zertifizierung zur/zum „Kinderschutzmedizinerin/Kinderschutzmediziner" erlangen. Dieses aktuell bereits über 250-mal erteilte Zertifikat trägt ebenfalls zur Qualitätssicherung im medizinischen Kinderschutz bei.

Der Forderung des DGKiM-Leitfadens *„Kinderschutz … gehört in die Ausbildung jedes kinder- und jugendmedizinisch tätigen Arztes …"* ist in der neuen Muster-Weiterbildungsordnung (MWBO) der Bundesärztekammer vom 15.11.2018 prominent und ganz oben verankert (BÄK 2018). Die DGKiM empfiehlt zu deren Umsetzung eine mindestens 3-monatige Mitarbeit in einer KSG (Schwier et al. 2019).

Parallel zu den deutschlandweiten Entwicklungen im medizinischen Kinderschutz etablierten sich am UKS Kinderschutzstrukturen, die im Folgenden in einer Timeline dargestellt und im Einzelnen erläutert werden (Abb. 8.7, 8.8).

Kinderschutzgruppe (KSG) – stationäre Abklärung bei Verdacht auf Kindeswohlgefährdung

Im Saarland wurden 2011 an den beiden großen Kinderkliniken (UKS Homburg und Klinikum Saarbrücken) Kinderschutzgruppen (KSG) gegründet, die mittlerweile auch akkreditiert sind.

Ein Austausch mit der später gegründeten KSG am Marienkrankenhaus St. Josef Kohlhof sowie weiteren Akteuren im Kinderschutz (niedergelassene Kinderärzte, Beratungsstellen, Jugendamt, Gesundheitsamt …) findet im 07/2011 gegründeten, quartalsweise tagenden Qualitätszirkel „Prävention und medizinischer Kinderschutz" statt (Abb. 8.9).

Eine Kinderschutzgruppe (KSG) besteht gemäß Vorgaben der DGKiM aus mehreren Professionen (z. B. Ärzte/Ärztinnen, Gesundheits- und Kinderkrankenpflegerinnen/-pfleger, Sozialpädagoginnen/Sozialpädagogen, Psychotherapeutinnen/-therapeuten oder Psychologeninnen/Psychologen) unter Leitung einer Fachärztin/eines Facharztes für Pädiatrie, Kinder- und Jugendpsychiatrie oder Kinderchirurgie. Am UKS wird die Kinderschutzgruppe von einer Fachärztin für Pädiatrie mit den Zusatzqualifikationen Kindergynäkologie und Kinderschutzmedizin geleitet.

Sie tritt zusammen, wenn ein Kind mit dem Verdacht auf eine Misshandlung, einen sexuellen Missbrauch oder eine Vernachlässigung in der Kinderklinik stationär aufgenommen wird. Die Diagnostik erfolgt meist über mehrere Tage optimalerweise gemäß einem „klinischen Pfad" (siehe Abb. 8.10) mit standardisierten Dokumentationsbögen. Die *somatische Diagnostik* von (je nach Fall) unterschiedlichen Disziplinen (z. B. Kinderheilkunde, Gynäkologie, Radiologie, Rechtsmedizin, Augenheilkunde) erfordert ein fundiertes Wissen und kritische Reflexion der Evidenz medizinischer Befunde. Hilfreich dabei ist die 2019 veröffentlichte AWMF-S3+-Kinderschutzleitlinie

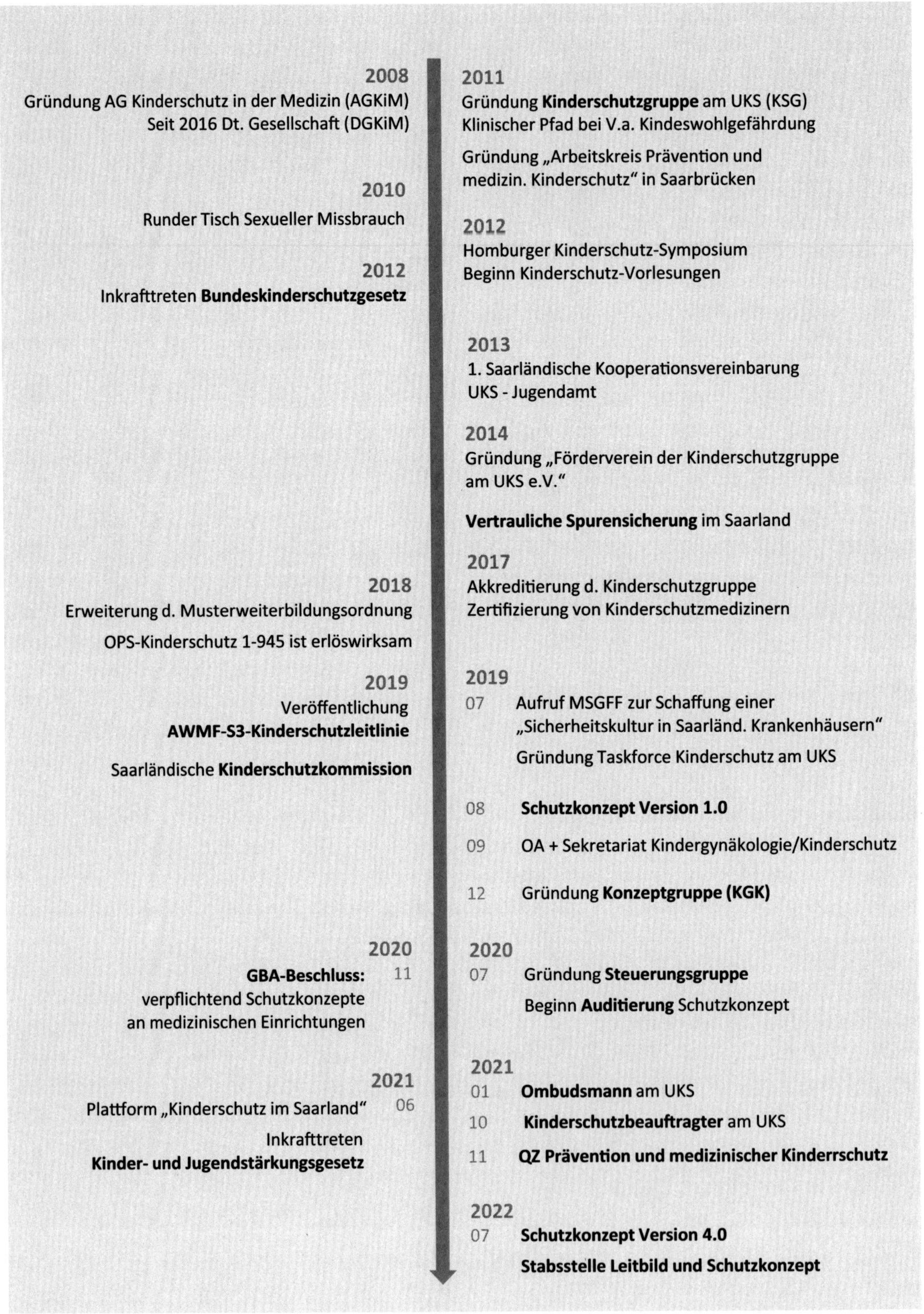

2008
Gründung AG Kinderschutz in der Medizin (AGKiM)
Seit 2016 Dt. Gesellschaft (DGKiM)

2010
Runder Tisch Sexueller Missbrauch

2012
Inkrafttreten **Bundeskinderschutzgesetz**

2018
Erweiterung d. Musterweiterbildungsordnung

OPS-Kinderschutz 1-945 ist erlöswirksam

2019
Veröffentlichung
AWMF-S3-Kinderschutzleitlinie

Saarländische **Kinderschutzkommission**

2020
GBA-Beschluss: 11
verpflichtend Schutzkonzepte
an medizinischen Einrichtungen

2021
Plattform „Kinderschutz im Saarland" 06
Inkrafttreten
Kinder- und Jugendstärkungsgesetz

2011
Gründung **Kinderschutzgruppe** am UKS (KSG)
Klinischer Pfad bei V.a. Kindeswohlgefährdung

Gründung „Arbeitskreis Prävention und
medizin. Kinderschutz" in Saarbrücken

2012
Homburger Kinderschutz-Symposium
Beginn Kinderschutz-Vorlesungen

2013
1. Saarländische Kooperationsvereinbarung
UKS - Jugendamt

2014
Gründung „Förderverein der Kinderschutzgruppe
am UKS e.V."

Vertrauliche Spurensicherung im Saarland

2017
Akkreditierung d. Kinderschutzgruppe
Zertifizierung von Kinderschutzmedizinern

2019
07 Aufruf MSGFF zur Schaffung einer
„Sicherheitskultur in Saarländ. Krankenhäusern"

Gründung Taskforce Kinderschutz am UKS

08 **Schutzkonzept Version 1.0**

09 OA + Sekretariat Kindergynäkologie/Kinderschutz

12 Gründung **Konzeptgruppe (KGK)**

2020
07 Gründung **Steuerungsgruppe**

Beginn **Auditierung** Schutzkonzept

2021
01 **Ombudsmann** am UKS

10 **Kinderschutzbeauftragter** am UKS

11 **QZ Prävention und medizinischer Kinderrschutz**

2022
07 **Schutzkonzept Version 4.0**

Stabsstelle Leitbild und Schutzkonzept

Abb. 8.7 Timeline Kinderschutz im Saarland/ am UKS (Stand 10/22). (©Universitätsklinikum des Saarlandes, mit freundlicher Genehmigung)

Kinderschutzstrukturen am UKS

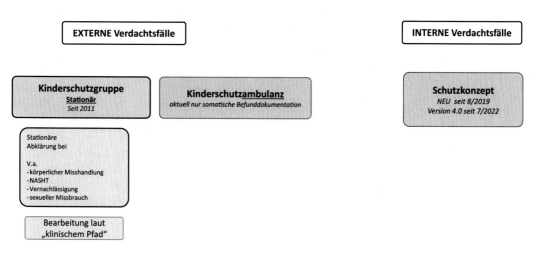

Abb. 8.8 Kinderschutzstrukturen am UKS. (©Universitätsklinikum des Saarlandes, mit freundlicher Genehmigung)

Kinderschutzgruppe (KSG): Stationäre Abklärung (körperlicher) Misshandlung

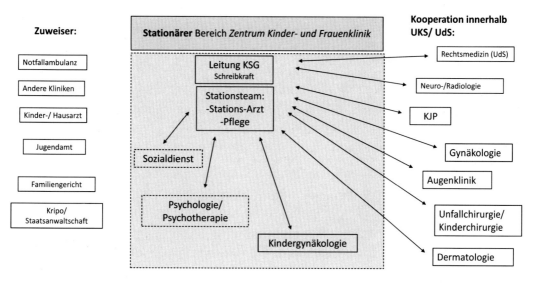

Abb. 8.9 Struktur Kinderschutzgruppe am UKS. (©Universitätsklinikum des Saarlandes, mit freundlicher Genehmigung)

(AWMF 2019). Obligat ist die *psychosoziale* Befunderhebung im Sinne einer Einschätzung von Gefährdungsfaktoren und Ressourcen.

Im Rahmen von Fallbesprechungen werden die Befunde der verschiedenen Professionen zusammengetragen, eine kinderschutzmedizinische Diagnose erarbeitet und das weitere Procedere besprochen, z. B. die Notwendigkeit, das zuständige Jugendamt zu informieren. In diesem Fall sollte eine abschließende

Fallkonferenz gemeinsam mit der Kinderschutzgruppe, den Eltern und dem Jugendamt erfolgen.
Neben dabei besprochenen Jugendhilfemaßnah-
men brauchen gefährdete Kinder häufig noch
eine medizinische Nachbetreuung, z. B. Früh-
förderung, Entwicklungsdiagnostik, Psychotherapie oder weitere Kontrollen beim Kinderarzt, der ausführlich informiert werden muss.

Das Vorgehen in vermuteten Fällen von
Kindeswohlgefährdung erfolgt in der Kinderklinik
gemäß dem im Folgenden dargestellten klinischen
Pfad (Abb. 8.10, 8.11, 8.12 und 8.13). Grundlage hierfür sind wiederum die Empfehlungen der
DGKiM und DAKJ (DGKiM und DAKJ 2016, S.
23ff).

**Soweit die Theorie. Wie sieht die Praxis dazu
aus?**
Steht jetzt an jeder Kinderklinik mit Kinderschutzgruppe eine ganze „Truppe" an Mitarbeitenden bereit, die extra dafür eingestellt
wurde, sich mit potenziellen Kindeswohlgefährdungen zu beschäftigen? Die man also
anrufen kann, wenn es „irgendwie um Kinderschutz" geht und die dann alle weiteren Schritte
einleitet und vor allem die Verantwortung übernimmt?

Das wäre schön – ist aber nicht realistisch.

Die Gründung einer KSG geschieht meist auf
Initiative engagierter Mitarbeitender mit Billi-
gung (manchmal auch nach Aufforderung) der

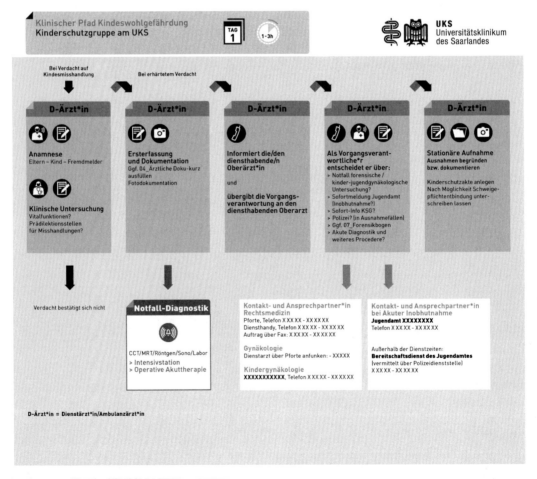

Abb. 8.10 Klinischer Pfad der Kinderschutzgruppe der Kinderklinik am UKS: standardisiertes stationäres Vorgehen
bei der Abklärung von vermuteter Kindeswohlgefährdung Tag 1, Stunde 1–3. (©Universitätsklinikum des Saarlandes,
mit freundlicher Genehmigung)

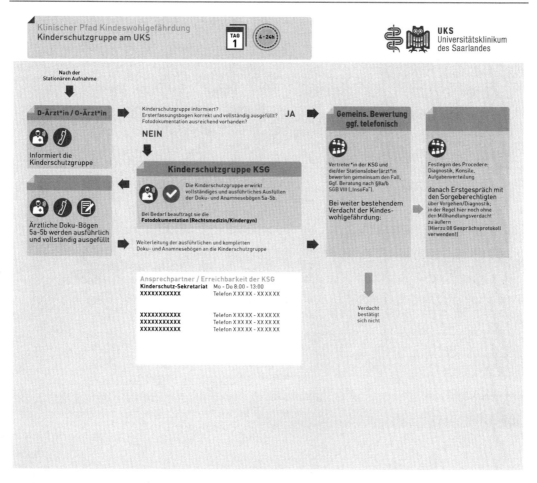

Abb. 8.11 Klinischer Pfad bei Verdacht auf Kindeswohlgefährdung Tag 1, Stunde 4–24. (©Universitätsklinikum des Saarlandes, mit freundlicher Genehmigung)

Klinikleitung. Sie besteht aus Mitarbeitenden, die sich freiwillig für das Thema Kinderschutz interessieren und fortbilden. Meist gibt es dazu keine offizielle Benennung, kein Auftrag, keine Tätigkeitsbeschreibung, schon gar keine Schaffung von zusätzlichen personellen/zeitlichen Ressourcen.

„Die Kinderschutzgruppe" weckt Erwartungen – das Konzept ist sehr gut. Oft sind es aber einzelne Kolleginnen/Kollegen der somatischen Medizin, die nachher mit der Verantwortung alleine gelassen werden.

Immer wieder begegnet man der Erwartungshaltung, dass eine Gefährdungseinschätzung allein aufgrund körperlicher Befunde möglich sei. Dies ist nur ganz selten (z. B. bei schwe-rer körperlicher Misshandlung/Schütteltrauma) der Fall. Insbesondere bei häufig vorliegenden, nicht eindeutig „misshandlungsbeweisenden" Befunden geben Interaktionsbeobachtungen von Pflegenden oder Informationen aus der Sozialanamnese wichtige Hinweise für die Gesamteinschätzung. An vielen Häusern fehlt es dazu allerdings an psychosozialer Kompetenz und Präsenz – nicht jede Abteilung hat einen Sozialdienst und nicht jeder Sozialdienst kennt sich mit Kinderschutz aus.

In der somatischen Medizin herrscht häufig die Praxis, Entscheidungen möglichst schnell (z. B. „nach der Visite") zu treffen – oder sie zu delegieren und damit die Verantwortung abzugeben.

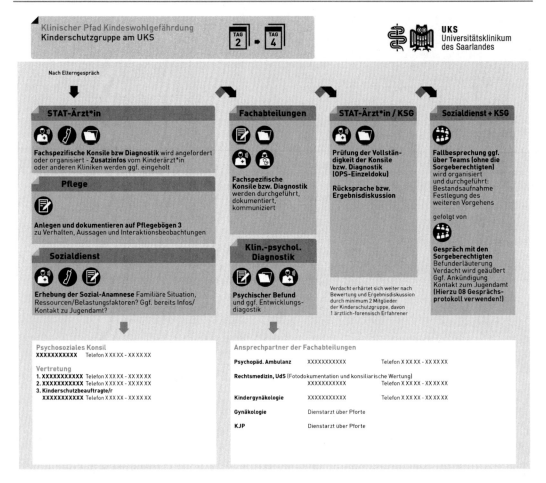

Abb. 8.12 Klinischer Pfad bei Verdacht auf Kindeswohlgefährdung Tag 2–4. (©Universitätsklinikum des Saarlandes, mit freundlicher Genehmigung)

Das funktioniert im Kinderschutz nicht!

„Im Zweifelsfall informieren wir sicherheitshalber das Jugendamt" sagt sich so leicht, ist in der Praxis aber oft eine Herausforderung und auch nicht ganz im Sinne des § 4 KKG. Dieser Paragraf des „Gesetzes zur Kooperation und Information im Kinderschutz (KKG)" (§ 1 Bundeskinderschutzgesetz) regelt seit 01.01.2012 den nachfolgenden verpflichtenden Handlungsablauf von Berufsgeheimnisträgern in Fällen von vermuteter Kindeswohlgefährdung.

- Bei gewichtigen Anhaltspunkten für eine Kindeswohlgefährdung soll die Situation mit dem Kind und den Personensorgeberechtigten erörtert werden, sofern hierdurch nicht der Schutz des Kindes/Jugendlichen infrage gestellt wird.
- Bei diesen Gesprächen mit den Eltern/Personensorgeberechtigten soll, soweit erforderlich, auf die Inanspruchnahme von Hilfen hingewirkt werden.
- Erst wenn die Bemühungen, die Gefahr für das Kind abzuwenden, erfolglos bleiben, sind die Berufsgeheimnisträger dazu befugt, das Jugendamt zu informieren.

Mit dem neuen Kinder- und Jugendstärkungsgesetz von 2021 wurden die Vorgaben des § 4 KKG darüber hinaus dahingehend ergänzt, dass eine Sollpflicht für Ärztinnen/Ärzte und andere Gesundheitsberufe zur unverzüglichen In-

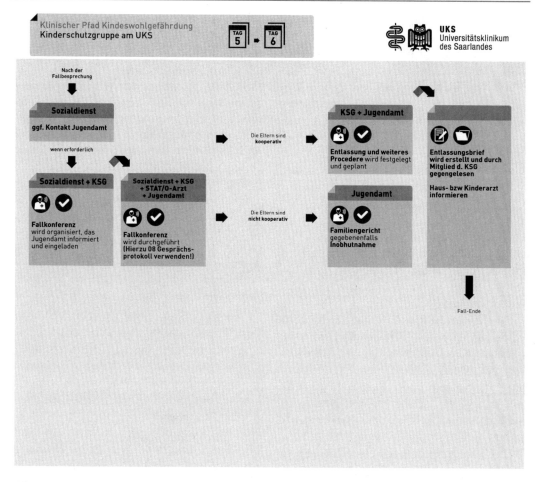

Abb. 8.13 Klinischer Pfad bei Verdacht auf Kindeswohlgefährdung Tag 5–6. (©Universitätsklinikum des Saarlandes, mit freundlicher Genehmigung)

formation des Jugendamtes besteht, wenn eine dringende Gefahr für das Wohl eines Kindes/Jugendlichen festgestellt wird.

Neu eingefügt wurde dabei weiterhin, dass das Jugendamt der meldenden Person zeitnah eine Rückmeldung geben soll, ob es die Kindeswohlgefährdung bestätigt sieht und entsprechend tätig geworden ist. Das eigene Aktivwerden in Fällen vermuteter Kindeswohlgefährdung lässt sich dabei nicht delegieren. Zur Einschätzung der Kindeswohlgefährdung haben die Kollegin/der Kollege aber grundsätzlich einen Anspruch auf eine Beratung durch eine Insoweit erfahrene Fachkraft. Sie sind in diesem Fall befugt, die erforderlichen Daten pseudonymisiert an diese zu übermitteln.

Aufgrund der unter Umständen lebenslangen Implikationen erfordert die Diagnose oder der Ausschluss einer Misshandlung eines Kindes eine valide, fachliche Fundierung. Oft ist weder das eine noch das andere schnell und zweifelsfrei möglich. Kinderschutzdiagnostik/Gefährdungseinschätzungen brauchen Zeit und (auch psychosoziale) Kompetenz. Davon hat ein chirurgisch arbeitender Kollege, dem blaue Flecken beim Gipswechsel eines Kindes auffallen, unter Umständen nicht genug – auch weil er gleich wieder in den OP muss. Dann ist es gut, wenn es innerhalb einer Klinik klare Wege gibt – z. B. die Möglichkeit einer stationären Aufnahme dieses Kindes zur „weitergehenden Abklärung durch die Kinderschutzgruppe." Die sollte dann aber adäquat mit entsprechenden Planstellen personalisiert sein. Kinderschutz darf kein Ehrenamt sein, sondern professioneller Kinderschutz braucht professionelle Strukturen.

2020 wurde dazu am UKS eine eigene Oberarztstelle für die Kinderklinik geschaffen, die einen definierten Teil ihrer Arbeitszeit dem Kinderschutz im Rahmen der Leitung der Kinderschutzgruppe sowie der Weiterentwicklung von Kinderschutzstrukturen widmet.

Sehr hilfreich im Hinblick auf die zunehmende Dokumentations- und Koordinierungsarbeit (u. a. Anlegen von Kinderschutzakten, Koordinieren und Protokollieren von Fallbesprechungen und -konferenzen, Kommunikation intern und extern) war die Einrichtung eines in Teilzeit besetzten Kinderschutzsekretariats.

Für die aufwendige Abklärung im stationären Setting ist es seit 2018 möglich, unter bestimmten Voraussetzungen (u. a. Akkreditierung der Kinderschutzgruppe) ein Zusatzentgelt (OPS-Prozedur 1-945 „Komplex-Diagnostik bei Verdacht auf Gefährdung von Kindeswohl und Kindesgesundheit") mit den Kassen zu verhandeln.

Dies ermöglicht erstmals einen Einstieg zumindest in eine partielle Finanzierung der arbeits- und ressourcenintensiven Kinderschutzarbeit in Kliniken. Im ambulanten Bereich besteht hier noch großer Bedarf.

Ambulanter Kinderschutz an Kliniken

Nur wenige Kliniken in Deutschland verfügen über adäquat personalisierte „Kinderschutzambulanzen" – die Finanzierung erfolgt häufig über Spenden oder andere Fördermittel. Zu einem großen Teil handelt es sich um „ehrenamtliches Engagement". Am UKS befindet sich die Kinderschutzambulanz im Aufbau. Aktuell kann hier bei für den niedergelassenen Kinderarzt schwer einzuschätzenden Verletzungsmustern eine Befunddokumentation und Einschätzung der Plausibilität mit einem geschilderten Unfallmechanismus erfolgen – ggf. unter Hinzuziehung rechtsmedizinischer Expertise. Wenn eine weitere diagnostische (z. B.

radiologische) Abklärung erforderlich ist, erfolgt eine stationäre Aufnahme.

Kinderschutzbeauftragter

Nicht jede potenzielle Kindeswohlgefährdung, die uns im Klinikalltag begegnet, kann aber über eine stationäre Aufnahme durch die Kinderschutzgruppe abgeklärt werden, insbesondere, wenn körperliche Befunde fehlen.

Beispiele
- Wie geht die Logopädin in der HNO-Klinik damit um, wenn ihr ein 10-jähriger Patient erzählt, er werde daheim geschlagen, körperliche Spuren aber fehlen? Die Mutter damit (gegen den Willen des Kindes) konfrontieren? Direkt das Jugendamt informieren?
- Wie soll der Orthopäde reagieren, der bei der Untersuchung eines Säuglings mit Spreizhose die Mutter als fahrig, überfordert und überreizt erlebt, sodass er „Sorge hat, sie könnte das Baby zuhause schütteln"?
- Wie soll der Pförtner reagieren, der auf dem Parkplatz vor der Tür beobachtet, dass ein Vater sein Kind schlägt?

Mit (erfreulicherweise) zunehmender Sensibilisierung und Achtsamkeit (es wird mehr „hin-" und nicht „weggesehen") werden solche Situationen stärker wahrgenommen. Zugleich besteht die Angst, etwas falsch zu machen. Kinderschutz ist eine Gratwanderung zwischen „zu früh/zu viel" und „zu spät/zu wenig". Hier besteht ein großer Beratungsbedarf für kinderschutzunerfahrene Kolleginnen/Kollegen, der durch die üblichen Beratungsangebote (Beratungsstellen, Insoweit erfahrene Fachkraft der Jugendämter) nicht gedeckt wird. Professionelle Kinderschutzarbeit an Kliniken kann als wichtiges Bindeglied zwischen Medizin und Jugendhilfe fungieren, muss aber entsprechend personalisiert sein. An einem großen Universitätsklinikum braucht es daher neben einem/einer

Datenschutzbeauftragten, einem/einer Frauenbeauftragten und einem/einer Tierschutzbeauftragten auch eine/einen Kinderschutzbeauftragte/Kinderschutzbeauftragten! Diese Funktion wurde am UKS erstmals in der Geschichte deutscher Universitätskliniken eigens personalisiert. Damit wird eine Vorreiterrolle eingenommen, die hoffentlich viele Nachahmer findet. Durch Schaffung einer eigenen Stabsstelle, die nur der ärztlichen Direktion untersteht, wird Kinderschutz zur „Chefsache" erklärt. Aufgrund der mannigfaltigen Funktionen, die über eine bloße Beratungsfunktion hinausgehen, wurde die Stelle mit einem Sozialpädagogen in Vollzeit mit (Teilzeit-)Sekretariat besetzt. Ziel der neuen Stelle ist die Schaffung von übergeordneten Kinderschutzstrukturen, die über die stationäre somatische Abklärung der Kinderschutzgruppe hinausgehen und dem hohen Bedarf an psychosozialer Expertise in Kinderschutzfragen Rechnung trägt. Er leitet das neu etablierte **Kinderschutzteam**, dem neben den Mitgliedern der Kinderschutzgruppe auch andere Akteure aus anderen Kliniken/Bereichen des UKS sowie externe Ansprechpersonen angehören. Durch Beratung/Schulung der Mitarbeitenden, insbesondere der jeweils klinikeigenen (oft aber kinderschutzunerfahrenen) Sozialdienste soll eine flächendeckende Sensibilisierung und Kompetenz in Kinderschutzfragen aufgebaut werden. Auch im Rahmen der Etablierung des Schutzkonzeptes (siehe unten) kommt dem Kinderschutzbeauftragten eine wichtige Rolle zu. So ist er beispielsweise eingebunden in das ambulante und stationäre Beschwerdemanagement. Durch die Leitung des von Saarbrücken nach Homburg an das Universitätsklinikum verlagerten Qualitätszirkels „Prävention und medizinischer Kinderschutz" fungiert er außerdem als Netzwerkkoordinator.

8.2.2 Klinikübergreifendes universitäres Basiskonzept

Die Kinderschutzgruppe und Kinderschutzambulanz befassen sich nahezu ausschließlich mit der Abklärung zugewiesener Fälle von vermuteter Kindeswohlgefährdung von extern.

Eine Verfahrensanweisung zum Vorgehen bei internen Verdachtsfällen von innerklinischer Kindeswohlgefährdung/grenzverletzendem Verhalten durch UKS-Mitarbeitende gab es bis 08/2019 nicht.

Nach einer gemeinsamen Projektierung mit dem saarländischen Ministerium für Soziales, Gesundheit, Frauen und Familie, die darauf abzielte, in allen Kliniken und Bereichen ein flächendeckendes Schutzkonzept zu etablieren, gründete sich im Juli 2019 am UKS eine „Taskforce Kinderschutz" (siehe Abb. 8.7). Hierzu waren zunächst Leitungspersonen aus allen Fachbereichen, die mit Kindern arbeiten, eingeladen. In dieser Konstellation wurde früh offensichtlich, wie wenig Erfahrung mit „institutionellem Kinderschutz" bestand. Auf Initiative einer der Autorinnen dieses Beitrages wurde im August 2019 eine erste Version eines möglichen Schutzkonzeptes – zunächst nur zum Schutz vor sexuellem Kindesmissbrauch (Version 1.0) – vorgelegt. Dieses basierte u. a. auf den Empfehlungen der DGKiM (von Bismarck 2014) des Abschlussberichtes des Runden Tischs Sexueller Kindesmissbrauch (Bundesministerium für Justiz, Bundesministerium für Familie, Senioren, Frauen und Jugend und Bundesministerium für Bildung und Forschung 2012) und des Online-Kurses „Leitungswissen Kinderschutz in Institutionen – ein Online-Kurs für Führungskräfte" des Universitätsklinikums Ulm.

Sehr wertvoll waren auch bereits vorhandene Konzepte anderer Kliniken. All diese Konzepte bezogen sich nur auf einzelne Kliniken oder gar Abteilungen von Kliniken und konzentrierten sich auf den Schutz vor sexueller Gewalt an Kindern.

Die Etablierung eines übergreifenden Gesamtkonzeptes für ein großes Universitätsklinikum mit insgesamt 30 Kliniken und Instituten und über 5.500 Mitarbeitern ist eine große – unseres Wissens bislang deutschlandweit noch nicht angegangene – Herausforderung.

Eine weitere zunehmende Hürde ist die Tatsache, dass auf dem Klinikgelände neben den

Mitarbeitenden des UKS auch Mitarbeitende der UKS Reha und UKS Service Gesellschaft arbeiten, zudem Mitarbeitende der Universität, Studierende, Ehrenamtliche und Auszubildende der Krankenpflege und Physiotherapie.

Die Zustimmung des Personalrats wurde daran geknüpft, dass am UKS ein Schutzkonzept nicht nur gegen sexuelle Gewalt an Kindern, sondern zum Schutz für ALLE Zielgruppen in Bezug auf ALLE Formen von Grenzüberschreitungen entstehen solle. Der initiale Arbeitstitel „Schutzkonzept gegen sexuellen Kindesmissbrauch am UKS" wurde über „Präventionskonzept gegen sexuellen Missbrauch und Gewalt am UKS" (Version 1.0) und „Schutzkonzept Gewaltprävention am UKS – Sicherheit für Menschen aller Altersgruppen am UKS" (Version 2.0) in „Schutzkonzept Gewaltprävention am UKS – Sicherheit für alle Menschen am UKS" (ab Version 3.0) geändert.

Der Plan bestand darin, zunächst ein Basiskonzept als Grundlage zu haben und darauf basierend dann gesonderte Schutzkonzepte für die einzelnen Zielgruppen (Mitarbeitende, Kinder, Erwachsene) zu entwickeln.

Grundpfeiler des Basiskonzeptes waren (und sind) die Risikoanalyse, die Anpassung des Leitbildes, der Personalauswahl und -führung (erweitertes Führungszeugnis für alle „sensiblen Bereiche", „Freiwillige Selbstverpflichtungserklärung"), „Umgangs- und Verhaltenskodex" für alle Mitarbeitenden, Schulungen, Benennung von internen und externen Ansprechpartnerinnen/-partnern sowie die Etablierung eines Interventionsstufenplans.

Schnell war klar, dass die wenigsten Kolleginnen/Kollegen mit ihrer somatisch-medizinischen Ausbildung die Expertise besitzen, ein solch komplexes Konzept alleine stemmen zu können. Es brauchte immer wieder die erfahrene Sicht von außen, Anregungen, über den Tellerrand zu schauen aus Sicht der Opfer und Täter. Ein entscheidender Schritt in die richtige Richtung bzw. richtungsgebend überhaupt war in diesem Zusammenhang das Engagement von zwei externen Ansprechpartnerinnen/-partnern:

- Für den Bereich Kinderschutz eine bereits pensionierte Soziologin (ehemalige Gründerin und Leiterin einer Beratungsstelle Kinderschutz) mit langjähriger Erfahrung in konkreter Kinderschutzarbeit sowie der Schutzkonzeptentwicklung in mehreren größeren Jugendhilfe-Einrichtungen.
- Der zweite Ansprechpartner leitet eine täterorientierte Beratungsstelle und bietet Unterstützung mit dem Fokus Erwachsenenarbeit und Täterperspektive.

Es ist wichtig, zu betonen, dass es sich dabei nicht nur um weitere, vom UKS unabhängige, „neutrale" Ansprechpersonen handelt, wie z. B. der Ombudsmann (siehe unten), sondern um sehr erfahrene Ratgeberinnen und Ratgeber für die Entwicklung und Umsetzung des Konzeptes auch und gerade als Teil oder sogar Leitung verschiedener Arbeitsgruppen. Beide sind dabei sowohl in der konkreten Fallarbeit als auch in der Beratung während der Konzeptentwicklung sowie für Schulungen der Mitarbeitenden während der Konzeptetablierung eingebunden. Die externe Ansprechpartnerin ist darüber hinaus im Rahmen des UKS-Beschwerdemanagements auch als externe Beschwerdestelle für Kinder und Jugendliche benannt worden.

Nach einem kurzen initialen Irrglauben, dass es sich hierbei um ein ehrenamtliches Engagement handeln könnte, wurden Beraterverträge mit telefonischer Rufbereitschaft auf einem Diensthandy abgeschlossen. Insbesondere die Ansprechpartnerin für den Bereich Kinderschutz wird häufig in Anspruch genommen – ihre innerhalb der ersten 1,5 Jahre geleistete Mitarbeit lässt sich auf 280 Stunden beziffern.

Unter Leitung der externen Ansprechperson für den Bereich Kinderschutz gründeten Mitarbeiterinnen aus Kinderklinik und KJP eine monatlich tagende Arbeitsgruppe (KGK – Konzeptgruppe Kinderklinik/KJP) mit dem Ziel, das Schutzkonzept für die sensibelsten Bereiche des UKS (Kinderklinik und KJP) weiterzuentwickeln und zu etablieren. Die Gruppe war getragen von viel (letztlich doch oft ehrenamtlichem) Engagement (außerhalb der Arbeitszeit).

Was zunächst auf dem Papier gut aussah, musste nun auf verschiedenen Ebenen (u. a. ärztliche Direktion, Personaldezernat, Rechtsdezernat, Personalrat, Vorstand etc.) geprüft, ggf. angepasst und schließlich freigegeben werden.

Zur eigenen Wissenserweiterung in Bezug auf institutionelle Schutzkonzepte waren alle internen Ansprechpartnerinnen/-partner und Führungskräfte aufgefordert, den ca. 34-stündigen Online-Kurs „Leitungswissen Kinderschutz in Institutionen – ein Online-Kurs für Führungskräfte" des Universitätsklinikums Ulm zu absolvieren. Es war offensichtlich, dass dieser aufwendige Kurs mit zum Teil anspruchsvollen Inhalten und jeweils zu bestehender Wissensüberprüfung an den Kapitelenden nicht „nebenbei" zusätzlich zur eigentlichen klinischen Tätigkeit erfolgen kann. Für die Umsetzung einer entsprechenden Zeitgutschrift bedurfte es zunächst einiger Überzeugungsarbeit gegenüber der Personalabteilung.

Bei diesen Klärungsprozessen wurde klar, dass für die Weiterentwicklung des Konzeptes neben den in den sensiblen Bereichen arbeitenden Kolleginnen/Kollegen mit direktem Praxisbezug auch Entscheidungsträgerinnen/-träger aus allen relevanten Abteilungen mit „an einen Tisch" müssen. Andernfalls geht viel Zeit verloren, durch komplizierte Kommunikation über mehrere Ecken, die eine Weiterentwicklung des Schutzkonzeptes nur verzögern.

Dies führte zur Gründung einer „Steuerungsgruppe" unter der Leitung der ärztlichen Direktion. Die persönliche Referentin des ärztlichen Direktors organisierte und koordinierte als „Schutzkonzeptbeauftragte" monatliche (in Zeiten von Corona virtuelle) Treffen von Vertretern folgender Bereiche: Ärztliche Direktion, Personaldezernat, Rechtsdezernat, Frauen- und Gleichstellungsbeauftragte, Kinder- und Jugendpsychiatrie, externe Ansprechpartner, Personalrat, Presse- und Öffentlichkeitsarbeit, Qualitätsmanagement, Compliance Officer, klinisches Risikomanagement, Kinderschutz. Das Schutzkonzept wurde damit zur „Chefsache" erklärt, was eine Grundvoraussetzung für das Gelingen ist! Diverse Untergruppen und Arbeitskreise nahmen sich dann der verschiedenen Konzeptinhalte an. Seit 7/22 übernimmt die neu geschaffene Stelle „Stabsstelle Leitbild und Schutzkonzept" (Stabsstelle des Vorstandes des UKS) die Leitung der Steuerungsgruppe und Umsetzung/ Weiterentwicklung des Schutzkonzeptes.

Zur Einführung der freiwilligen Selbstverpflichtungserklärung und des erweiterten Führungszeugnisses war die Prüfung und Verantwortung der Dezernate Personal und Recht erforderlich. Resultat war die Kostenübernahme des erweiterten Führungszeugnisses durch die Klinik sowie die juristische Klärung, dass das Zeugnis nur bei Neueinstellung verpflichtend eingefordert werden kann. Bei Bestandsmitarbeitenden kann die Vorlage lediglich gewünscht und empfohlen werden. Diese Regelung unterscheidet sich vom Vorgehen in der Jugendhilfe (Abb. 8.14, 8.15).

Seit Verabschiedung des Schutzkonzeptes Version 4.0 wird – gemäß dem Saarländischen Krankenhausgesetz – ein erweitertes Führungszeugnis von allen Mitarbeiterinnen und Mitarbeitern angefordert, die regelhaft und schwerpunktmäßig kinder- und jugendnah bzw. in einem besonders sensiblen Bereich arbeiten und in die Behandlung von Kindern und Jugendlichen involviert sind (Ärztinnen und Ärzte, Pflegekräfte, Therapeutinnen und Therapeuten, Sozialarbeiterinnen und Sozialarbeiter u.ä.). Darüber hinaus wurden am UKS weitere Bereiche, in denen immer wieder auch Kinder und Jugendliche behandelt werden, als sensibel eingestuft. Von Mitarbeiterinnen und Mitarbeiten, die innerhalb des UKS dorthin wechseln bzw. dort neu eingestellt werden, wird ebenfalls ein erweitertes Führungszeugnis angefordert. An alle Bestandsmitarbeitenden in den sensiblen Bereichen ging die Aufforderung seitens der Klinikleitung, ein solches Zeugnis freiwillig vorzulegen – dieser Aufforderung sind die meisten Mitarbeitenden gefolgt.

Freiwillig ist nach wie vor auch die „Freiwillige Selbstverpflichtungserklärung", die allen Bestandsmitarbeitenden des UKS per Hauspost zugegangen ist und allen Neueinstellungen im Einstellungsgespräch vorgelegt wird. Entscheidend war und ist

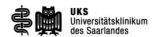

UKS
Universitätsklinikum
des Saarlandes

FREIWILLIGE SELBSTVERPFLICHTUNGSERKLÄRUNG

Das Universitätsklinikum soll für seine Patientinnen und Patienten, Mitarbeiterinnen und Mitarbeiter sowie Begleitpersonen und externe Personen ein geschützter Ort sein, an dem sich Menschen angenommen und sicher fühlen. Die Verantwortung fur den Schutz der uns anvertrauten Menschen liegt bei den haupt- und ehrenamtlich arbeitenden Mitarbeiterinnen und Mitarbeitern. Unter den Mitarbeiterinnen und Mitarbeitern soll ein Klima der Achtsamkeit herrschen, so dass ein bestmöglicher Schutz vor Missbrauch und Gewalt gegeben ist.

Mit der Selbstverpflichtung engagieren wir uns für einen sicheren und verlässlichen Rahmen im Umgang mit den uns anvertrauten Patienteninnen und Patienten, insbesondere Kindern und Jugendlichen. Die Erklärung soll von allen haupt- und ehrenamtlich arbeitenden Mitarbeiterinnen und Mitarbeitern des UKS unterzeichnet und gelebt werden.

Meine Arbeit mit den mir anvertrauten Personen ist geprägt von Wertschätzung und Vertrauen.

Ich schütze die mir anvertrauten Personen nach Kräften vor körperlichen und seelischen Schäden, vor Missbrauch und Gewalt jeglicher Art.

Ich gehe achtsam und verantwortungsbewusst mit Nähe und Distanz um und respektiere die individuellen Grenzen, insbesondere die Intimsphäre von Dritten.

Ich bin mir bewusst, dass jedes sexuell motivierte Verhalten mit Schutzbefohlenen und Dritten arbeitsrechtliche sowie standesrechtliche und ggf. strafrechtliche Folgen hat.

Wenn ich Formen von Grenzverletzungen in meiner Arbeitsumgebung wahrnehme, leite ich Maßnahmen zum Schutz der betroffenen Personen ein.

Kontaktdaten der internen und externen Ansprechpartnerinnen und -partner sowie Informationsmaterial zur Prävention von grenzverletzendem Verhalten sind mir zugänglich gemacht worden.

Ich verpflichte mich zur Einhaltung dieser Erklärung.

_____

Name, Vorname der Mitarbeiterin / des Mitarbeiters

_____

Ort und Datum, Unterschrift

ANLAGE ❹ Sicherheit für alle Menschen – **Schutzkonzept zur Gewaltprävention am UKS – Version 4.0** – Juli 2022
Verantwortlich Universitätsklinikum des Saarlandes **Verfasser** Steuerungsgruppe Schutzkonzept

Abb. 8.14 Freiwillige Selbstverpflichtungserklärung im Schutzkonzept des UKS. (©Universitätsklinikum des Saarlandes, mit freundlicher Genehmigung)

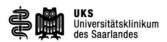

UMGANGS- UND VERHALTENSKODEX

Wir sind respektvoll und höflich zu Patientinnen und Patienten, Mitarbeiterinnen und Mitarbeitern sowie Begleitpersonen und externen Personen und sind uns dabei unserer Verantwortung füreinander bewusst.

Wir wahren eine professionelle körperliche und emotionale Distanz zu den Patientinnen und Patienten, Mitarbeiterinnen und Mitarbeitern sowie Begleitpersonen und externen Personen.

Wir erklären unseren Patientinnen und Patienten im Vorfeld, welche pflegerischen, diagnostischen oder therapeutischen Maßnahmen durchgeführt werden, insbesondere bei potentiell als grenzverletzend empfundenen Maßnahmen.

Wir achten auf das Schamgefühl und die Intimsphäre unserer Patientinnen und Patienten auch dann, wenn sie nicht selbst drauf achten.

Wir entkleiden unsere Patientinnen und Patienten so wenig wie möglich und nur so weit, wie es aus pflegerischen, diagnostischen oder therapeutischen Gründen erforderlich ist.

Bei pflegerischen, diagnostischen oder therapeutischen Maßnahmen im Intimbereich von Patientinnen und Patienten ist nach Möglichkeit eine weitere Person im Raum anwesend.

Wir tolerieren kein abwertendes, sexistisches oder diskriminierendes Verhalten. Grenzverletzendes oder übergriffiges Fehlverhalten von Mitarbeiterinnen und Mitarbeitern thematisieren wir, spätestens bei Wiederholung melden wir es.

Wenn wir Verletzungen des Kodex bemerken, beziehen wir professionell und aktiv Stellung dagegen.

ANLAGE **5** Sicherheit für alle Menschen – **Schutzkonzept zur Gewaltprävention am UKS – Version 4.0** – Juli 2022 **Verantwortlich** Universitätsklinikum des Saarlandes **Verfasser** Steuerungsgruppe Schutzkonzept

Abb. 8.15 Allgemeiner Umgangs- und Verhaltenskodex im Schutzkonzept des UKS. (©Universitätsklinikum des Saarlandes, mit freundlicher Genehmigung)

hier eine vorausgehende Kommunikation mit den Mitarbeitenden, dass es dabei nicht um eine „argwöhnische Kontrolle", sondern um eine demonstrierte Haltung geht, dass grenzüberschreitendes Verhalten nicht gewünscht und bei Wahrnehmung geahndet wird. Hier spielen die Einstellungs- und Mitarbeitergespräche mit den jeweiligen Führungskräften eine große Rolle. Die Aufforderungen sollten nicht als weiteres „Stück auszufüllendes Papier" zusammen mit anderen Unterlagen ausgegeben werden, sondern Anlass für ein persönliches Gespräch bieten. (Abb. 8.14, 8.15)

Die bisher genannten Maßnahmen gelten alle eher der Prävention. Ein ganz entscheidender Punkt für Handlungssicherheit bei möglichen Verdachtsfällen war die Entwicklung eines Interventionsstufenplans (siehe Abb. 8.16).

Mit dem Interventionsstufenplan gibt es eine klare Vorgabe, wer im Verdachtsfall unter welchen Voraussetzungen informiert und involviert werden muss und wer die Verantwortung für das weitere Vorgehen trägt.

Eine wichtige Rolle/Verantwortung kommt dabei dem Compliance Officer zu, der das Krisenmanagement übernimmt, das weitere Vorgehen plant und notwendige Gespräche, i.d.R. gemeinsam mit der zuständigen Leitungskraft, führt. Sollte es sich um einen Übergriff, einen Verdacht auf eine Straftat oder eine tatsächliche Straftat handeln, bestellt der Compliance Officer umgehend den Krisenstab Schutzkonzept ein, der dann das weitere Vorgehen plant.

Der Krisenstab Schutzkonzept des UKS setzt sich zusammen aus der/dem externen Ansprechpartner/in (verpflichtend), dem gesamten Vorstand, der/dem stellvertretenden/m ärztlichen Direktor/in, dem Compliance Officer, der Frauen- und Gleichstellungsbeauftragten, der Leitung von Dezernat I (Personal), der Leitung von Dezernat V (Recht), der/dem Vorsitzenden/m der Arbeitnehmervertretung, der/dem Beauftragten/m für Leitbild & Schutzkonzept, im Fall von Kindern und Jugendlichen auch der/dem Kinderschutzbeauftragten/m des UKS und bei Bedarf der Leitung der Abteilung Presse- und Öffentlichkeitsarbeit.

Zu jedem Zeitpunkt (auch im Vorfeld der Verdachtsformulierung) kann eine der o. g. externen Ansprechpersonen kontaktiert werden. Diese ist obligates Mitglied des Krisenstabs.

Damit gibt es klare Zuständigkeiten und nicht mehr ein „Durchfragen auf kleinem Dienstweg", wer sich jetzt hier vielleicht auskennen könnte und im Zweifelsfall die Idee, „jemanden vom Kinderschutz" zu fragen.

Vom ersten Entwurf bis zum aktuellen Interventionsstufenplan gab es mehrfache inhaltliche Anpassungen – jeweils in der KGK-Gruppe der Kinderklinik/KJP erarbeitet, in der Steuerungsgruppe präsentiert, ggf. modifiziert und schließlich zur Freigabe dem Personalrat vorgelegt.

Auch die Abwicklung aktueller Fragestellungen von vermeintlich grenzverletzendem, möglicherweise strafbarem Verhalten in anderen Abteilungen, die ja nun gemäß Interventionsstufenplan alle über die ärztliche Direktion liefen, beeinflusste die Modifikation desselben. Besonders in der Initialphase kam es zu Diskussionen innerhalb der Steuerungsgruppe aufgrund unterschiedlicher Vorstellungen: Die Idee, dass sich „Fehlverhalten, Grenzverletzung und/oder Grenzüberschreitung" eindeutig anhand von juristischen Kriterien in Recht und Unrecht unterteilen und damit ahnden lasse, zeugte von mechanistischem Denken ohne Blick für subtile Täterstrukturen und Unsicherheit im Umgang mit grenzverletzenden Verhaltensweisen unterhalb der Strafbarkeitsgrenze. Immer wieder war eine „Aufklärung" durch die externen Ansprechpersonen erforderlich.

Als essenziell erwies sich in allen Fällen eine sorgfältige, datenschutzkonforme Dokumentation. Diese wird aktuell nach den datenschutzrechtlichen und revisionssicheren Standards am UKS weiterentwickelt.

Das aktuell vorliegende Konzept dient als „Basiskonzept" zunächst mit Fokus auf den Schutz von Kindern und Jugendlichen. Die

8.1.2
Interventionsstufenplan **Kinder + Jugendliche**

Wahrgenommenes Fehlverhalten sollte zunächst in einem kollegialen Gespräch thematisiert werden. In Fällen von schweren, wiederholten oder nicht aufzuklärenden Grenzüberschreitungen ist gemäß des nachfolgenden Stufenplans zu verfahren.

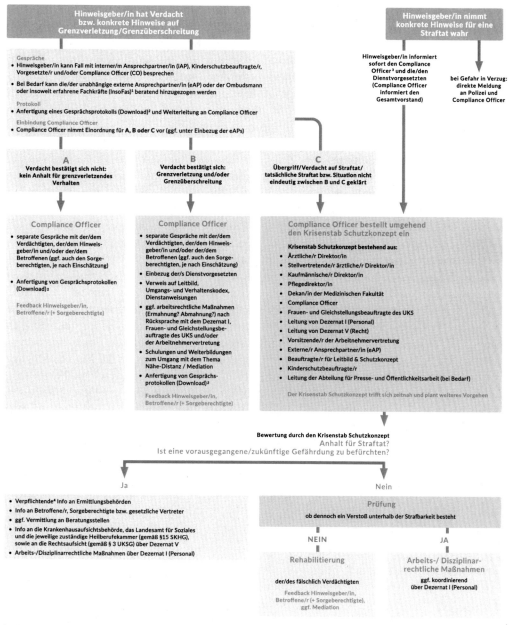

Abb. 8.16 Interventionsstufenplan im Schutzkonzept des UKS. (©Universitätsklinikum des Saarlandes, mit freundlicher Genehmigung)

einzelnen Kliniken sind aufgefordert, eine individuelle Risikoanalyse und daraus resultierende „Verhaltensleitlinien" zu entwickeln.

In der KJPP entwickelten sich daraus beispielsweise eigene Verhaltensleitlinien und ein eigenes Leitbild, neue Partizipationsmöglichkeiten für Patientinnen und Patienten (Stationssprecher, Lob- und Beschwerdekästen) sowie ein „direkter Draht zum Jugendamt" („rotes Telefon" nach Vorbild der Klinik für Kinder- und Jugendpsychiatrie/Psychotherapie Ulm) und zum Kinderschutzbeauftragten des UKS (für weitere Ausführungen siehe Abschn. 7.3).

In der Umsetzung wurde deutlich, dass die Forderung, im Schutzkonzept alle Zielgruppen abzudecken, schrittweise bearbeitet werden muss. So wurden ausgehend von der Steuerungsgruppe mehrere Arbeitsgruppen gebildet, die zur Ausarbeitung weiterer Konzeptbausteine verpflichtet wurden. Sehr wertvoll war in diesem Zusammenhang die straffe Führung und Koordination durch die Schutzkonzeptbeauftragte mit klaren Deadlines, schriftlichen Aufforderungen und Mahnungen sowie akribischer Protokollierung der einzelnen Schritte.

Zuletzt wurden am UKS verschiedene Konzeptbausteine und Dienstanweisungen zur Rehabilitation bei unbegründetem Verdacht, zu sexueller Belästigung, Mobbing und Diskriminierung von Mitarbeitenden, zum Umgang mit Mitarbeiterfehlverhalten, zu Compliance und Risikomanagement, zum Beschwerdemanagement sowie zum Betroffenenschutz entwickelt, die im Rahmen des Schutzkonzeptes Version 4.0 veröffentlicht wurden (Abb. 8.17).

Das Beschwerdemanagement wurde schrittweise erweitert. Hier gab es bislang wenig kindgerechte Beschwerdewege. Die bestehenden Patientenbefragungsbögen waren nicht kindgerecht und die Möglichkeit der Beschwerde über das Beschwerdemanagement des ärztlichen Direktors stellte keinen niedrigschwelligen und ansprechenden Zugang für Kinder dar. Zur Verbesserung wurden neue Bögen sowie zur „Beschwerdestimulation" Poster entworfen, die neben den Kinderrechten über verschiedene Ansprechpartner und die Kontaktmöglichkeiten am UKS informieren (siehe Abb. 8.18 und 8.19).

Die (tägliche) Annahme und Auswertung von eventuellen Beschwerden im Hinblick auf grenzüberschreitendes Verhalten im stationären und ambulanten Setting ist eine der Aufgaben des Kinderschutzbeauftragten (siehe oben).

Seit 01/2020 steht dem UKS auch ein Ombudsmann als unabhängiger Ansprechpartner für Patientinnen und Patienten, Angehörige und Beschäftigte zur Verfügung. Damit ergänzt das Universitätsklinikum die bereits bestehenden Anlauf- und Beschwerdestellen. Ihm sei „es wichtig als unabhängiger Ansprechpartner, diese Menschen ernst zu nehmen, ihnen eine Stimme zu geben und gemeinsam mit anderen Möglichkeiten zu finden, mit denen wir die Folgen möglicher Taten zumindest abmildern können und ggf. auch einen Beitrag zur Wiedergutmachung zu leisten." (UKS 2020)

In der Zeit von 04/2020-03/2022 wurde die Weiterentwicklung des Schutzkonzeptes durch ein Team der Klinik für Kinder- und Jugendpsychiatrie/Psychotherapie Ulm extern begleitet (Auditierung).

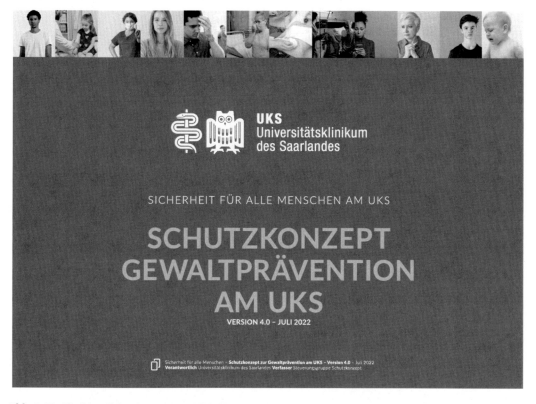

Abb. 8.17 Titelblatt Schutzkonzept am UKS (Stand 01/2022). (©Universitätsklinikum des Saarlandes, mit freundlicher Genehmigung)

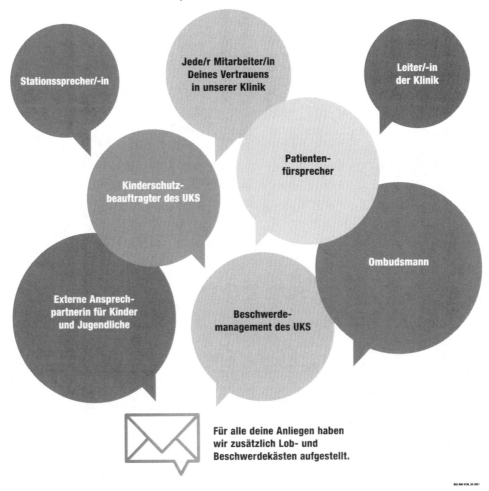

Abb. 8.18 Plakat zu Beschwerdewegen am UKS. (©Universitätsklinikum des Saarlandes, mit freundlicher Genehmigung)

UKS
Universitätsklinikum
des Saarlandes

DIE KINDERRECHTSKONVENTION
DER VEREINTEN NATIONEN

1 Kein Kind darf benachteiligt werden

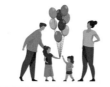

2 Kinder haben das Recht, gesund zu leben, Geborgenheit zu finden und keine Not zu leiden

3 Kinder haben das Recht bei ihren Eltern zu leben. Leben die Eltern nicht zusammen, haben Kinder das Recht, beide Eltern regelmäßig zu sehen

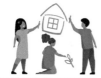

4 Kinder haben das Recht, zu spielen, sich zu erholen und künstlerisch tätig zu sein

5 Kinder haben das Recht, zu lernen und eine Ausbildung zu machen, die ihren Bedürfnissen und Fähigkeiten entspricht

6 Kinder haben das Recht, bei allen Fragen, die sie betreffen, sich zu informieren, mitzu-bestimmen und zu sagen, was sie denken

7 Kinder haben das Recht, dass ihr Privatleben und ihre Würde geachtet werden

8 Kinder haben das Recht, auf Schutz vor Gewalt, Missbrauch und Ausbeutung

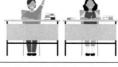

10 Kinder mit Behinderung haben das Recht auf besondere Fürsorge und Förderung, damit sie aktiv am Leben teilnehmen können

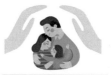

9 Kinder haben das Recht, im Krieg und auf der Flucht besonders geschützt zu werden

Alle Kinder haben Rechte! Ihr habt etwas in unserer Klinik gesehen oder erlebt, das Eure oder die Rechte Anderer verletzt hat? Sprecht uns an....

Jede/r Mitarbeiter/in Deines Vertrauens in unserer Klinik

Für alle deine Anliegen haben wir zusätzlich Lob- und Beschwerdekästen aufgestellt.

Stationssprecher/-in

Leiter/-in der Klinik

Kinderschutzbeauftragter des UKS

Beschwerdemanagement Ärztlicher Direktor und Vorstandsvorsitzender des UKS

Ombudsmann

Patientenfürsprecher

Externe Ansprechpartnerin für Kinder und Jugendliche

002 008 0196_03-2021

Abb. 8.19 Plakat zu Kinderrechten. (©Universitätsklinikum des Saarlandes, mit freundlicher Genehmigung)

8.2.3 Fazit

Kein Konzept kann grenzverletzendes Verhalten in Institutionen mit absoluter Sicherheit verhindern. Es soll aber (auch durch Sensibilisierung für das Thema) präventiv wirken und im konkreten Fall Handlungssicherheit geben. Seit 11/2020 gibt es zudem einen G-BA-Beschluss, der alle medizinischen Einrichtungen verpflichtet, ein Schutzkonzept vorzuhalten.

„Vorteil" eines selbst durchlebten sogenannten „Missbrauchsskandals" ist, dass allen, vor allem aber der Klinikleitung, bewusst war, wie schnell ein ganzes Universitätsklinikum in Verruf/Misskredit geraten kann, wie schwer es sich davon erholt und wie argwöhnisch alle weiteren Aktionen betrachtet werden. Wir sind uns sicher, dass wir ohne diesen „Skandal", ohne eine für die Thematik offene und sehr engagierte ärztliche Direktion und einige einzelne unermüdliche Mitarbeiterinnen nicht annähernd so weit gekommen wären. Wir brauchen kein abgeheftetes Konzeptpapier, sondern gelebte „Achtsamkeit", eine „Kultur des Hinsehens" – das klingt vollmundig. Dabei ist uns sehr wohl bewusst, dass eine Haltungsänderung gerade in unserem schnelllebigen Medizinbetrieb Jahre dauern wird. Alleine durch das gemeinsame Erarbeiten von verschiedenen Konzeptbausteinen mit Parteien an einem Tisch, die sonst oft unterschiedlicher Meinung sein können, durch die Notwendigkeit, über den eigenen Tellerrand zu schauen, ist bereits eine spürbare Änderung der Atmosphäre eingetreten. Es wird mehr mit-, statt übereinander geredet.

Wohl wissend, dass auch das beste Konzept keine Garantie darstellt, gilt die gemeinsame Bemühung/Anstrengung, Prävention zu betreiben und in konkreten Fällen einen klaren Handlungsplan zu haben, als wertvolle Errungenschaft. Erste (geglückte) Interventionen zeigen, dass es sich lohnt.

Die initiale Idee, dass das Konzept innerhalb von ein paar Wochen (auf Papier) vorliegt und wir dann wieder zur Tagesordnung übergehen können, war schnell zerschlagen. Das Konzept gibt Sicherheit für die Handelnden. Und das nicht nur durch Anweisungen auf dem Papier, sondern durch die vorherige Schaffung von Dienstwegen, Kompetenzen, gegenseitigem Zuhören im Prozess der Entstehung, der fast wertvoller ist als das (sowieso nie) fertige Konzept am Ende.

Ziel ist es NICHT, ein fertiges Konzept „in der Schublade liegen" zu haben, sondern die Entwicklung einer „gelebten Haltung". Das bedeutet, die fortlaufende Arbeit wird Jahre, vielleicht Jahrzehnte dauern, aber ein Anfang ist gemacht!

8.3 Entwicklung des Kinderschutzes in der Klinik für Kinder- und Jugendpsychiatrie, Psychosomatik und Psychotherapie am Universitätsklinikum des Saarlandes (UKS) – In jeder Krise steckt eine Chance

Eva Möhler, Oriana Clasen, Katja Kauczor-Rieck

8.3.1 Einleitung: Öffentlich erörterter Missbrauchsverdacht in einer KJPP: medialer Scherbenhaufen oder eine Chance zum Wachstum?

Im Jahre 2019 wurde öffentlich bekannt, dass ein Assistenzarzt, der von 2010–2014 in der Klinik für Kinder- und Jugendpsychiatrie, Psychosomatik und Psychotherapie (KJPP) tätig war, im Laufe dieser Zeit unter Missbrauchsverdacht stand. Verschiedene Umstände haben dazu geführt, dass das Universitätsklinikum in den Fokus der Öffentlichkeit mit zunächst deutlicher Abwärtsspirale geriet. In diesem Rahmen wurde aber als positives Ergebnis auch der Fokus auf das neue Bundeskinderschutzgesetz von 2012 gelenkt und es bestand und besteht eine hohe Motivation, sowohl von Klinikmitarbeitenden wie auch UKS-Vorstand, die Entwicklung und Implementierung eines Schutzkonzeptes zu unterstützen. Die Entwicklungen am gesamten Universitätsklinikum wurden im Abschn. 7.2 geschildert, dieser Beitrag konzentriert sich auf die Maßnahmen innerhalb der Klinik für Kinder- und Jugendpsychiatrie.

Eine zeitnah ins Leben gerufene interdisziplinäre Kinderschutzgruppe der KJPP mit externer Supervision tagt seitdem einmal im Monat, ebenso wie eine Kinderschutzkonzeptgruppe. Zwei Oberärztinnen der Klinik für Kinder- und Jugendpsychiatrie sowie die Sozialarbeiterin der KJPP sind wöchentlich sowohl in der Konzept- als auch in der Entwicklungsgruppe beteiligt. Auf Landesebene wurde eine Kinderschutzkommission eingesetzt. In die Kinderschutzkommission wurden neben den koordinierenden und organisierenden Akteuren aus der Landesregierung Führungskräfte aus Justiz, Medizin, Vollzug, Sport, der Jugendhilfe, der Behindertenhilfe und dem Bildungssektor berufen. Die Weiterentwicklung des Schutzkonzeptes wird durch ein Team der Klinik für Kinder- und Jugendpsychiatrie/Psychotherapie Ulm extern begleitet. Die Stelle eines kinderschutzbeauftragten Sozialarbeiters wurde am Universitätsklinikum ausgeschrieben und ist mittlerweile besetzt. Hier findet enger Austausch mit der Sozialarbeit der KJPP statt (für die Aktivitäten, die am Universitätsklinikum als Ganzes ins Leben gerufen wurden, siehe Beitrag in Abschn. 7.2).

Das Thema Kinderschutz war und ist im Saarland also „gesetzt" und hochaktuell, sodass es – als Chance der Krise – jetzt viel leichter ist, neue Konzepte zu Kinderschutz im Team der Klinik für Kinder- und Jugendpsychiatrie zu entwickeln und umzusetzen.

8.3.2 Beschreibung der Klinik

Bei unserer Einrichtung handelt es sich um eine Klinik für Kinder- und Jugendpsychiatrie an einer Universitätsklinik mit Vollversorgungsauftrag für ca. 30 % des Saarlandes. In unseren vier Häusern (über den gesamten Campus des Universitätsklinikums verteilt) werden im Jahr ca. 15.000 Kinder von 0–18 Jahren ambulant, tagesklinisch oder vollstationär betreut.

In unserem Haus arbeiten Ärzte, Psychologen, Sozialpädagogen, Ergotherapeuten, Logopäden, Musiktherapeuten, Pflegekräfte und pädagogische Fachkräfte.

8.3.3 Risikoanalyse

In der – von den Missbrauchsvorwürfen hart getroffenen – Klinik für KJPP galt es vor allem im Team, direkt „an der Front", den Kinderschutzgedanken zu wecken und zusätzlich zu der gesetzten „Top-down"-Entwicklung des Schutzkonzeptes (siehe Abschn. 7.2) einen „bottom-up"-Prozess im Team in Gang zu setzen. Eine monatlich tagende, interne Kinderschutz-AG der KJPP wurde daher unter der neuen Leitung eingesetzt und jeder Mitarbeiter, der sich interessierte, durfte mitmachen.

Es ergab sich, dass aus jedem Bereich Mitarbeitende des Ärzte- und Pflegeteams sowie aus dem psychologischen Bereich teilnehmen wollten und auch die drei Oberärztinnen von Kinderstation, Jugendstation und Tagesklinik regelmäßig dabei sind. Zur Einstimmung in die Thematik wurde den leitenden Mitarbeitern die Teilnahme an einem Online-Kurs zum Thema der Schutzkonzeptentwicklung (https://leitung.elearning-kinderschutz.de/) der Universitätsklinik Ulm nahegelegt. Auch wurden die Mitarbeiter der KJPP ermutigt, am Grundkurs Kinderschutz der KJPP Ulm teilzunehmen (https://grundkurs.elearning-kinderschutz.de), und darauf hingewiesen, dass dieser in der Arbeitszeit absolviert werden kann. Mittlerweile stehen im Rahmen eines Forschungs- und Entwicklungsprojektes, gefördert durch das Ministerium für Soziales, Gesundheit, Frauen und Familie des Saarlandes, allen Fachkräften, die im Saarland arbeiten, weitere Online-Kurse der Universitätsklinik Ulm zu Themen des Kinderschutzes kostenfrei zur Verfügung (zum Überblick siehe https://kinderschutz-im-saarland.de/).

Am Anfang des Kinderschutz-Bottom-up-Prozesses stand eine gemeinsame Risikoanalyse. Im Rahmen einer Teamklausur unter Anleitung einer Kinderschutzexpertin wurde dafür das Thema diskutiert: In welchen Situationen könnte es schnell zu Grenzverletzungen kommen?

Herausgearbeitet wurde für den klinischen pädagogischen Alltag vor allem:

- Die An- und Ausziehsituation
- Das Toilettentraining
- Essenszeiten
- Schlafzeiten
- Körperliche Untersuchungen
- Blutentnahme
- Der Aufenthalt von Erwachsenen im Schlafraum mit einzelnen Kindern
- Umziehsituation
- Dusch- und Hygienesituation

Diese Risikosituationen werden derzeit nun ausgearbeitet, in Form von Workflows. Dies geschieht im Rahmen eines neu gestarteten Qualitätsmanagementprozesses unter der Leiterin einer ebenfalls neu benannten Kinderschutz-QM-Beauftragten, einer Oberärztin, die auch gleichzeitig in der Kinderschutzgruppe des Gesamt-UKS tätig ist, hier also eine Brückenfunktion hat.

8.3.4 Entwicklung und Implementierung der KJP-internen Verhaltensleitlinie

Im Rahmen der Kinderschutz- und Kinderschutzkonzeptgruppen hatte die Kinderschutzgruppe des Gesamt-UKS gemeinsam mit externen Beratern der Beratungsstelle Phönix und Nele und der SOS-Kinderdörfer bei der Bearbeitung zum Thema Grenzen und Grenzverletzungen einen Umgangskodex erarbeitet, dem sich auch die Mitarbeiter der KJPP verpflichtet fühlen. Dies ist der Verhaltenskodex, den jeder Mitarbeitende des UKS zur Kenntnis und Grundlage seines Handelns nehmen muss. Er wird mit der Gehaltsmitteilung ausgegeben und bei Neueinstellungen durchgesprochen und zwar nicht nur in der KJPP, sondern in allen Abteilungen. Dies wird von Mitarbeitenden als ein sehr großer Fortschritt im Medizinbetrieb wahrgenommen. Er wird auch in den wöchentlichen Fortbildungen, an denen alle Teammitglieder der KJPP teilnehmen, in regelmäßigen Abständen

nochmal präsentiert und gerne auch diskutiert, um die Durchdringung zu fördern.

Auszug aus dem Verhaltenskodex des UKS, Version August 2019

In vielen Situationen kommt das Personal im Gesundheitswesen Patientinnen und Patienten sowie deren Begleitpersonen im Rahmen unseres Auftrags näher und berührt die Intimsphäre dieser Menschen. Wir tragen gemeinsam Verantwortung, diese Intimsphäre zu schützen.

Wir sind respektvoll und höflich zu Patientinnen und Patienten sowie zu Mitarbeiterinnen und Mitarbeitern und sind uns dabei unserer Verantwortung füreinander bewusst.

Wir wahren eine professionelle körperliche und emotionale Distanz zwischen Patientinnen und Patienten sowie Mitarbeiterinnen und Mitarbeitern. Dies gilt auch für den Umgang zwischen Mitarbeiterinnen und Mitarbeitern. Wir erklären unseren Patientinnen und Patienten im Vorfeld, welche pflegerischen, diagnostischen oder therapeutischen Maßnahmen durchgeführt werden, insbesondere bei potenziell als grenzverletzend empfundenen Maßnahmen.

Wir achten das Schamgefühl unserer Patientinnen und Patienten, auch dann, wenn sie nicht selbst darauf achten. Wir entkleiden unsere Patientinnen und Patienten so wenig wie möglich und nur so weit, wie es aus pflegerischen, diagnostischen oder therapeutischen Gründen erforderlich ist. Bei pflegerischen, diagnostischen oder therapeutischen Maßnahmen im Intimbereich von Patientinnen und Patienten ist nach Möglichkeit eine weitere Person im Raum anwesend.

Wir tolerieren kein abwertendes, sexistisches oder diskriminierendes Verhalten. Grenzverletzendes oder übergriffiges Fehlverhalten von Mitarbeiterinnen und Mitarbeitern thematisieren wir, spätestens bei Wiederholung melden wir es.

Wenn wir Verletzungen des Kodex bemerken, beziehen wir professionell und aktiv Stellung dagegen.

Dieser Schutzkodex des gesamten UKS wird nun in der Klinik für KJPP in kindgerechte Sprache adaptiert und von jungen Künstlern der Hochschule für bildende Künste bildnerisch gestaltet, um hier auch bereits bei Begrüßung der Kinder diese auf ihre Kinderrechte und die kindgerechten Beschwerdewege hinzuweisen.

Neben diesem *allgemein gültigen Verhaltenskodex* wurde *innerhalb der KJPP durch die o. g. Kinderschutz-AG in regelmäßigen Sitzungen mit der Leitung eine spezielle Verhaltensleitlinie* für die Kinder- und Jugendpsychiatrie entwickelt.

Verhaltensleitlinie KJPP

1. Wir sind respektvoll und höflich zu Patientinnen und Patienten und deren Familien sowie zu Mitarbeiterinnen und Mitarbeitern und sind uns dabei unserer Verantwortung füreinander bewusst.
2. Wir wahren eine professionelle körperliche und emotionale Distanz zwischen Patientinnen und Patienten und deren Familien sowie Mitarbeiterinnen und Mitarbeitern.
3. Wir erklären unseren Patientinnen und Patienten im Vorfeld, welche pflegerischen, diagnostischen oder therapeutischen Maßnahmen durchgeführt werden, insbesondere bei potenziell als grenzverletzend empfundenen Maßnahmen. Wir beachten die körperlichen Grenzen von Kindern und Jugendlichen.
4. Wir achten das Schamgefühl unserer Patientinnen und Patienten auch dann, wenn sie nicht selbst darauf achten.
5. Wir entkleiden unsere Patientinnen und Patienten so wenig wie mög-

lich und nur so weit, wie aus pflegerischen, diagnostischen oder therapeutischen Gründen erforderlich ist.
6. Bei diagnostischen oder therapeutischen Maßnahmen (z. B. körperliche Untersuchung, Untersuchung im Intimbereich, Fixierung) von Patientinnen und Patienten ist immer eine weitere Person im Raum anwesend.
7. Wir tolerieren kein abwertendes, sexistisches oder diskriminierendes Verhalten. Grenzverletzendes oder übergriffiges Fehlverhalten von Mitarbeiterinnen und Mitarbeitern thematisieren wir, spätestens bei Wiederholung melden wir es.
8. Wir beachten die körperlichen Grenzen von Kindern und Jugendlichen.
9. Wir nehmen keinen privaten Kontakt, über soziale Medien oder Telefon, mit Patientinnen und Patienten und deren Familien während und nach der Behandlung in unserer Klinik auf.
10. Wir nehmen weder Ton- noch Bildaufnahmen von Mitarbeiterinnen und Mitarbeitern sowie Patientinnen und Patienten ohne deren schriftliche Zustimmung auf.
11. Wir nutzen nicht unsere Machtposition, um die Wahrnehmung von Kindern und Jugendlichen, Mädchen/ Jungen infrage zu stellen.
12. Wir vermeiden unangemessene Sanktionen.
13. Wir nehmen keine Patientinnen und Patienten im Privat-PKW mit.
14. Wir vermeiden einen provokanten Kleidungsstil, der sexistische, politische oder diskriminierende Botschaften vermittelt.

Diese Verhaltensleitlinie wurde unlängst allen Mitarbeiterinnen und Mitarbeitern als wichtiges Produkt der AG in einer der regelmäßigen Fortbildungen vorgestellt und auch mit den Mitarbeitenden diskutiert und rundgemailt und sie ist auch allen Mitarbeitenden über den zentralen KJP-internen Kinderschutzordner zugänglich.

8.3.5 Weiterentwicklung der Hausregeln zur Verhütung von Grenzverletzungen/Grenzüberschreitungen

Grenzverletzungen treten hin und wieder im medizinischen und pädagogischen Alltag auf (Kindler und Fegert 2015) und werden dann als fachliche und/oder persönliche Verfehlungen der Mitarbeitenden charakterisiert. Dass dies nicht bewertend oder anklagend geschieht, ist Aufgabe der Leitung, die für eine angemessene Fehlerkultur sorgen muss.

Dazu gehört vor allem ein angstfreies Klima, in dem klar ist, dass Leitungskräfte nicht über die Maßen kränkbar und abwehrend auf Kritik oder Änderungsvorschläge aus dem Team reagieren. Hilfreich sind Gelassenheit, Humor und ein Klima, in dem niemand, auch und schon gar nicht der Chef bzw. die Chefin, Perfektion für sich in Anspruch nehmen kann und will. Diese entspannte und wertschätzende Grundhaltung fördert Fehlerkultur und Offenheit im Umgang mit Dingen, die schiefgelaufen sind. Dazu gehört auch zu allen Zeiten die Anerkennung, dass die Arbeit mit psychisch kranken Kindern Grenzsituationen hervorruft, dem Team zu allen Zeiten permanent prompte Handlungsentscheidungen abverlangt und niemand in durchgängig all seinen schnell zu treffenden Entscheidungen stets Lehrbuchniveau hat. Die gemeinsame, offene und verständnisvolle Reflexion fördert jedoch eine Grundhaltung des Vertrauens, dass man sich innerhalb der Einrichtung verbessern kann und Fehler auch Entwicklungschancen sind.

Zudem ist wichtig, dass der Maßstab für eine Grenzverletzung nicht immer nur in der objektiven Beschreibung des Ablaufes, sondern auch immer mit dem Empfinden eines jeden Kindes zu tun hat. Daher müssen Fachkräfte sensibel im Umgang mit Kindern sein, ihnen wertschätzend begegnen und dürfen sie zu keinem Zeitpunkt beschämen, erniedrigen oder in die körperliche Intimsphäre ohne absolute medizinische Notwendigkeit und ohne eine weitere Person zum Schutz des Kindes eindringen.

Eine deutliche Grenzverletzung besteht in der KJPP z. B., wenn Mitarbeitende mit Kindern private Kontakte pflegen, Mail- oder Chatkontakte haben oder diese gar außerhalb der Klinik treffen. Hier eine angemessene Abstinenz einzuhalten und zu allen Zeiten die gebotene professionelle Distanz zu wahren, ist in Zeiten sozialer Medien viel schwieriger geworden.

Patienten bzw. ihre Eltern selbst suchen manchmal den Kommunikationsweg über E-Mail. Entsprechende Verfahrensanweisungen im Umgang mit E-Mail, Chat und anderen Privatkontakten sind jetzt für die KJPP über das Qualitätsmanagement hinterlegt und allen Mitarbeitenden auch per E-Mail und persönlich mitgeteilt: Hier wird klar geregelt, was nicht geht, z. B. private Kontakte außerhalb der Arbeit, Internetkontakte, Aufnehmen von Bild- oder Tonmaterial von Kindern etc.

Auch Kinder begehen unabsichtlich oder auch absichtlich Grenzverletzungen. Eine Grenzverletzung kann z. B. durch Mangel an eindeutigen Normen und Regeln hervorgerufen werden. Damit es in unserer Klinik möglichst zu keiner Grenzverletzung kommt, haben wir für alle gleichermaßen geltende Regeln zur Orientierung festgelegt. Diese Regeln und Wertevorstellungen werden immer wieder mit den Kindern besprochen, das Wichtigste daran ist jedoch, dass die Erwachsenen sie vorleben.

Beispielhafte Hausregeln
- Wir sagen, wo wir sind.
- Wir achten auf Körperhygiene.
- Stopp heißt stopp.
- Wir achten auf Tischkultur.
- Wir achten die Umwelt.
- Wir gehen sorgsam mit Dingen um, die uns nicht gehören.
- Wir achten aufeinander.

Für die Erwachsenen

- Wir besprechen und testen den Umgang mit Gefahren mit den Kindern und legen gemeinsam mit ihnen Regeln für den Umgang fest.
- Unser Interaktionsverhalten vermeidet Intrusivität und ist ausgerichtet an der emotionalen Verfügbarkeit (Emotional-Availability-Konzept), damit Kinder sich zu allen Zeiten artikulieren können und gehört fühlen.
- Wir unterstützen Kinder in ihrer Körperwahrnehmung (Wärme empfinden, Durst, Überreizung …) und validieren diese.

In unserem Alltag gibt es viele Situationen mit Kindern, die zu Grenzüberschreitungen durch Mitarbeitende führen könnten. Verstärkt werden diese durch Akutsituationen, personelle Engpässe und dadurch bedingte Überforderung, Reizbarkeit und/oder Ungeduld des Personals. So kann z. B. die laute und unbeabsichtigt scharfe Ansprache oder eine unbedachte Bemerkung der pädagogischen, medizinischen oder therapeutischen Fachkraft von Kindern als grenzverletzend empfunden werden. Hierfür gilt es immer wieder, die Sensibilität der Mitarbeitenden zu wecken. Wir arbeiten hier nun unter anderem mit Videofeedback und interner ebenso wie externer Supervision.

Das Zertifikat zur Einschätzung und Förderung der „emotionalen Verfügbarkeit" erreichten acht Mitarbeiter der KJPP im vergangenen Jahr durch Teilnahme an internationalen Schulungsprogrammen.

8.3.6 Stärkung der Beteiligung der Patientinnen und Patienten: Implementierung eines Patientenfürsprecherkonzeptes in der KJPP

Im Rahmen der abteilungsinternen Kinderschutz-AG hat das Team jeder Station und in der Tagesklinik (TK) für sich ein Patientenfürsprecher-Konzept an die Bedürfnisse der jeweiligen Patientenstruktur angepasst. Wir nennen es im Folgenden und auch für die Kinder „Stationssprecher", damit keine Verwirrung entsteht, weil das Klinikum ja auch einen „offiziellen" Patientenfürsprecher hat.

Kurzbeschreibung: Stationssprecher/-sprecherinnen und stellvertretende Stationssprecher/-sprecherinnen werden von den Kindern und Jugendlichen jeder Station/TK demokratisch gewählt.

Zuvor haben die zur Wahl stehenden Kandidaten/Kandidatinnen Gelegenheit, ihre Vorstellungen und Programme, wie sie die Interessen der Kinder und Jugendlichen vertreten möchten, vorzustellen. Die Anzahl der Bewerberinnen/Bewerber ist nicht begrenzt.

Die Wahl wird vorher angekündigt und von mindestens einer Mitarbeiterin/einem Mitarbeiter der KJPP begleitet. Die Wahlveranstaltung wird durch ein Kind/einen Jugendlichen als Wahlleiter (mit Unterstützung durch Mitarbeiterin/Mitarbeiter der KJPP) moderiert und mittels Formblatt protokolliert.

Jedes Kind/jede/jeder Jugendliche hat eine Stimme zu vergeben und erhält während der Wahlveranstaltung den Stimmzettel.

Die Stimmzettel werden in geheimer Wahl abgegeben und in ein Wahlzettelbehältnis (Urne) eingeworfen. Eine Ausnahme bildet die Auszählung der Stimmen, die wird durch Mitarbeitende und vorherigem Commitment aller Patienten ausgeführt. Auch die Begründung wird allen Patientinnen und Patienten transparent mitgeteilt, um Patientinnen/Patienten, die z. B. keine Stimmen oder nur wenige erreicht haben, zu schützen.

Die Auszählung erfolgt durch zwei Mitarbeitende der KJPP. Das Gesamtergebnis wird im Anschluss in der Form bekannt gegeben, wer die meisten Stimmen erhält und die zweitmeisten Stimmen erhalten hat. Nur auf besonderen Wunsch werden die Stimmzahlen der einzelnen Bewerber bekannt gegeben.

Die Wahlergebnisse werden durch den Wahlleiter (Patientin/Patient) bekannt gegeben. Stationssprecherinnen/-sprecher und Stellvertreterinnen/Stellvertreter erhalten ein Namensschild mit Bezeichnung ihrer Funktion als Patientenfürsprecher/ Patientenfürsprecherin (siehe Abb. 8.20).

Die Stationssprecherinnen bzw. Stationssprecher nehmen auf Wunsch an der Gruppenvisite für 15–20 Minuten teil. Zuvor sammeln sie die Themenpunkte der Patientinnen und Patienten. Auch das Team der KJPP sammelt Themen. In der Visite moderiert eine/ein KJPP-Mitarbeitende/Mitarbeitender (wechselnde Moderation) und die Stationssprecherin/der Stationssprecher den Termin. Themen werden als Agenda gesammelt und beschreibend diskutiert. Die Anliegen können in beide Richtungen platziert werden, also sowohl von den Stationssprecherinnen/-sprechern an das Team als auch umgekehrt. Themen und Vereinbarungen werden schriftlich festgehalten. Eine achtsame, validierende Gesprächsgestaltung wird zugrunde gelegt.

Die Sitzung wird mit einem positiven Wunsch an Team und Stationssprecherinnen/-sprecher beendet. Am Ende des Amtes „Stationssprecherin/ Stationssprecher" wird vom KJPP-Team eine Urkunde ausgehändigt. Das Stationssprecherinnen-/-sprecher-Amt ist ein Beitrag zur Partizipation und Mitgestaltung der Abläufe während des Aufenthaltes in der KJPP. Zudem ist dieses Amt ein wichtiger Beitrag zum Kinderschutz.

Therapeutische Implikationen – Stationssprecher-/-sprecherinnen-Amt:

- Übung zwischenmenschlicher Kompetenzen, Fertigkeiten, sozialer Support
- Übung von Selbstwertskills
- Förderung von Resilienz und Selbstwirksamkeit
- Positive Anerkennung

Vorteile für das Team:

- Das gesamte Team übt sich dabei in Validierungs-/Commitmentstrategien
- Besseres Verständnis der Bedürfnisse von Patientinnen und Patienten
- Reflexion des eigenen Handelns
- Dialektische Betrachtung – z. B. „was funktioniert – was soll sich verändern?"

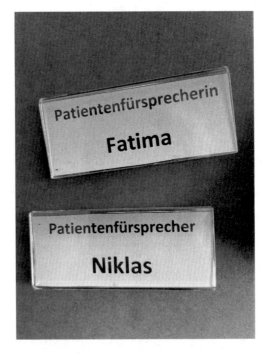

Abb. 8.20 Beispiele Namensschilder der Patientenfürsprechenden. (©Universitätsklinikum des Saarlandes, mit freundlicher Genehmigung)

- Ganz wichtig: Patientinnen und Patienten nicht bewerten und achtsamer beschreibender Austausch
- Neue Vereinbarungen können entweder gleich geklärt werden oder müssen zunächst im Team (Patientinnen/Patienten und KJPP) thematisiert werden. Ein Rückmeldetermin wird dann festgelegt.

8.3.7 Aufbau eines Beschwerdemanagement-Rückmeldebogens und Kummerkästen

Im Rahmen des o. g. Teamprozesses haben wir uns darauf geeinigt, dass Beschwerden, egal ob von Eltern, Kindern oder aus der Mitarbeiterschaft, bei uns stets ernst genommen, bearbeitet, ggf. dokumentiert und an die Klinikleitung weitergegeben werden.

Durch diese Beschwerden werden wir auf Umstände und Situationen in unserer Arbeit aufmerksam gemacht, die wir dann reflektieren und überarbeiten können. Dies ist auch ein Teil der KJPP-internen Fehlerkultur. Die Grundhaltung ist Akzeptanz, dass Fehler passieren und dass ihre Aufdeckung dem gemeinsamen Lernen des ganzen Teams dient, nicht der Be- oder gar Entwertung einzelner Mitarbeitender. Nur so ist es möglich, kontinuierlich an der Verbesserung der Qualität einer Einrichtung zu arbeiten. Daher werden Rückmeldungen – egal ob von Kollegen, Kindern oder Eltern – zu allen Zeiten herzlich willkommen geheißen.

Bei Aufnahme findet für die Kinder und Eltern ein Kennlern- und Informationsgespräch mit einer Ärztin/einem Arzt und/oder einer Psychologin/einem Psychologen statt. Eine Möglichkeit der aktiven Mitarbeit und Austausch der Eltern, sowohl untereinander als auch mit der Leitung, ist durchgängig gegeben.

Schon beim Aufnahmegespräch bitten wir die Eltern darum, sich bei Fragen, Anregungen, Konflikten, Unverständnis oder Beschwerden vertrauensvoll an die Mitarbeitenden oder die Leitung zu wenden.

Neu entwickelt wurde das Rückmeldesystem: Das sogenannte KUUCKIE-System wurde in der KJPP neu eingeführt und kommuniziert, welches folgende Bestandteile beinhaltet:

Das ist **KUUCKIE, selbst entwickelt von unserer Ergotherapie**

Ein KUmmerschlUCKer und IdeenspuckEr (Abb. 8.21)

Ablauf „KUUCKIE"

Info-Flyer bez. Kummerkasten werden bei jeder Aufnahme (inkl. Notaufnahme) von dem/der aufnehmenden psychologischen/ärztlichen Mitarbeiter/Mitarbeiterin direkt der Patientin/dem Patienten und Angehörigen mit kurzer angemessener Erklärung ausgehändigt.

Einmal pro Woche – idealerweise mittwochs – wird der Briefkasten nach Möglichkeit in Anwesenheit einem/einer weiteren der genannten Vertrauenspersonen/Ansprechpartner/Ansprechpartnerinnen geöffnet und ausgewertet.

Gemeinsame Reflexion

Bei konkreter Anfrage durch Patientin/Patient bzw. Angehörige: Direkt durch gewünschten Ansprechpartner/Ansprechpartnerin zeitnah versuchen, konstruktiv zu lösen, ggf. mit direkter Begleitung/Vermittlung zu klärendem Gespräch (zielorientiert, Selbstwirksamkeit des Kindes/Jugendlichen fördern).

Anonymisierte Anfrage bzw. Wünsche und Ideen: Diese ebenfalls zunächst im Team vorbesprechen, anschließend bei Stationsbesprechung/allgemeiner Teamsitzung.

Dinge, die nicht direkt konstruktiv mit den Beteiligten gelöst werden konnten, werden im Rahmen der Visite kurz im Wesentlichen thematisiert und ggf. mit Vorgesetzten und mindestens zwei Ansprechpartnern/Ansprechpartnerinnen analysiert.

Bei komplexer Problematik, den unmittelbaren Kinderschutz mit fraglicher

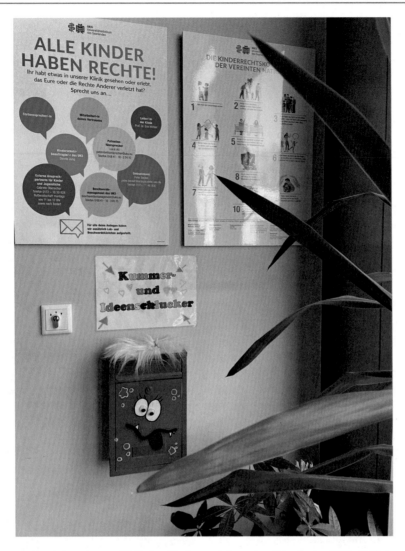

Abb. 8.21 Beschwerdesystem in der Klinik für Kinder- und Jugendpsychiatrie des UKS. (©Universitätsklinikum des Saarlandes, mit freundlicher Genehmigung)

Gefährdung betreffend, können und sollen jederzeit die Kinderschutzhotline für Fachpersonal angefragt und als professioneller unabhängiger Ansprechpartner genutzt werden (24h-Erreichbarkeit: 08001921000, www.kinderschutzhotline.de).

Alle durch Patientinnen/Patienten oder Angehörige ausgefüllten Flyer werden in regelmäßigem Abstand im Sekretariat unter Verschluss archiviert mit jeweils kurzem Vermerk: wie mit der Beschwerde/ konstruktiven Kritik/Idee/Vorschlag umgegangen wurde, wer beteiligt war und wann mit Datum was beschlossen wurde.

Alle Punkte, den Kinderschutz und auch Mitarbeiterschutz sowie im weiteren Sinne Kinderrechte betreffend, werden in angemessenem zeitlichen Rahmen möglichst befriedigend für Patientinnen und Patienten, Angehörige, Mitarbeiter und Klinik als Gesamtunternehmen im Rahmen von Transparenz, sicherem Ort für besonders Schutzbefohlene, Qualitätsmanagement und Qualitätssicherung, zielorientiert bearbeitet; ggf. werden die Themen in das Leitungsteam eingebracht (und protokolliert).

Diesen „Kummerkasten" gibt es auf jeder Station/TK für die Kinder bzw. Jugendlichen, betitelt mit: „Ideen- und Sorgen-Schlucker" (zur Medizinischen Kinderschutzhotline siehe Witt und Fegert 2017).

Unser Flyer für die Kinder zum Ideen- und Sorgenschlucker enthält die nachstehenden Texte:

Wir nehmen Deine Sorgen ernst. Es gibt zwei Möglichkeiten, mit uns über Deine Sorgen, Ängste oder Probleme zu sprechen:
- Du kannst uns direkt darauf ansprechen
- Alles auf der Rückseite dieses Blattes aufschreiben

Wann kannst Du etwas aufschreiben?
Grundsätzlich gilt: Wann immer Du willst. Es kann dabei um Dinge gehen, die mit der Klinik zu tun haben. Genauso gut kann es auch um private oder häusliche Schwierigkeiten gehen.
KUUCKIE ist offen für alle Probleme! Hier ein paar Beispiele:
- Konflikte mit einem unserer Mitarbeiter
- Konflikte mit anderen Kindern
- Konflikte mit Erwachsenen außerhalb der Klinik
- Wenn Dich jemand bedroht
- Wenn Dich jemand schlägt
- Wenn Dich jemand anfasst, obwohl du es nicht willst

Du kannst uns hier Deinen Namen nennen, dies ist aber kein Muss!

_____

____

Hier ist Platz für alles, was Du loswerden willst.

_____

____

Auch strukturierte Rückmeldebögen sind mittlerweile entwickelt, werden derzeit von den Teams an die jeweilige Organisationseinheit adaptiert. Aber auch unstrukturierte Rückmeldungen sind willkommen.

Weitere Elemente zur Förderung der Partizipation

Um die Partizipation der stationär und teilstationär behandelten Kinder zusätzlich zu verbessern, haben wir folgende Instrumente des Austausches:

- Täglich stattfindende Morgen-Gesprächs-Kreise mit den Kindern (Morgenrunde)
- 14-tägige Kleinteambesprechungen mit kollegialen Beratungen und Fallbesprechungen
- Elterngespräche
- Patientenversammlungen (#Kinderkonferenz#)
- Elternabende

Eine entwicklungsgerechte Beteiligung der Kinder gehört zu unserem Selbstverständnis.

Telefonzelle
Insbesondere wurde an einem ruhigen, vom Dienstzimmer nicht direkt einsehbaren Ort eine „Telefonzelle" angeschlossen, von der aus Kinder und Jugendliche direkt das Jugendamt bzw. den Patientenfürsprecher anwählen kön-

nen. Mit diesem Konzept haben wir uns an vor-
beschriebenen Modellen (Wolff et al. 2017), insbesondere auch an der KJPP des Universitätsklinikums Ulm, orientiert.

8.3.8 Aufklärung und Aufarbeitung von Verdachtsmomenten

Sollte es zu einem Verdacht eines (sexuellen)
Übergriffes kommen, muss sofort eine Meldung an die Klinikleitung erfolgen. Bis zur voll-
ständigen Aufklärung der Verdachtsmomente ist
der/die betreffende Mitarbeitende von der Arbeit
freizustellen und erhält so lange Hausverbot.
Um für solche Fälle jedem Mitarbeitenden ein
standardisiertes Vorgehen an die Hand zu geben,
wurde der Interventionsstufenplan erstellt und
seit August 2020 für alle Mitarbeitenden zugänglich ins Intranet gestellt.

8.3.9 Zusammenfassung und Ausblick

Eine nicht wertende Grundhaltung, eine achtsame Fehlerkultur und klare Grenzen, aber
ohne Macht-Angst-Netzwerke sind der Grat,
auf dem Einrichtungen und Führungskräfte
sich bewegen und an dem gleichzeitig der Kin-
der- und Mitarbeitendenschutz gemessen werden kann. Dies ist eine tägliche Herausforderung
und Dauerbaustelle, die ohne Input von außen
manchmal die Gefahr ritualisierter Betriebsblindheit in sich birgt. Neuanfänge sind immer
eine Chance für Bewegung, machen aber dadurch auch Angst und können alte Ohnmachts-
und Hilflosigkeitsgefühle in Mitarbeitenden wecken. Daher ist die Partizipation einer/eines
jeden, der/die mit Kindern arbeitet, am Gestalten seiner/ihrer Einrichtung wichtig, denn
nur so kann Selbstwirksamkeit erfahren und dadurch auch den betreuten Kindern ermöglicht
werden. Absoluten Schutz kann es nicht geben,
aber das Erleben von Selbstwirksamkeit kann
einen inneren Schutz für betroffene Kinder und
auch Mitarbeitende bedeuten, um zukünftigen
Herausforderungen und schwierigen Situationen
mit einer inneren Sicherheit zu begegnen.

Das Paradoxon, dass eine Null-Gewalt-
Toleranz dann oft selbst wieder Gewalt zu ihrer
Durchsetzung erfordert, ist in der Kinder- und
Jugendpsychiatrie besonders schwer – und in
der Regel nur dadurch aufzulösen, dass die erwachsene Modellfunktion als Hauptwirkfaktor
in Betreuung und Therapie anerkannt wird.
Wenn wir Erwachsenen uns zu allen Zeiten so
verhalten, dass wir für die uns anvertrauten Kinder als Identifikationsfigur angenommen werden
können, erübrigen sich oft komplizierte Bestra-
fungs- und Gewaltszenarien. Aber dafür müssen wir echte Vorbilder sein, im ressourcen-
orientierten und vor allem wertschätzenden
Umgang mit anderen Menschen, der kritischen
Selbstreflexion und dem souveränen Umgang
mit externer Kritik oder erlebten Angriffen und
in der Regulation von Emotionen.

Wer eine dieser Fähigkeiten nicht zuverlässig
beherrscht, sollte nicht mit Kindern arbeiten,
denn um diese Eigenschaften „beizubringen",
müssen sie jeden Tag aufs Neue wieder vorgelebt werden. Wir sind keine Roboter und das
alles gelingt uns je nach Tagesform mal besser
und mal schlechter, aber deshalb sollten auch
Teammitglieder in der Lage sein, dies vor den
Kindern zu reflektieren und sich ggf. zu ent-
schuldigen. Das Betreuer- und Ärzteteam ist
kein allmächtiges, perfektes und allwissendes
Gebilde und will es auch nicht sein, sondern
eine Gemeinschaft, in der jeder auch mal lachen
und „sorry" sagen darf. Nur so kann Kinderschutz in der stationären Kinderpsychiatrie gelebt werden.

8.4 Etablierung eines Schutzkonzeptes in einer Klinik für Kinder- und Jugendpsychiatrie und -psychotherapie – Ein Erfahrungsbericht

Michael Kölch
Im Folgenden wird die praktische Etablierung und Umsetzung eines Schutzkonzeptes in
einer Klinik für Kinder- und Jugendpsychiatrie
und -psychotherapie im Rahmen eines kommu-

nalen Klinikverbunds dargestellt. Es wird auf Schwierigkeiten bei der Sensibilisierung für das Thema und äußere Umstände, die als Katalysatoren für die Etablierung wirken können, eingegangen. Während Etablierungsprozessen ergibt sich oft, dass viele implizite Elemente eines Schutzkonzeptes in der Institution bereits vorhanden sind. Diese Identifikation bereits implizit vorhandener Elemente war ein wichtiger Arbeitsschritt während des Umsetzungsprozesses. Der Beitrag stellt eine persönliche Erinnerung an den Prozess aus Sicht eines Leiters einer Klinik für Kinder- und Jugendpsychiatrie und -psychotherapie dar. Gleichwohl möchte er auf paradigmatische Hürden und mögliche Probleme bei der Etablierung von Schutzkonzepten in Kliniken hinweisen. Manche Faktoren, zum Teil unerwartet, können die Entwicklung eines Schutzkonzeptes befördern. Gerade wenn Klinikträger nicht ausschließlich psychiatrische Kliniken betreiben, sondern z. B. Kliniken für Kinder- und Jugendpsychiatrie an Allgemeinkrankenhäusern angesiedelt sind, können die Probleme und Besonderheiten des Fachs weniger stark im Fokus des Trägers stehen. Die Kinder- und Jugendpsychiatrie ist ein hochsensibles Fach im Sinne des Patienten- und Kinderschutzes. Gerade in Zeiten eines starken wirtschaftlichen Drucks oder weil die Kinder- und Jugendpsychiatrie krankenhausseitig vielleicht in somatisch geprägten Krankenhaussystemen als „Orchideenfach" wahrgenommen wird, ist es eine wichtige Aufgabe seitens ärztlicher Leitungen kinder- und jugendpsychiatrischer Kliniken, die Bedeutung eines Schutzkonzeptes und die dafür notwendigen Voraussetzungen der Geschäftsführung bzw. dem Träger zu verdeutlichen. Die im Folgenden dargestellten Aspekte sollen als typische Konstellationen gelesen werden, die vom Autor so eingeschätzt werden, dass sie sich auch andernorts so hätten ergeben können oder sich ergeben haben.

8.4.1 Vorbedingungen und Ausgangslagen für Schutzkonzepte

Analyse der Organisationsstruktur der Institution und der Ausgangssituation

Der Autor wurde 2011 Leiter einer großen Klinik für Kinder- und Jugendpsychiatrie und -psychotherapie (KJPP) in einer Großstadt. Die Klinik für KJPP gehörte zu einem großen kommunalen Klinikkonzern mit vielen Standorten in der Stadt.

▶ Um Zuständigkeiten für die Entwicklung und Etablierung eines Schutzkonzeptes zu identifizieren, bedarf es auch einer Analyse der Organisationsstruktur des Krankenhauses.

Organisationsstruktur Gesamtklinikum In der Organisationsstruktur des Krankenhauses gab es eine zentrale Leitung des Gesamtkonzerns. Diese bestand aus medizinischer (inkl. Pflege), kaufmännischer und Personal-Geschäftsführung als Vorstand, welcher wiederum von einem Vorstandsvorsitzenden geleitet wurde. Für die einzelnen Krankenhausstandorte gab es Standortleitungen, die aus hauptamtlichen Direktoren, einer Pflegeleitung und einer nebenamtlichen ärztlichen Leitung bestanden. Es gab konzernweite Richtlinien und Vorgaben (standardized operating procedures, SOP) für das Vorgehen in bestimmten Situationen, zur baulichen Ausstattung, Brandschutz, personellen Fragen etc. Die Klinik für KJPP war an zwei Standorten angesiedelt, womit zwei Standortleitungen zuständig waren. Beide Standorte waren sogenannte Maximalversorger, also mit vielen somatischen Abteilungen. Die Standorte waren unterschiedlich wirtschaftlich erfolgreich. Dies war im Rahmen der Konzernstruktur für die Klinik für KJPP insofern durchaus bedeutsam, als die ökonomische Lage der einzelnen Standorte auch Folgen für die Personalausstattung an dem jeweiligen Standort hatte. Die Möglichkeiten z. B. zur Personalausstattung unterschieden sich also zwischen den Standorten.

Organisationsstruktur und Vorgeschichte der Klinik für Kinder- und Jugendpsychiatrie und -psychotherapie Die Klinik mit ihren beiden Standorten war neu gebildet worden, nachdem zwei bisherige Standorte aufgelöst worden waren. Im Rahmen der Neuorganisation der psychiatrischen Versorgung wurde auch die Zuordnung der kinder- und jugendpsychiatrischen Versorgungsgebiete geändert und sukzessive damit auch die Standorte der Kliniken verlegt. An einem Standort wurde der stationäre Bereich zentriert (mit einer tagesklinischen Einheit). Zusätzlich erhielt dieser bettenführende Standort den Versorgungsauftrag für die stationäre Versorgung von suchterkrankten Jugendlichen. Die vollstationäre Versorgung war nunmehr auf vier Stationen mit jeweils 15 Betten verteilt, wovon eine Station als Intensivbehandlungsstation und eine als suchtspezifische Station konzipiert war, eine als Kinderstation und eine als „Psychotherapie"-Station. Am anderen Standort befand sich nur eine Tagesklinik, wofür 30 Plätze vorgesehen waren, davon 12 für Kleinkinder. An beiden Standorten bestand eine psychiatrische Institutsambulanz (Abb. 8.22).

Nachdem beide ehemaligen Standorte sehr unterschiedliche Kulturen und Traditionen hatten, bedeutete die Umorganisation auch, dass die Teams aufgelöst und auf die neuen Standorte verteilt wurden. Zum Teil wechselten komplette Teams an die neuen Standorte, zum Teil wurden die Teams gemischt. Bei Amtsübernahme waren die Teams noch in der Findungsphase und der Austausch zwischen beiden Standorten nur rudimentär ausgeprägt. Die oberärztliche Leitung beider Standorte war getrennt und ein Austausch fand nur in geringem Ausmaß statt; die Standorte hatten keine gemeinsamen Standards o. Ä.

Da die wirtschaftliche Situation des Standorts, an dem die Klinik für KJPP ihr vollstationäres Versorgungsangebot vorhielt, an-

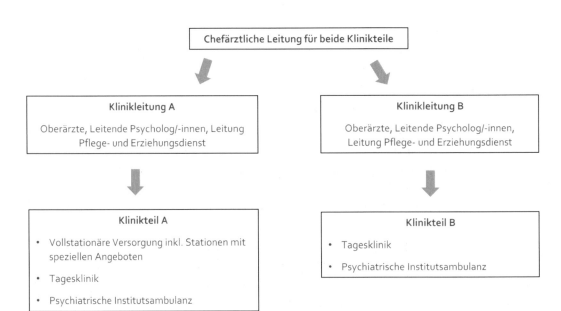

Abb. 8.22 Organisationsstruktur Klinik für Kinder- und Jugendpsychiatrie und -psychotherapie

gespannt war, kamen mehrere ungünstige Faktoren zusammen: einerseits eine suboptimale bauliche Situation mit sehr großen Stationen, die zudem sehr verwinkelt aufgrund der Altbausituation waren, sowie eine unzureichende personelle Ausstattung im Pflege- und Erziehungsdienst aufgrund von Sparmaßnahmen. Da am bettenführenden Standort zuvor keine psychiatrische Klinik bestand, war seitens der Standortleitung keine Erfahrung mit den Bedürfnissen kinder- und jugendpsychiatrischer Kliniken vorhanden.

Analyse der Ausgangssituation und Kontextfaktoren in der KJPP hinsichtlich Gefährdungsmomenten

Die Situation in der Klinik musste aus fachlicher Sicht als nicht unproblematisch gesehen werden. Dazu trugen genannte Faktoren wie bauliche Verhältnisse, personelle Minderausstattung, aber auch Teamdynamiken in der Findungsphase der neuen Klinikstruktur bei. Die Gefahr von Übergriffen sowohl von Patientinnen/Patienten auf Patientinnen/Patienten, von Patientinnen/Patienten auf Personal wie auch von Personal auf Patientinnen/Patienten war durch die Faktoren erhöht:

- Bauliche Situation: große Station mit vielen uneinsehbaren Bereichen; Pflegestützpunkt von den Patientenzimmern maximal weit entfernt und ohne Sichtkontakt
- Personelle Situation: Nachtdienst z. B. auf Intensivbehandlungsstation mit 15 Plätzen allein

Dieses Zusammentreffen der Faktoren führte dazu, dass eine Deeskalation von kritischen Situationen und ein Vier-Augen-Prinzip nicht möglich waren. In der Somatik können z. B. Schwesternrufanlagen Sicherheit geben und ggf. auch den Personalbedarf minimieren, wenn ein Patient diesen betätigt, sollte ein Mitpatient ein Problem haben. In der KJPP ist dies z. B. nur bedingt als realistisches Mittel einer erhöhten Patientensicherheit einzuschätzen: z. B. wird eine solche Anlage wenig Schutz bieten können, wenn es zu Peer-to-Peer-Übergriffen kommt. Auch die missbräuchliche Anwendung, die ja durchaus sowohl kindlichem Verhalten entspricht wie auch störungsspezifisch typisch sein kann (z. B. bei Störungen des Sozialverhaltens), lässt die Sinnhaftigkeit solcher Anlagen in der KJPP zumindest diskutierbar erscheinen. Problematisch ist es im Bereich der KJPP aber, wenn mit solchen Rufanlagen etwa die Vorstellung verbunden ist, dass sie den Personalbedarf reduzieren können.

Es musste bei der Standortleitung also zuerst Aufklärungsarbeit über die Spezifika der Patientinnen und Patienten, Problemstellungen, Vorgehen in der Behandlung und besondere Notwendigkeiten der KJPP geleistet werden, um über fachliche Standards auch entsprechende personelle und bauliche Bedarfe realisieren zu können. Der Zusammenhang, dass ein Abbau der Rufanlagen, die einen Standard entsprechend einer Richtlinie des Gesamtkonzerns darstellten, mit der Notwendigkeit einer adäquaten Personalausstattung einhergehen muss (bzw. letztere unabhängig von den Geräten ohnehin notwendig war), musste erläutert werden. Mehr physisch vorhandenes Personal war notwendig, um auch den Schutzauftrag und der Aufsichtspflicht zu genügen.

▶ Die Aufklärung von wirtschaftlichen Entscheidungsträgern in Kliniken über die Spezifika kinder- und jugendpsychiatrischer Behandlungssettings, bestimmter Bedarfe für die Behandlung und spezifischer Aspekte des Kinder- und Patientenschutzes ist notwendig. Mögliche Gefahren bei einer Nichtbeachtung dieser aus fachlicher Expertise heraus gegebenen Empfehlungen müssen deutlich kommuniziert werden.

Geschäftsführung und Gesamtleitung als essenzielle Faktoren für die Entwicklung eines Schutzkonzeptes

Am Beispiel der Rufanlage und des Personalbedarfs wird deutlich, wie wichtig die Sensibilisierung von Geschäftsführungen für die Thematik der Besonderheiten einer Klinik für KJPP, aber auch für die Schutzbedürfnisse der Patientinnen und Patienten ist. Inzwischen wurde durch den G-BA die Notwendigkeit eines Schutzkonzeptes definiert, in dem ein solches Bestandteil des Qualitätsberichts eines Krankenhauses sein soll (G-BA 2020). Damals war dies nicht der Fall und auch heute ist noch nicht davon auszugehen, dass die Bedeutung eines Schutzkonzeptes für Kliniken überall gleichermaßen in Geschäftsführungen präsent ist.

Generell bestand durchaus Offenheit für die Bedeutung der Thematik eines Schutzkonzeptes für die KJPP, aber auch für die Gesamtklinik seitens der Geschäftsführung, sowohl auf Konzern- wie auch auf Standortebene. Eine wirkliche Priorisierung mit Nachhaltigkeit und einem entsprechenden Projekt, das auch Ressourcen beinhaltete, war aber im ersten Schritt nicht zu erreichen. Dazu trugen auch Faktoren bei, die innerhalb von Institutionen immer wieder auftreten können: Probleme in der Führungsebene einer Institution können Prozesse verlangsamen. Im konkreten Fall bedeutete dies, dass einige Probleme auf Führungsebene des Gesamtkonzerns kumulierten. Die Vorstandsmitglieder waren zum Teil absorbiert mit Problemen, die sie selbst betrafen: Es gab arbeitsrechtliche Auseinandersetzungen, zwischen Aufsichtsrat und Vorstand waren Differenzen aufgetreten und schlussendlich gab es mehrere Wechsel im Vorstand. So entstand ein gewisses Vakuum auf der Ebene des Vorstands. Dies machte letztlich die Themensetzung, Wahrnehmung von wichtigen Themen, wie z. B. die Strategieentwicklung zur Umsetzung eines Schutzkonzeptes, aufgrund mangelnder kontinuierlicher Ansprechpartner auf der Führungsebene unmöglich.

▶   Die Stabilität einer Geschäftsführung ist für die Umsetzung eines Schutzkonzeptes wichtig; der Rückhalt und die nachhaltige Priorisierung bedürfen auch der Unterstützung durch die Geschäftsführung. Dazu ist es wichtig, dass diese sich selbst nicht in einer Unsicherheit bezüglich ihrer eigenen Perspektive befindet.

Äußere Anlässe und interne Faktoren – Krisen als Katalysatoren für die Entwicklung von Schutzkonzepten

Äußere Anlässe können in einer Institution dazu führen, dass Themen und mögliche Probleme, die bisher eher verdrängt wurden, oder nicht mit hoher Priorisierung angegangen wurden, eine Neubewertung hinsichtlich ihrer Relevanz erlangen. Insofern können Vorkommnisse, die nicht unmittelbar die Institution betreffen, aber bei denen innerhalb der Institution wahrgenommen wird, dass es sie auch hätte betreffen können, als Katalysatoren wirken, um Prozesse anzustoßen und Veränderungen herbeizuführen. Auch in der Evaluation des Deutschen Jugendinstitutes (DJI) zum Stand der Umsetzung von Schutzkonzepten in Kliniken zeigte sich, dass sowohl das Engagement Einzelner als auch äußere Anlässe häufig die Etablierung in Kliniken initialisieren (Pooch et al. 2018).

Im betreffenden Fall hatte sich in einer anderen Klinik, die nicht zum hier beschriebenen Klinikverbund gehörte, ein Vorfall ergeben, in dem mit hoher medialer Präsenz der Vorwurf aufkam, dass eine Minderjährige in der Rettungsstelle sexuell missbraucht worden sei. Im Gefolge kam es sowohl kommunikativ als auch in der Aufarbeitung der Vorwürfe zu einigen Pannen: So wurde der Vorstand verspätet informiert bzw. reagierte auch verspätet, die Kommunikation mit der Presse war nicht in Bahnen gelenkt etc. Dies führte dazu, dass der Vorfall in der betreffenden Klinik höchste Priorität bekam, auch seitens der Politik verfolgt wurde und Vorstandsmitglieder zumindest in der Kritik standen. In der Folge wurde durch diesen Fall aber auch in anderen Kliniken erkannt, dass die Thematik relevant ist und man aus Fehlern und Problemen der betroffenen Klinik lernen kann.

Fallbeispiel in der eigenen Klinik

Unmittelbar in zeitlicher Nähe kam es auch in der KJPP zu einem Vorfall einer Fehlbeschuldigung, bei dem ein Patient behauptete, von einem Klinikmitarbeiter sexuelle Gewalt erfahren zu haben. Letztlich konnte in der Aufarbeitung geklärt werden, dass es sich um Peer-to-Peer-Gewalt handelte.

Die Umstände, in denen der Vorwurf geäußert wurde, waren akut jedoch so, dass Öffentlichkeit hergestellt war (Äußerung erfolgte in Gruppentherapie am Abend). Insofern war klar, dass Mitpatientinnen/Mitpatienten davon ggf. ihren Eltern erzählen etc. Im Sinne des Schweizer-Käse-Modells kamen in diesem Fall mehrere problematische Umstände zusammen:

- Ärztlicher Leiter in Vorbereitung auf Dienstreise
- Zuständiger Oberarzt familiär verhindert
- Mitpatient Kind eines Polizisten
- Beschuldigter Mitarbeiter am nächsten Tag für Frühschicht eingeteilt
- Diffusion in der Meldekette an Standortleitung und Geschäftsführung

(Zum Schweizer-Käse-Modell siehe https://www.aezq.de/patientensicherheit/fehlertheorie/#)

Im Sinne dieser Fehlertheorie gab es latente Fehler und Fehler des Systems. Im Management des Falls zeigten sich die bestehenden Schwachstellen: mehrere Meldeketten funktionierten nicht, es gab trotz vorhandener Notfallpläne kein funktionierendes Procedere, wie mit dieser Situation auf den verschiedenen Ebenen (innerhalb der Klinik, mit Patienteneltern, mit der Personalabteilung, dem Personalrat, mit Mitarbeitenden, mit der Presse) umgegangen werden konnte.

Fehleranalyse und Ableitungen

In der Koinzidenz des genannten Falles in der anderen Klinik, der transparenten Aufarbeitung von Schwachstellen im eigenen Reporting-System für besondere Vorkommnisse und die sich möglicherweise ergebenden Schäden sowohl in der öffentlichen Wahrnehmung als aber auch für Mitarbeitende im Rahmen, z. B. von Fehlbeschuldigungen, wurde die Thematik innerhalb der Gesamtklinik priorisiert.

▶ Äußere Umstände in Kombination mit der Erfahrung, dass die eigene Institution betroffen und damit gefährdet sein könnte, können auf Leitungsebene dazu führen, dass die Bedeutung von Schutzkonzepten besser erkannt und in der Handlungspriorisierung entsprechend gewertet wird.

8.4.2 Gefährdungsanalyse und Etablierung des Schutzkonzeptes

Bildung einer Arbeitsgruppe

Es wurde eine Arbeitsgruppe gebildet, die sich der Thematik Gefährdungsanalyse und Schutzkonzept annehmen sollte. Die Arbeitsgruppe bestand aus Vertreterinnen und Vertretern der Kinder- und Jugendheilkunde, der Kinderchirurgie, der Kinder- und Jugendpsychiatrie sowie der Pflegeleitung. Zusätzlich wurde in die Arbeitsgruppe auch die für die Weiterbildung zuständige Abteilung des Gesamtkonzerns eingebunden, um die Dissemination innerhalb des Gesamtkonzerns und die Fortbildungsstrategie möglichst frühzeitig zu sichern. Auch wurden Vertreterinnen und Vertreter aus der Personalabteilung und dem Betriebsrat mit in die Arbeitsgruppe aufgenommen. Die Auswahl der Mitglieder der Arbeitsgruppe war bewusst so gewählt, dass die besonders sensiblen Bereiche, die mit Minderjährigen zu tun haben, primär damit befasst waren. Dies schloss nicht aus, dass auch andere Bereiche betroffen sein konnten, wie auch, dass die Regelungen auch für diese Bereiche gelten sollten.

Die Arbeitsgruppe gab sich ein Programm, das sich entsprechend gliederte nach

- Gefährdungsanalyse,
- notwendiger Sensibilisierung der Mitarbeitenden durch Fort- und Weiterbildungen,
- Bestandsaufnahme bestehender Elemente für ein Schutzkonzept sowie
- Erstellung eines konzernweiten Konzeptes in sensiblen Bereichen mittels Handreichungen und Algorithmen zum Vorgehen bei Verdachtsfällen.

Gefährdungsanalyse

In einem ersten Schritt wurde eine Gefährdungsanalyse durch die beteiligten Arbeitsgruppenmitglieder vorgenommen. Die Gefährdungsanalyse beinhaltete, dass spezifische Situationen mit Potenzial für entwürdigende oder aber auch gefährdende Situationen für die Patientinnen und Patienten in den unterschiedlichsten Kontexten der Kliniken eruiert und analysiert wurden, z. B. die Vorbereitung auf bestimmte Untersuchungen in der Kinder- und Jugendmedizin mit entsprechender Entkleidung der Patientinnen/Patienten. Ebenfalls eingeschlossen wurden Situationen, die für Mitarbeitende unangenehm oder gefährdend sein könnten, z. B. Untersuchungen, bei denen der Untersucher alleine ist und die den Intim- oder Schutzbereich von Patientinnen/Patienten betreffen.

Relativ rasch wurde deutlich, dass es hinsichtlich solcher Untersuchungen und Prozesse einen „Idealzustand" gibt: etwa die generelle Anwesenheit von zwei Personen bei körperlichen Untersuchungen etc. Andererseits aber war erkennbar, dass es Bereiche und Situationen geben kann, wie z. B. im Rahmen der Psychotherapie, bei der die Anwesenheit einer weiteren Person ungünstig sein kann. Zudem musste realistisch antizipiert werden, dass es Situationen gibt, in denen es neben dem „Idealzustand" auch mögliche Ausnahmen geben kann, z. B. aufgrund Personalbesetzung, im Nachtdienst.

Auch Klinikspezifika sind zu berücksichtigen und auf den ersten Blick einfache Lösungen müssen bei der Bewertung differenziert betrachtet werden: In der Pädiatrie war die Überlegung, z. B. in Patientenzimmern, Sichtfenster einzubauen, um die Gefahr, dass dort etwas unbeobachtet mit den Kindern geschehen könnte, zu minimieren. Allerdings ist in der Pädiatrie Rooming-in von Eltern üblich und solche Fenster hätten wiederum die Privatsphäre verletzt.

Im Bereich der Kinder- und Jugendpsychiatrie wurde deutlich, dass strukturelle Anforderungen an die Personalausstattung gegeben sein müssen, um auch Mitarbeitende vor möglichen Situationen, die das Risiko von Fehlbeschuldigungen erhöhen, zu schützen. Ganz essenziell wurde das Vier-Augen-Prinzip z. B. in diesem Bereich erkannt, wonach in sensiblen Bereichen, wie z. B. auf der großen Intensivbehandlungseinheit nachts, die alleinige Präsenz eines Mitarbeiters oder einer Mitarbeiterin als problematisch eingeschätzt werden kann. Eine typische problematische Situation ist auch, dass bei Aufnahmen nachts, möglichst auch in Bezug auf das Patientengeschlecht, gleichgeschlechtliche Mitarbeitende zur Verfügung stehen müssten, um etwaige körperliche Untersuchungen etc. begleiten zu können. Dies wird sich in der Realität aber nicht immer umsetzen lassen.

Insgesamt führte die Analyse von möglichen Gefährdungspunkten innerhalb der Klinik zu einer umfassenden Erhebung der Prozesse und Strukturen, sowohl in der Pädiatrie als auch in der Kinder- und Jugendpsychiatrie, beginnend von ambulanten Untersuchungen, körperlichen und somatischen Untersuchungen bis hin zu Gesprächssituationen und psychotherapeutischen Kontexten. Mit der Gefährdungsanalyse eng verbunden war die Identifikation von Regeln, Standards etc., die bereits als Bestandteil eines Schutzkonzeptes gelten konnten. Gleichzeitig war eine Ableitung aus der Gefährdungsanalyse, dass es eines Verhaltenskodex bedarf, der die Grundhaltung definieren sollte, wie seitens Mitarbeitenden mit Patientinnen/Patienten umgegangen werden soll.

Identifikation vorhandener Elemente eines Schutzkonzeptes

Im Rahmen der Analyse konnten verschiedene Elemente und Strukturen identifiziert werden, die für die (Weiter-)Entwicklung des Schutzkonzeptes genutzt werden konnten.

An einem Standort mit Pädiatrie bestand eine Kinderschutzgruppe, die vor allem auf dem Engagement aus der Kinderchirurgie heraus aufgebaut wurde. Die Klinik für Kinder- und Jugendpsychiatrie und -psychotherapie kooperierte mit der Kinderschutzgruppe. Innerhalb der Kinderschutzgruppe bestand hohe Expertise zum Thema Kinderschutz, Vorgehen in Verdachtsfällen und der Problematik generell. Hier gab es also bereits Strukturen, wie mit Verdachtsfällen einer Kindeswohlgefährdung bei Patientinnen/Patienten außerhalb der Klinik umgegangen werden sollte. Es gab etablierte Diagnostik- und Besprechungspfade, um ggf. schwierige Abwägungen gemeinsam und mit höherer Sicherheit treffen zu können.

Identifiziert wurde zudem ein konzernweiter Standard zum Vorgehen bei besonderen Vorkommnissen, wie vermissten Patientinnen/Patienten, Feuer etc. Dieser Algorithmus definierte sehr detailliert, welche Meldeketten einzuhalten sind, wann auch die Geschäftsführung involviert werden muss etc. Er war auch für den Fall des Verdachts einer Misshandlung oder eines Missbrauchs gut verwendbar, musste nur in dem Sinne präzisiert werden, diese möglichen Situationen explizit als besonderes Vorkommnis zu benennen.

Ebenso war bereits etabliert, dass erweiterte Führungszeugnisse für Mitarbeitende in Bereichen mit Kontakt zu Kindern und Jugendlichen von der Personalabteilung eingeholt wurden.

Es gab durchaus Fortbildungen zu den Thematiken sexueller Missbrauch, Kindeswohlgefährdung, Kindesmisshandlung etc. in den einzelnen Kliniken, ein systematisches Fortbildungskonzept, auch klinikübergreifend, bestand aber noch nicht.

Die Gesamtklinik hatte ein Beschwerdekonzept, jedoch zeigte sich, dass es gewisser Modifikationen bedurfte: So war auf Stationen in der KJPP, die mit freiheitsentziehenden Maßnahmen arbeiteten, dieses Konzept per Mail oder Briefkasten im Eingangsbereich der Klinik als wenig zielführend für die Patientinnen/Patienten einzuschätzen. Auch gab es einen Patientenfürsprecher, der aber nicht innerhalb der Klinik Sprechstunden abhielt, sondern in einem Büro in der Verwaltung. Diesbezüglich mussten also teilweise bestehende Konzepte modifiziert werden.

Verhaltenskodex

Auch aufgrund der Gefährdungsanalyse wurde relativ rasch klar, dass es Idealzustände und „Realitäten" im Alltag gibt. Als essenziell für die Sensibilisierung der Mitarbeitenden für einen reflektierten und sensiblen Umgang mit Patientinnen und Patienten, insbesondere besonders vulnerablen Gruppen, wurde erkannt, dass diese Ausnahmen von idealerweise bestehenden Prozessen umso weniger problematisch sind, solange eine wertschätzende Grundhaltung gegenüber den Patientinnen und Patienten besteht. Insofern war die Arbeitsgruppe sich relativ rasch einig, dass ein Leitbild und ein Verhaltenskodex entwickelt werden müssen, dem sich die Mitarbeitenden verpflichtet fühlen und der die Handlungen der Mitarbeitenden leiten muss. Dabei war ein Ziel auch, generell Grundhaltungen in der Unternehmenskultur bewusster zu machen, sodass das Leitbild über die Problematik von Schutzkonzepten hinausreichen sollte.

Der Verhaltenskodex sollte grundsätzliche Haltungen definieren. Oft waren diese für die Leitung implizit selbstverständlich; andererseits wurde aber auch deutlich, dass die explizite Formulierung und damit das Bewusstmachen von Standards im Mitarbeiterkreis auch die Beteiligung der Mitarbeitenden nötig machte. Dennoch wurde für die Erarbeitung einer ersten Fassung ein Top-down-Prozess der Arbeitsgruppe gewählt: Die Arbeitsgruppe formulierte wichtige Bestandteile des Leitbilds und Kodex. Im zweiten Schritt wurden die Mitarbeitenden in die endgültige Ausgestaltung einbezogen (siehe unten).

Grundelemente des Verhaltenskodex waren Haltungsfragen wie Wertschätzung gegenüber Patientinnen/Patienten, mögliche Machtungleichheiten von professionellem Personal und Patientinnen und Patienten darzulegen, die Bewusstmachung medizinischer Handlungen als menschliche Zuwendung und nicht technische Optimierung der Patientin/des Patienten im Diagnostik- und Behandlungsprozess sowie die Benennung möglicherweise kritischer Situationen. Umgekehrt wurde thematisiert, dass das Leitbild und der Kodex auch Unterstützung anbieten müssen, wie Beratung, Whistleblowing etc. Die alleinige Definition von idealem Verhalten, ohne auch Unterstützung für kritische Situationen bereitzustellen, hätte die Gefahr geboten, dass Mitarbeitende das Leitbild als „zynische" Vorgabe der Leitung wahrnehmen, wenn dies mit ihrer alltäglichen Arbeitsrealität nicht übereinstimmt. Der Kodex wurde deshalb ergänzt um Informationen z. B. zu anonymer Beratung durch Ombudspersonen sowie dem Vorgehen bei Problemen mit hierarchisch übergeordneten Personen.

Meldesystem und Ombudspersonen

In der Gefährdungsanalyse wurde deutlich, dass es verschiedene problematische Konstellationen für Mitarbeitende gibt, in denen bei diesen Unsicherheiten bestehen könnten, an wen sie sich wenden sollen. Unter Berücksichtigung der hierarchischen Strukturen des Krankenhauses war zudem zu überlegen, wie ggf. damit umgegangen wird, wenn nachgeordnete Mitarbeitende gegenüber vorgesetzten Mitarbeitenden einen Verdacht hegen. Generell wurde Wert darauf gelegt, dass die Meldekette prinzipiell über die/den nächst vorgesetzte/n Mitarbeitende/n laufen solle, so z. B. im Falle von Assistenzärztinnen/-ärzten an Oberärztinnen/-ärzte, im Bereich der Pflege an die Stationsleitung bzw. an die Pflegedienstleitung. Gleichzeitig wurde deutlich, dass es zwischen den Säulen der im Krankenhaus tätigen Professionen (Pflegedienst, ärztlicher Dienst) auch Querverbindungen geben müsse und von daher eine engmaschige Abstimmung auf der jeweiligen hierarchischen Ebene dringend notwendig und zu empfehlen ist.

Es bestand eine Betriebskultur, die durchaus auch von Misstrauen gegenüber der Leitung geprägt war. Ausgangspunkt waren – politisch gewünschte – Sparmaßnahmen, Ausgliederungen in Tochtergesellschaften etc. Dies führte in der Arbeitsgruppe zu der Einsicht, dass es auch einer Ombudsperson, die unabhängig von den Hierarchien des Konzerns als Beratungsperson

fungieren kann, bedarf. Die entsprechenden Überlegungen wurden mit dem Vorstand besprochen und es herrschte rasch Einigkeit, dass eine solche Ombudsperson beauftragt und als Ansprechperson im Verhaltenskodex benannt werden sollte. Dies garantierte den Mitarbeitenden die anonyme Beratungsmöglichkeit und auch Äußerungsmöglichkeit über mögliche Verdachtsfälle und sollte insbesondere hilfreich bei Unsicherheiten von Mitarbeitenden sein, wenn diese sich nicht getrauen, ihre unmittelbaren Vorgesetzten anzusprechen. Gleichzeitig wurde in der Arbeitsgruppe aber thematisiert, dass es wichtig ist, an der Haltung zu arbeiten, Vertrauen zwischen vorgesetzten und nachgeordneten Mitarbeitenden aufzubauen und eine Kultur der Möglichkeit von Meldungen an die/den unmittelbare/n Vorgesetzte/n zu schaffen. Deswegen wurde dies explizit auch in den Verhaltenskodex eingebaut und benannt, dass die „normale" Meldekette und das übliche Prozedere das interne Prozedere innerhalb der Klinik und der Weg über die Ombudsperson eigentlich die Ausnahme sein sollte.

Einbezug offizieller Institutionen wie Betriebsrat und Personalverwaltung

Nachdem mögliche Verdachtsfälle immer auch arbeitsrechtliche Implikationen nach sich ziehen, wurde sowohl der Betriebsrat als auch die Personalabteilungen im Rahmen der Schutzkonzeptentwicklung einbezogen. Es wurden Regelungen etabliert, wie mit Mitarbeitenden im akuten Fall umgegangen werden soll, wie sie informiert werden, welche arbeitsrechtlichen Mittel eingesetzt werden, aber auch, wie bei (noch) nicht bestätigten Vorwürfen der/die Mitarbeitende geschützt werden kann bzw. er/sie Unterstützung im Sinne der Unschuldsvermutung erhalten kann.

Wichtig war dabei, dass das Prozedere sowohl die Patientinnen/Patienten schützt, den Konzern nicht dem Vorwurf der Vertuschung aussetzt, aber gerade bei unbestätigten Fällen Mitarbeitende im Prozess unterstützen kann, ohne eine Vorverurteilung auszusprechen.

Als arbeitsrechtliches Vorgehen wurde Folgendes festgelegt:

- Bei einem Vorwurf wird der Mitarbeitende freigestellt und es findet mit der/dem unmittelbaren fachlichen Vorgesetzten sowie der Personalabteilung zeitnah ein erstes Gespräch statt. Bei diesem Gespräch kann auch ein/eine Vertreter/Vertreterin des Betriebsrats anwesend sein.
- Der Betriebsrat fungiert bis zur Klärung des Vorwurfs als Ansprechpartner für den/die Mitarbeitende/Mitarbeitenden.
- Es wird allen Mitarbeitenden transparent gemacht, dass dieses Vorgehen nicht der Vorverurteilung dient, sondern den Mitarbeitenden Schutz vor möglichen Fehlbeschuldigungen bietet, andererseits aber auch aufgrund des Patientenschutzes und des Schutzes der Institution an sich das notwendige Vorgehen sein muss.

Mögliche psychosoziale Unterstützung für beschuldigte Mitarbeitende wurde thematisiert und ggf. durch im Betriebsrat bzw. durch nicht betroffene psychiatrische Kliniken an anderen Standorten angeboten.

Bei bestätigten Vorwürfen war bereits ein klares Prozedere seitens der Personalabteilung etabliert, welches eine fristlose Kündigung ermöglichte.

Dissemination

Um den Verhaltenskodex und das Vorgehen im Konzern möglichst breit zu verankern, wurde über das hauseigene Institut für Fort- und Weiterbildung eine Veranstaltungsreihe organisiert, die den Verhaltenskodex vorstellte und Modifikationen am Verhaltenskodex ermöglichte. Insbesondere da bestimmte Regelungen des Verhaltenskodex durchaus mit der Erfahrungsrealität einzelner Mitarbeitenden kollidieren konnten (z. B. Besetzung in einzelnen Schichten etc.), war es wichtig, den Verhaltenskodex auf breiter Ebene mit der Mitarbeiterschaft zu diskutieren, um nicht einen reinen Top-down-Prozess durchzuführen, sondern auch partizipativ Sorgen, Ängste, aber auch Verbesserungsmöglichkeiten aufzunehmen. Der Beteiligungsprozess wurde im Rahmen einer Fortbildungsveranstaltung mit Elementen wie World-Cafés organisiert, in den Einzelteile des Verhaltenskodex von Mitarbeitenden diskutiert werden konnten. Die Anregungen wurden aufgenommen und führten zur Modifikation des Verhaltenskodex.

Der Verhaltenskodex wurde dann breit disseminiert, mit Kitteltaschenkarten, in der Mitarbeiterzeitung und bei betrieblichen Veranstaltungen.

Fortbildungen

Um auch bei Personalfluktuation Wissen zu Kinderschutz aufzubauen und zu verstetigen, wurden entsprechende Fortbildungsveranstaltungen für die Kliniken mit Kontakt zu Kindern und Jugendlichen organisiert und routinemäßig für einen großen Teil der Mitarbeiterschaft in den betreffenden Kliniken durchgeführt. Inhalt der Fortbildungsveranstaltungen waren sowohl typische Missbrauchs- und Misshandlungskontexte als auch Skills, wie bei Verdachtsfällen umzugehen wäre, sowie gesetzliche Grundlagen zu Misshandlung und Missbrauch. Die Fortbildungsveranstaltungen wurden einerseits von externen Referenten/Referentinnen durchgeführt, anderseits, um die Verortung im Konzern besser zu ermöglichen, durch interne Expertinnen und Experten ergänzt.

8.4.3 Fazit

Die Etablierung eines Schutzkonzeptes in einem großen kommunalen Klinikkonzern vor knapp zehn Jahren stieß so lange auf Widerstände, wie die Thematik nicht auch seitens des Vorstandes als relevant für den Konzern erkannt wurde. Externe Faktoren, wie Pressemeldungen über Verdachtsfälle in anderen Kliniken, waren relevante Faktoren für die Akzeptanz der Notwendigkeit eines Schutzkonzeptes. Generell zeigte sich, dass bereits viele Elemente eines Schutzkonzeptes implizit vorhanden waren, diese aber explizit weder bekannt, noch im Kontext als relevant gekennzeichnet waren. Die strukturierte Gefährdungsanalyse brachte auch insofern eine Prozessverbesserung, als „unsinnige" Routinen identifiziert und hin zu einer achtsameren Weise im Umgang mit Patientinnen und Patienten verändert wurden. Schwachstellen, die strukturell bestehen, wie die personelle Ausstattung, wurden erkannt und da, wo sie unabänderlich sind, zumindest als besonders zu problematisierende Situationen erkannt, die dann auch explizit Mitarbeitenden im Umgang transparent gemacht werden. Ein wichtiges Element war die Dissemination, bei der sich die Einbeziehung der breiten Mitarbeiterschaft über Formate wie World-Cafés und weitere Veranstaltungen als äußerst hilfreich erwiesen. Über das Thema Kinderschutz hatte gerade auch das Leitbild und der Verhaltenskodex Auswirkung auf die Kultur innerhalb der Klinik: auf den Umgang der Mitarbeitenden miteinander, aber auch von Leitung und Mitarbeitenden.

Literatur

Literatur Abschn. 8.1

Allroggen M, Gerke J, Rau T, Fegert JM (2018) Umgang mit sexueller Gewalt in Einrichtungen für Kinder und Jugendliche. Eine praktische Orientierungshilfe für pädagogische Fachkräfte. Hogrefe, Göttingen

Allroggen M, Domann S, Strahl B, Schloz C, Fegert JM, Kampert M (2016) How much insecurity does security need? The discrepancy in assessing the sense of security of children, adolescents, and caregivers in institutions. Child Youth Serv 37(4):381–397

Fegert JM, Hoffmann U, König E, Niehues J, Liebhardt H (Hrsg) (2015) Sexueller Missbrauch von Kindern und Jugendlichen. Springer, Berlin Heidelberg

Fegert JM, Kölch M, König E, Harsch D, Witte S, Hoffmann U (Hrsg) (2018) Schutz vor sexueller Gewalt und Übergriffen in Institutionen. Springer, Berlin

Fegert JM, Wolff M (Hrsg) (2015) Kompendium „Sexueller Missbrauch in Institutionen". Beltz, Weinheim Basel

Keller F, Fegert JM, Naumann A (2018) Fragebögen zur Behandlungseinschätzung stationärer Therapie (BesT) in der Kinder- und Jugendpsychiatrie: Entwicklung und Validierung für Jugendliche und für Eltern. Z Klin Psychol Psychother 47:186–197

Keller F, Schäfer S, Konopka L, Naumann A, Fegert JM (2004) Behandlungszufriedenheit von Kindern in

stationär-psychiatrischer Behandlung: Entwicklung und psychometrische Eigenschaften eines Fragebogens. Krankenhauspsychiatrie 15:3–8

Piontkowski C, Mors C, Fegert JM (2010) Was ist denn schon normal? Mein Aufenthalt in der Klinik für Kinder- und Jugendpsychiatrie und Psychotherapie am Universitätsklinikum Ulm. https://www.uniklinik-ulm.de/fileadmin/default/Kliniken/Kinder-Jugend-psychiatrie/Dokumente/WebversionWIDSN.pdf. Zugegriffen: 23. März 2022

Wolff M, Schröer W, Fegert JM (Hrsg) (2017a) Schutz-konzepte in Theorie und Praxis. Beltz Juventa, Weinheim

Zerbe P-S, Röttele N, Körner M (2020) Partizipation von Patienten im Kontext der stationären Kinder- und Jugendpsychiatrie – ein Scoping Review. Prax Kinderpsychol Kinderpsychiat 69:700–719

Literatur Abschn. 8.2

AWMF (2019) AWMF S3+ Leitlinie Kindesmiss-handlung, -missbrauch, -vernachlässigung unter Einbindung der Jugendhilfe und Pädagogik (Kinder-schutzleitlinie), Langfassung 1.0, 2019, AWMF-Registernummer: 027-069. https://www.awmf.org/leitlinien/detail/ll/027-069.html. Zugegriffen: 23. März 2022

Bundesärztekammer (2018) (Muster-)Weiterbildungs-ordnung (MWBO) vom 15.11.2018. https://www.bundesaerztekammer.de/aerzte/aus-weiter-fortbildung/weiterbildung/musterweiterbildungsordnung/. Zugegriffen: 23. März 2022

Bundesministerium für Justiz, Bundesministerium für Familie, Senioren, Frauen und Jugend, Bundesministerium für Bildung und Forschung (Hrsg) (2012) Abschlussbericht Runder Tisch Sexueller Kindesmissbrauch in Abhängigkeits- und Machtverhältnissen und privaten und öffentlichen Einrichtungen und im familiären Bereich. www.bmfsfj.de/blob/93204/2a2c26eb1dd477ab-c63a6025bb1b24b9/abschlussbericht-runder-tisch-sexueller-kindesmissbrauch-data.pdf. Zugegriffen: 23. März 2022

DGKiM und DAKJ (2016) Vorgehen bei Kindesmiss-handlung und -vernachlässigung. Empfehlungen für Kinderschutz an Kliniken, Version 1.6. http://dakj.de/wp-content/uploads/2012/10/empfehlungen-kinder-schutz-kliniken-1.6-2016.pdf. Zugegriffen am 13. April 2022

Schwier F, Manjgo P, Kieslich M (2019) Neue Entwicklungen im medizinischen Kinderschutz. Monatsschr Kinderheilkd 167:856–867

UKS (2020) Pressemitteilung. https://www.uniklinikum-saarland.de/de/aktuelles/einzelansicht_news/aktuelles-seite/article/universitaetsklinikum-des-saarlandes-be-stellt-peter-becker-zum-ombudsmann/. Zugegriffen: 23. März 2022

Von Bismarck S (2014) Leitfaden zum Aufbau eines Prä-ventionskonzeptes gegen sexuellen Kindesmissbrauch in Kinderkliniken. https://www.dgkim.de/dateien/ag_kim_leitfaden_zur_praevention_von_skm_in_kinder-kliniken.pdf. Zugegriffen: 23. März 2022

Literatur Abschn. 8.3

Kindler H, Fegert JM (2015) „Missbrauch in Institutio-nen. Empirische Befunde zur grundlegenden Orien-tierung". In: Fegert JM, Wolff M (Hrsg) Kompen-dium „Sexueller Missbrauch in Institutionen". Ent-stehungsbedingungen, Prävention und Intervention (1. Aufl. Beltz Juventa, Weinheim, S 167–185

Witt A, Fegert JM (2017) Beratung für medizinisches Fachpersonal bei Kinderschutzfragen. Medizinische Kinderschutzhotline. Jugendhilfereport 4:22–24

Wolff M, Schröer W, Fegert JM (2017) Schutzkonzepte in Theorie und Praxis – Ein beteiligungsorientiertes Werkbuch, 1. Aufl. Beltz Juventa, Weinheim

Literatur Abschn. 8.4

G-BA (2020) Beschluss Qualitätsmanagement-Richt-linie: Vorgaben für die regelmäßige Erhebung und Darlegung des aktuellen Stands der Umsetzung und Weiterentwicklung von einrichtungsinternem Quali-tätsmanagement sowie weitere Änderung in § 4 der Richtlinie vom 16.07.2020, Beschluss veröffent-licht: BAnz AT 16.11.2020 B4

Pooch MT, Kappler S, Kindler H, Tremel I (2018) Schutzkonzepte im Gesundheitsbereich. Qualitative und quantitative Ergebnisse des Monitorings zum Stand der Prävention sexualisierter Gewalt an Kin-dern und Jugendlichen in Deutschland (2015-2018). Berlin. UBSKM. https://www.dji.de/veroeffentli-chungen/literatursuche/detailansicht/literatur/26868-schutzkonzepte-im-gesundheitsbereich.html. Zu-gegriffen: 23. März 2022

Fazit und Abschluss

9

Marc Allroggen, Jörg M. Fegert, Elisa König,
Miriam Rassenhofer und Ulrike Hoffmann

In diesem Praxishandbuch haben wir die Notwendigkeit der Entwicklung von Schutzkonzepten gegen (sexualisierte) Gewalt im medizinischen Bereich dargelegt, den aktuellen Stand zu Theorie und praktischer Umsetzung beschrieben sowie Hinweise zum Herangehen an die konkrete Entwicklung eines Schutzkonzeptes gegeben. Es ist dabei nicht zuletzt durch die dargestellten Praxisbeispiele deutlich geworden, dass die Entwicklung von Schutzkonzepten zwar ein aufwendiger, aber ein nicht nur notwendiger, sondern auch machbarer Prozess ist.

Zentral für das Gelingen der Schutzkonzeptentwicklung in der Einrichtung ist das Bewusstsein, dass es in jeder Institution Gefährdungsfaktoren für Übergriffe gibt, und die Entwicklung einer Haltung in der Institution, dass Übergriffe, gleich welcher Art, nicht geduldet werden. Notwendige Voraussetzung dafür, dass Schutz vor Gewalt in der Einrichtung ein zentrales Thema im Bewusstsein der Mitarbeitenden ist, sind die Partizipation der Mitarbeitenden bei der Entwicklung und praktischen Umsetzung des Schutzkonzeptes und die Prozesshaftigkeit der Entwicklung. Ein Schutzkonzept ist in dem Sinne niemals fertig, sondern benötigt Anwendung in der Praxis, Evaluation und Weiterentwicklung. Hierfür müssen von der Institution fortlaufend Ressourcen zur Verfügung gestellt werden. Neben den Mitarbeitenden sind aber auch die Patientinnen und Patienten und deren Bezugspersonen fortlaufend in den Prozess einzubinden, da nur so auch deren Bedürfnisse hinreichend berücksichtigt werden können. Auch wenn ein partizipativer Ansatz bei der Schutzkonzeptentwicklung zentral ist, darf darüber nicht vergessen werden, dass die letztendliche Verantwortung für das Schaffen einer sicheren Umgebung bei der Leitung einer Klinik und Praxis liegt, indem Strukturen geschaffen werden, Ressourcen bereitgestellt werden, aber insbesondere die Entwicklung eines Schutzkonzeptes auch inhaltlich getragen und unterstützt wird. Das Vorhandensein eines Schutzkonzeptes und die Auseinandersetzung mit dem Thema Gewalt in Institutionen, dies sei an dieser Stelle noch einmal betont, stellt ein Qualitätsmerkmal einer Einrichtung dar.

M. Allroggen (✉) · J. M. Fegert · E. König ·
M. Rassenhofer · U. Hoffmann
Klinik für Kinder- und Jugendpsychiatrie/
Psychotherapie, Universitätsklinikum Ulm,
Ulm, Deutschland
E-Mail: miriam.rassenhofer@uniklinik-ulm.de

M. Allroggen
E-Mail: marc.allroggen@uniklinik-ulm.de

J. M. Fegert
E-Mail: joerg.fegert@uniklinik-ulm.de

E. König
E-Mail: elisa.koenig@uniklinik-ulm.de

U. Hoffmann
E-Mail: ulrike.hoffmann@uniklinik-ulm.de

Bislang haben sich nur wenige Kliniken und Praxen auf den Weg gemacht, ein umfassendes Schutzkonzept zu entwickeln. Auch erst seit dem Jahr 2020 ist durch einen entsprechenden Beschluss des G-BA die Entwicklung von Schutzkonzepten verpflichtender Bestandteil der Qualitätsentwicklung in medizinischen Einrichtungen. Hieraus muss und wird sich in den nächsten Jahren eine Anwendungspraxis entwickeln. Anzustreben ist, dass der Schutz vor Gewalt in der Einrichtung im Bewusstsein der Mitarbeitenden zu einem ebenso selbstverständlichen Teil von Qualitätsentwicklung wird wie z. B. Hygienemaßnahmen, festgelegte Vorgehensweisen bei medizinischen Maßnahmen oder Pflegemaßnahmen und Patientendatenschutz. Dementsprechend ist es auch sinnvoll, dass Schutzkonzeptentwicklung und insbesondere die Fortschreibung und Umsetzung der Maßnahmen Teil eines übergreifenden Qualitätsmanagements werden.

Zum jetzigen Zeitpunkt basieren die Empfehlungen zur Vorgehensweise bei der Erstellung von Schutzkonzepten und zu den Elementen von Schutzkonzepten in Krankenhäusern weitgehend auf den Erfahrungen der Schutzkonzeptentwicklung aus dem Bereich der institutionellen Erziehung. So sinnvoll die Übernahme dieser grundlegenden Konzepte auf den Gesundheitsbereich auch sein mag, sind insbesondere zwei Aspekte kritisch zu beleuchten. Bislang fehlt auch im Bereich der Schutzkonzeptentwicklung in anderen Bereichen eine Evaluation, inwieweit die vorgeschlagenen Maßnahmen tatsächlich einen protektiven Effekt haben. Selbstverständlich ist gelingende Prävention immer die Konsequenz eines Bündels von Einzelmaßnahmen, und es mag tatsächlich nur schwer möglich sein, einzelnen Maßnahmen eine Effektivität in der Verhinderung von Gewalt zuordnen zu können. Dennoch wird man sich gerade in Zeiten begrenzter Ressourcen und einer eventuell auch daraus resultierenden Tendenz, sich bei einem Schutzkonzept auf schnell zu implementierende Einzelmaßnahmen zu fokussieren, mit dieser Frage auseinandersetzen müssen. Bislang fehlen im Gesundheitsbereich aber auch geeignete Instrumente und Marker, um die Qualität der umgesetzten Schutzmaßnahmen zu messen. Diese sollten auch nicht nur die umgesetzten Elemente messen, sondern ebenso die in Kap. 3 genannten Grundprämissen, wie etwa die notwendige Prozesshaftigkeit der Schutzkonzeptentwicklung oder die Umsetzung einer Fehlerkultur.

Ein weiterer bedeutsamer Aspekt betrifft das spezielle Abhängigkeitsverhältnis von Kindern, Jugendlichen und ihren Bezugspersonen, aber letztlich von allen Patientinnen und Patienten im Gesundheitswesen. Inwieweit eine Organisation Schutz von Kindern und Jugendlichen bieten kann, lässt sich auch daran messen, inwieweit, in diesem Falle den Patientinnen und Patienten, die Optionen „Choice", „Voice" und „Exit" zur Verfügung stehen. „Choice" bedeutet, dass Patientinnen und Patienten eine Wahl haben, sich in einer bestimmten Situation zu befinden bzw. diese aktiv mitgestalten und verändern können. „Voice" beschreibt die Möglichkeit, sich angemessen äußern zu können, wenn die eigenen Rechte oder Grenzen verletzt wurden. „Exit" beschreibt letztlich die Möglichkeit, jederzeit eine Situation beenden oder verlassen zu können. Es wird deutlich, dass insbesondere im Zusammenhang mit stationären Behandlungen (vor allem bei schweren somatischen Erkrankungen oder einer Zwangsbehandlung) bereits aufgrund realer Umstände insbesondere die Optionen „Exit" und „Choice" erheblich eingeschränkt sein können. Aber auch die Möglichkeit, sich zu äußern, kann erheblich beeinträchtigt sein, wenn dann befürchtet werden muss, dass eine medizinische Leistung nicht mehr erbracht werden kann. Hinzu kommt, dass die Grundlage von „Choice", „Voice" und „Exit" eine gute Information und Beteiligung über die Entscheidung zur Durchführung von medizinischen und therapeutischen Maßnahmen ist. In kaum einem anderen Bereich ist es für medizinische Laien jedoch so schwierig, sich ein unabhängiges rationales Urteil zu bilden. Diese, im Gegensatz zu vielen anderen institutionellen Bereichen, in denen das Vorliegen eines Schutzkonzeptes gefordert wird, erhöhte Abhängigkeit der Adressatinnen und Adressaten impliziert eine gesteigerte Verantwortung für alle Akteurinnen und Akteure im Gesundheitswesen, ihrem Schutzauftrag nachzukommen.

Wir hoffen, dass dieses Buch Sie in dieser Verantwortung und dem Prozess der Schutzkonzeptentwicklung unterstützen kann. Letztlich ist die Idee zu diesem Buch auch im Rahmen unseres eigenen Schutzprozesses entstanden, in der Erwartung, dadurch den Prozess der Entwicklung von Schutzkonzepten in Kliniken und Praxen anzustoßen, aber auch zur kritischen Auseinandersetzung mit und Evaluation von bisherigen Maßnahmen. Wir freuen uns über alle, die ihre guten und auch manchmal frustrierenden Erfahrungen teilen und somit einen Austausch und gegenseitiges Lernen ermöglichen.

Wir wünschen allen Kliniken und Praxen, die sich auf den Weg zu einem Schutzkonzept machen, gutes Gelingen und einen langen Atem.

Stichwortverzeichnis

A

Abhängigkeit, 12, 13, 15, 28, 32, 89–94, 152
Ambulanter Gesundheitsbereich, 11, 99, 116, 124
Ampelmethode, 30
Arbeitsgruppe, 29, 36, 99, 107, 118, 124, 143, 145, 146
Aufarbeitungskommission, 66, 67

B

Bauliche Maßnahme, 17, 105, 106, 139, 141
Behinderung, 12, 13, 28, 40, 48, 89, 91
Bottom-up, 22, 107, 129
Bundeskinderschutzgesetz, 114, 128
Burn-out, 53

C

Corona, 89, 107, 119
Cyber-Bullying, 46
Cyber-Grooming, 48

D

Datenschutz, 59, 66, 73, 116, 122, 152
Dokumentation, 42, 60, 70, 76, 84, 85, 105, 106, 109, 116, 122

E

Empowerment, 46, 102, 104
Erweitertes Führungszeugnis, 10, 51, 98, 118, 145
Evidence-Based Design, 70
Externe Beratung, 12, 24, 29, 36, 47, 52, 67, 94, 130

F

Falschbeschuldigung, 60, 68, 69, 91
Familiengericht, 75, 76
Fehlbeschuldigung, 142–144, 147
Fehlerkultur, 23, 28, 40, 41, 43, 52, 54, 132, 135, 152
Fehlverhalten, 22, 23, 28, 41, 43, 52, 58, 91, 105, 122, 124
Führungsstil, 16, 40

G

Gemeinsamer Bundesausschuss, 3, 5, 11, 24, 83–85, 128, 142, 152
Grooming, 13, 14

H

Healing Environment, 70

I

Inobhutnahme, 76
Insoweit erfahrene Fachkraft, 35, 115, 116

K

Kinderrechte, 22, 40, 46, 48, 102, 124, 131
Kinderschutzgruppe, 11, 35, 60, 109, 112, 116, 117, 129, 130, 145
Kinderschutzleitlinie, 109
Kinder- und Jugendstärkungsgesetz, 114
Kompetenzort, 11, 22, 28, 35, 52, 60, 92
Kultur der Achtsamkeit, 4, 5, 16, 46, 48, 105, 106, 108

M

Mehraugenprinzip, 14, 93
Missbrauchsskandal, 1, 128

N

Neue Medien, 11, 40, 42, 43, 46, 48, 91, 132
Nulltoleranzpolitik, 40, 44, 138

O

Ombudsperson, 55, 118, 124, 146
Online-Kurs, 94, 108, 117, 119, 129

P

Partizipation, 9–11, 21, 22, 24, 40, 42, 46, 48, 52, 54, 85, 91, 98, 100, 102, 105–108, 124, 137, 138, 147, 151

Patientenfürsprecher, 5, 55, 84, 97, 133, 134, 137, 145
Psychohygiene, 53

Q
Qualifikation, 16, 24, 43, 44, 51, 52, 91, 108, 109
Qualitätsmanagement, 36, 98, 119, 130, 152
Qualitätsmanagement-Richtlinie, 3–5, 11, 24, 83

R
Rehabilitation, 67, 68, 91, 124
Reviktimisierung, 53, 91
Rooming-in, 15, 144
Runder Tisch Sexueller Kindesmissbrauch, 1, 2, 9, 58, 117

S
Schweigepflicht, 59
Sexualität, 47, 89
Soziales Netzwerk, 105
Strafrecht, 41, 48, 59, 60, 66, 76
Surrogate Decision-Maker, 22
SWOT-Analyse, 34

T
Täterstrategie, 41, 44
Tatort, 23, 92
Top-down, 11, 22, 41, 106, 129, 145, 147
Transparenz, 13, 14, 40, 43, 55, 67, 69, 72, 98, 103–105, 108, 133, 143, 147, 148

U
Unabhängiger Beauftragter, 1, 2, 42
UN-Kinderrechtskonvention, 53, 97

V
Vier-Augen-Prinzip, 144
Vulnerabilität, 3, 4, 24, 28, 90, 145

W
Whistleblowing, 23, 51, 146

Z
Zwangsmaßnahme, 3, 12, 14, 15, 40, 43, 70, 72, 74, 104, 106

Printed in the United States
by Baker & Taylor Publisher Services